Christian Zippel

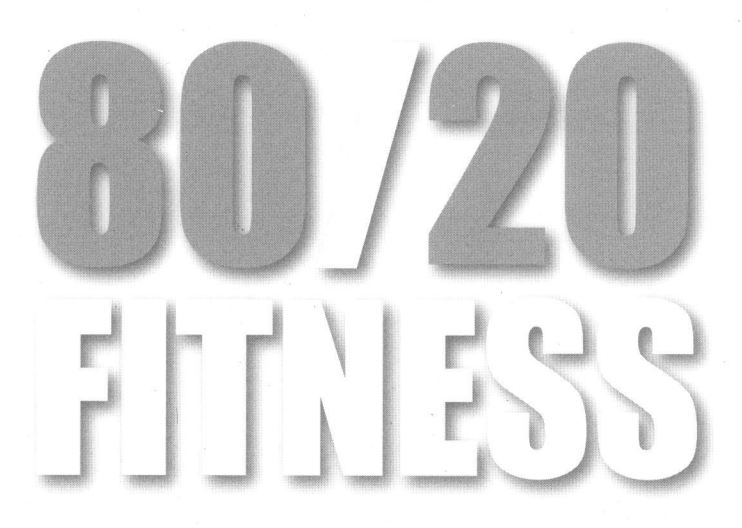

80/20 FITNESS

Wenig investieren, viel erreichen

MIT ÜBERALL DURCHFÜHRBAREN BODYWEIGHT-ÜBUNGEN

riva

Bibliografische Information der Deutschen Nationalbibliothek:
Die Deutsche Nationalbibliothek verzeichnet diese Publikation in der Deutschen Nationalbibliografie; detaillierte bibliografische Daten sind im Internet über http://d-nb.de abrufbar.

Danksagung

Der Verlag bedankt sich bei CrossFit Munich, München, dafür, dass die Bilder im Innenteil des Buches in ihren Räumlichkeiten geshootet werden durften.
www.crossfitmunich.com

Wichtiger Hinweis

Sämtliche Inhalte dieses Buches wurden – auf Basis von Quellen, die der Autor und der Verlag für vertrauenswürdig erachten – nach bestem Wissen und Gewissen recherchiert und sorgfältig geprüft. Trotzdem stellt dieses Buch keinen Ersatz für eine individuelle medizinische Beratung dar. Wenn Sie medizinischen Rat einholen wollen, konsultieren Sie bitte einen qualifizierten Arzt und lassen Sie sich vor Aufnahme des Trainings auf Ihre Sporttauglichkeit testen. Der Verlag und der Autor haften für keine nachteiligen Auswirkungen, die in einem direkten oder indirekten Zusammenhang mit den Informationen stehen, die in diesem Buch enthalten sind.

Für Fragen und Anregungen:
christianzippel@rivaverlag.de

Originalausgabe
1. Auflage 2014
© 2014 by riva Verlag, ein Imprint der Münchner Verlagsgruppe GmbH
Nymphenburger Straße 86
D-80636 München
Tel.: 089 651285-0
Fax: 089 652096

Alle Rechte, insbesondere das Recht der Vervielfältigung und Verbreitung sowie der Übersetzung, vorbehalten. Kein Teil des Werkes darf in irgendeiner Form (durch Fotokopie, Mikrofilm oder ein anderes Verfahren) ohne schriftliche Genehmigung des Verlages reproduziert oder unter Verwendung elektronischer Systeme gespeichert, verarbeitet, vervielfältigt oder verbreitet werden.

Lektorat: Birgit Dauenhauer
Umschlaggestaltung: Kristin Hoffmann
Fotografien: Nils Schwarz, www.nilsschwarz.com
Layout und Satz: Meike Herzog
Druck: Interpress Kft., Ungarn
Printed in the EU

ISBN Print 978-3-86883-270-9
ISBN E-Book (PDF) 978-3-86413-270-4
ISBN E-Book (EPUB, Mobi) 978-3-86413-271-1

Weitere Informationen zum Verlag finden Sie unter

www.rivaverlag.de

Beachten Sie auch unsere weiteren Verlage unter www.muenchner-verlagsgruppe.de.

» **Wer Trinken, Rauchen und Sex aufgibt, lebt auch nicht länger. Es kommt ihm nur so vor.** «

Sigmund Freud

Inhalt

Aufwachen! 8

1 Jeder kann sein Leben verändern 11

Erfolg schlägt alle Argumente 12
Handeln Sie antizyklisch – und ernten Sie Erfolg 13
Ihr Fitnesskonto ist eröffnet 15
    Wie ich zum Training kam 19
Was bedeutet »fit sein« überhaupt? 22
Prävention ist das Zauberwort 27
Setzen Sie die großen Hebel in Bewegung 28

2 80/20-Fitness und was Pareto damit zu tun hat 31

Bleiben Sie den Prinzipien treu 32
Das Pareto-Prinzip 34
Nutzen Sie die Hebelwirkung 36
Übertreiben Sie bei Ihrer Zielsetzung 38

3 Mit NEAT gegen die Sitzkrankheit 43

Die Sitzkrankheit – ein Phänomen unserer Zeit 44
Training und Diät sind für die Katz 47
Auf den Hund gekommen – wie NEAT alles verändert 48
Entfachen Sie Ihr inneres Feuer 53

4 | 80/20-Fitness – jetzt wird investiert 57

Wachsen Sie am Widerstand 58
Alles, was Sie brauchen, sind sechs Bewegungen 60
Konzentrieren Sie sich auf die Qualität 63
   So fand ich zum richtigen Training 64
Spielerisch trainieren – ganz ohne Plan 68

80/20-Fitness: die Praxis 72
Teil 1 – Routine 74
Teil 2 – Freie Übungen 82
So arbeiten die Muskeln zusammen 82
Teil 3 – Ringtraining 116
   Die Quintessenz des Ringtrainings 145
Teil 4 – Intervalltraining 146
Geben Sie Vollgas 146
Vom Sprinten und Springen 149
Vom Schwimmen und Spielen 152
Das Training in der Praxis und in Kombination mit Intervallen 154

5 | Jedes Pfund geht durch den Mund 159

Abnehmen ist simpel 160
Gewöhnen Sie sich an Entlastungstage 163

Anhang
Übungsverzeichnis 166
Quellenverzeichnis 168

Aufwachen!

Viele Menschen lieben Fitnesstraining. Die einen opfern dafür mehr von ihrer Freizeit als die anderen, weil sie es können. Sie knechten sich regelrecht für einen schönen, starken und gesunden Körper und nehmen sogar Diäten in Kauf. Für die meisten von uns ist das Leben jedoch mit Hektik und Stress verbunden. Arbeit, Familie, Alltag und Vergnügen nehmen uns voll in Beschlag. Unsere Lieben kommen bereits jetzt zu kurz. Wie sollen wir da noch Zeit finden, um etwas für unsere Fitness zu tun? Wie sollen wir ins Fitnessstudio gehen, wenn wir bis spätabends im Büro sitzen? Wie können wir uns gesund ernähren, wenn das Food fast sein soll? Wie soll es die junge Mutter in den Aerobic-Kurs schaffen, wenn sie an jedem Arm ein Kind und zusätzlich den Haushalt zu führen hat? Wie soll sie die Kalorien beschränken und gesund essen, wenn die Kinder dauernd hungrig sind und statt Fisch, Gemüse, Nüssen und Obst lieber auf Brötchen, Nudeln, Pizza und Schokolade abfahren? Können wir es uns in dieser modernen Welt überhaupt noch leisten, unsere Zeit in Fitness zu investieren? Ist das nicht nur Luxus, den wir uns gönnen, sobald wir beruflich erfolgreich und finanziell solide dastehen, die harten Jahre hinter uns haben und der Nachwuchs aus dem Haus ist?

Gegenfrage: Denken Sie wirklich, dass Sie die harten Jahre gesund, erfolgreich und glücklich überstehen, wenn Sie Ihre Fitness vernachlässigen? Wollen Sie für Ihren Körper bewundert oder bedauert werden? Glauben Sie, Ihr Partner und Ihre Kinder wollen sehen, wie Sie krank, schwach und fett werden? Wollen Sie so ein Vorbild sein?

Fakt ist, dass die meisten weder die Zeit noch die Energie und schon gar nicht die Lust haben, um auch noch stundenlang im Fitnessstudio herumzuhampeln und statt eines saftigen Steaks Salat mit Körnern zu futtern. Also geben sie auf, resignieren und akzeptieren, dass Fitness – und schlank sein – zwar ganz schön wäre, aber unter den genannten Umständen einfach nicht machbar ist.

Fakt ist aber auch, dass sie damit einem Trugschluss über Fitness – und Abnehmen – unterliegen. Denn sie glauben, wenn sie 100 Prozent Fitness nur mit 100 Prozent Einsatz erreichen können, dann führen vielleicht die 20 Prozent, die sie geben könnten, auch nur zu lächerlichen 20 Prozent Fitness. Sie glauben, geringer Einsatz führt zu geringem Erfolg, mittlerer zu mittlerem und hoher zu hohem. Das glauben wir doch alle, oder? Wer generell Erfolg haben will, muss hart dafür schuften. Prozent für Prozent.

Das ist Blödsinn. Selbst die Natur funktioniert nicht so. Es ist vor allem eine Frage der Effizienz und des richtigen Verhaltens zum richtigen Zeitpunkt. Das gilt auch für unser Arbeitsleben. Das sogenannte Peter-Prinzip besagt zum Beispiel, dass jeder Mensch so lange nach oben befördert wird, bis er dem Grad seiner Inkompetenz angemessen positioniert ist, um auf unteren Ebenen nichts mehr falsch zu machen. Wer hingegen auf unteren Ebenen wunderbar funktioniert und alles kann, der wird natürlich nicht befördert – schließlich scheint er für den Job wie geschaffen. Aufwand und Erfolg sind also nicht so stark aneinandergekoppelt, wie gemeinhin angenommen wird. Es ist wichtig, dass man etwas macht. Vor allem aber kommt es darauf an, was man macht. Das gilt auch für unsere Fitness. Unzählige Menschen investieren viel Mühe und Zeit, aber derart ineffizient, dass es kaum etwas bringt. Schlussendlich geben sie auf. Das Fitnesskonto bleibt leer und rutscht beim nächstbesten Genuss in die Miesen.

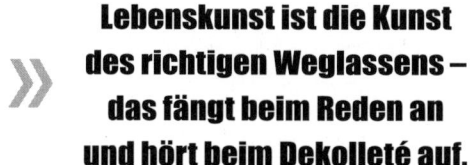

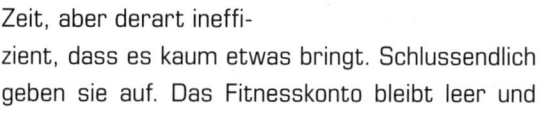

Wenn Sie zum richtigen Zeitpunkt jedoch die richtigen Hebel umlegen, erreichen Sie mit weniger Einsatz wesentlich mehr. Und so machen wir es nun mit Ihrer Fitness. Im ersten Kapitel möchte ich Ihnen einige grundlegende Fakten zum Thema »Fitness« an die Hand geben. Eine gesteigerte Fitness ist die beste Möglichkeit, das Leben richtig zu genießen, und zwar in einem Körper, der Steaks, Schokolade und ab und zu ein Feierabendbier locker wegsteckt, statt daran kaputtzugehen. Im zweiten Kapitel zeige ich Ihnen, dass vieles, was gemeinhin unter Fitnesstraining verstanden wird, nicht immer fit macht und Joggen Zeitverschwendung ist. Ich beweise Ihnen, wie 20 Prozent Einsatz zu 80 Prozent Erfolg führen. Der italienische Wirtschaftswissenschaftler Vilfredo Pareto ist im ausgehenden 19. Jahrhundert erstmals darauf aufmerksam geworden. Mit ihm und seiner Erkenntnis werden wir uns ebenfalls beschäftigen und darauf aufbauen. Und ich erkläre Ihnen, was ich unter inverser Logik verstehe: Ich behaupte, die meisten Menschen, die es nicht schaffen, in ihre Fitness zu investieren, haben zu viel Zeit, und die meisten Fitnessbegeisterten trainieren zu viel und essen zu wenig, um richtig fit zu werden. Jetzt werden Sie vielleicht stutzen, meine Behauptungen sogar verneinen, am Ende des Buches werden Sie mir jedoch zustimmen. Im dritten Kapitel beschäftigen wir uns mit der Sitzkrankheit: Was versteht man darunter und wie kommt sie zustande? Im vierten Kapitel geht es ans Eingemachte: das Training. Ich stelle Ihnen die effektivsten Übungen vor und zeige Ihnen, wie Sie trainieren können und was Hebelwirkung hat. Im fünften Kapitel möchte ich Ihnen noch ein paar Worte über Ernährung mit auf den Weg geben. Denn ob Sie es glauben oder nicht, stringente Diäten sind völlig unnötig – ja sogar kontraproduktiv.

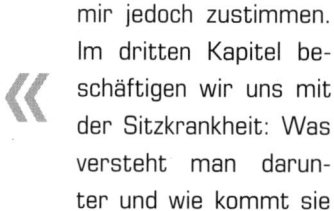

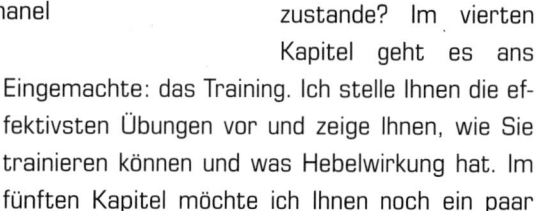

Ich wünsche mir, dass Sie am Ende des Buches sofort mit Ihrem Training beginnen und in zwei bis drei Monaten sagen: Wow, der Zippel hat doch recht. Bereits kleine Veränderungen können alles verändern – wenn es die richtigen sind. Glauben Sie mir, es funktioniert!

Ihr
Christian Zippel

> **Lebenskunst ist die Kunst des richtigen Weglassens – das fängt beim Reden an und hört beim Dekolleté auf.**
>
> Coco Chanel

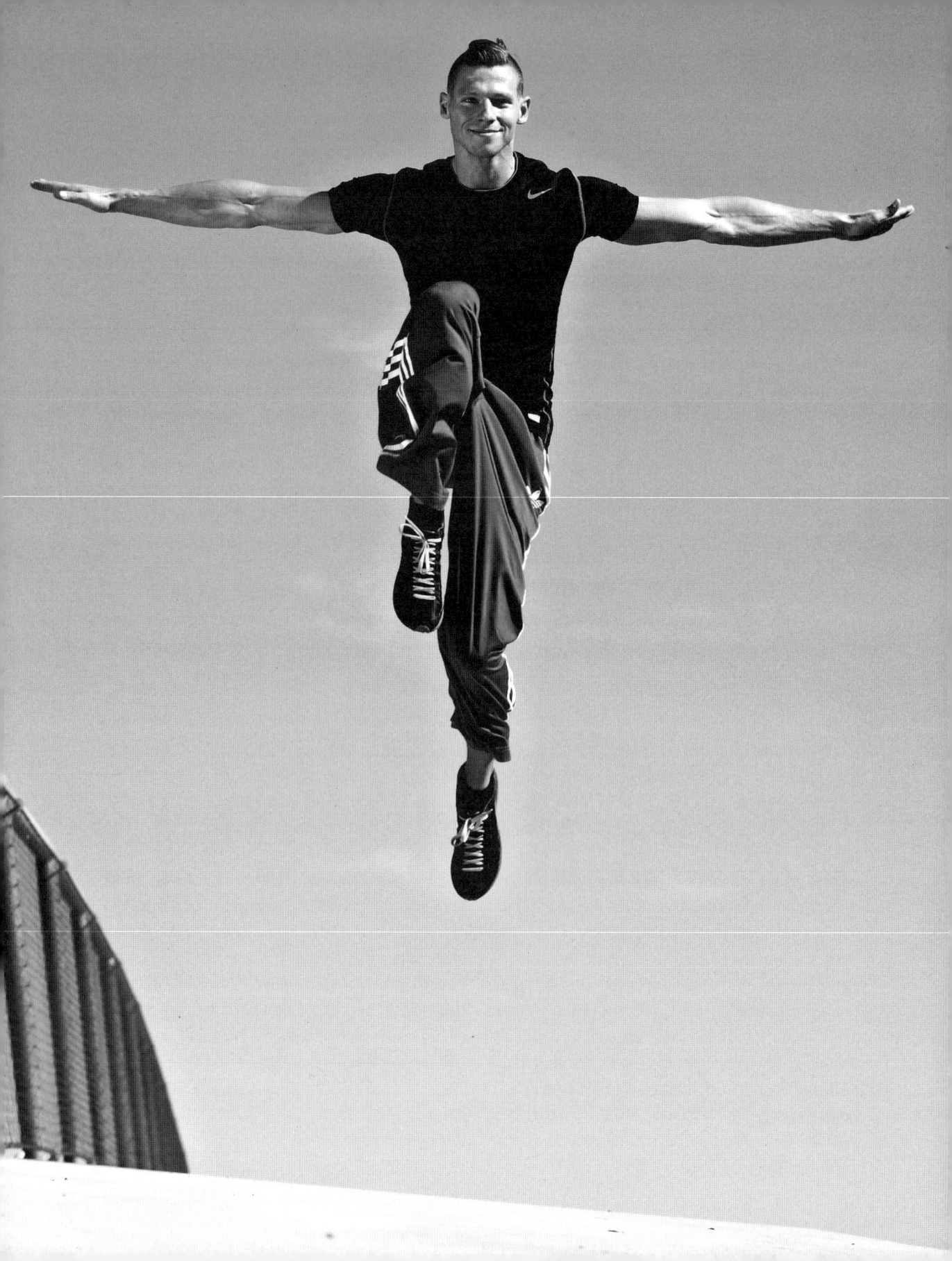

1 Jeder kann sein Leben verändern

Sind Sie unzufrieden, wissen aber nicht genau, woran das liegt? Vielleicht ist es die Figur, der Job oder einfach nur ein Gefühl des Unwohlseins? Wenn Sie etwas dagegen tun wollen, nur zu! Fangen Sie an, Ihr Leben zu verändern und lassen Sie Fitness ein Teil davon sein. Sie spielt eine wichtige Rolle dabei. Was fit sein überhaupt bedeutet und wie Sie Ihren Fitnessgrad messen können, zeige ich Ihnen anhand einfacher Maßstäbe, an denen ich mich selbst orientiere. Außerdem verrate ich Ihnen, wie Sie Ihre Fitness ohne viel Schweiß oder Hunger um bis zu 80 Prozent steigern können, sodass Ihr Fitnesskonto stets im Plus bleibt.

Erfolg schlägt alle Argumente

Früher habe ich mich sehr wissenschaftlich mit dem Thema »Fitness« auseinandergesetzt, viele Studien, unzählige Artikel und inzwischen über 200 Bücher dazu gelesen. Das hat mir sehr geholfen. Es ist wichtig, die Zusammenhänge zu verstehen. Wie will man sonst erkennen, was wirksam ist? Ab einer bestimmten Ebene jedoch verstrickt man sich zu sehr in der Theorie und verrennt sich in Details. Plötzlich sorgt man sich um die Aminosäurenprofile von Eiweißen, die Kohlenstoffketten von Fetten, die Wachstumshormonausschüttung bei Vollmond, die korrekte Gradzahl der Beugung des Handgelenks bei Scott-Curls, den Baumwollanteil des Handtuchs für eine möglichst hohe Maximalkraft beim Bankdrücken und die passende Haarfarbe der Trainingspartnerin, um den Waschbrettbauch optimal zur Geltung zu bringen.

Man kann sich toll über solch einen Firlefanz streiten, aber mit Fitness hat das nichts mehr zu tun. Das meiste davon ist so wirksam, wie einen Wurm als Zahnstocher zu verwenden. Das gilt ebenso für die Streitigkeiten zwischen immer neuen »Fitnessmoden«, Trainingsmethoden und die Geschlechterfrage, ob Mann und Frau unterschiedlich trainieren sollen.

Studien wechseln sich alle paar Jahre ab und werfen vieles wieder über den Haufen. Ich habe mir das lange Zeit angesehen und es schließlich aufgegeben, mich weiter damit zu beschäftigen. Solche Forschungen sind oft einseitig und missachten das große Ganze. Der Einfluss des Geistes wird nicht bedacht, da er sich weder messen noch berechnen lässt. Wir drehen bisher nur an verschiedenen Rädchen und freuen uns, wenn irgendwo anders ein Furz herauskommt. Was unter der Oberfläche passiert und sich eventuell auch noch verändert oder von außen mit beeinflusst, können wir nicht überblicken.

Denken ist zwar wichtig, aber zu viel davon macht uns handlungsunfähig. Zu viel Analyse führt zur Paralyse. So entstehen Zweifel, die es uns schwer machen, die Entwicklung des Körpers zu beherrschen. Diese Zweifel werden immer bleiben, Fragen nie enden. Wollen Sie wissen oder wachsen, sich entwickeln oder verwickeln? Vertrauen Sie auf bewährte Prinzipien, die ich Ihnen im nächsten Kapitel vorstelle. Oftmals haben die dümmsten Bauern die dicksten Kartoffeln, die stumpfesten Bodybuilder die dicksten Arme und die dumpfesten Häschen die knackigsten Pos. Warum? Weil sie beharrlich an simplen, grundlegenden Prinzipien festhalten, ohne sich von umherspukenden Theorien und Moden verwirren zu lassen. Sagen wir es mal so: Die meisten Menschen sind einfach nur zu intelligent für Fitness. An der Spitze steht der knochige Nerd, der vor lauter Denken, Studien und Argumenten seinen Körper ganz vergisst.

Achten Sie stets auf den Erfolg – bei allem und jedem. Hören Sie den Leuten nie einfach nur zu. Beobachten Sie sie: Wie leben sie, wie authentisch sind sie und wie sehen sie aus? Wie soll Ihnen jemand etwas über Fitness erzählen können, der eine Wampe hat und keine zehn Liegestütze schafft? Wollen Sie von einer Nonne etwas über das Kamasutra lernen oder von einem Alkoholiker etwas über Selbstbeherrschung? In unserer Gesellschaft herrscht das Theoretisieren: Es wird

> » **Das Bessere ist der Feind des Guten.** «
> Voltaire

viel argumentiert, aber die Erfolge bleiben aus. Hören Sie nie auf jemanden, der nicht erfolgreicher in dem ist oder war, was Sie erreichen wollen. Und achten Sie dabei immer darauf, wie viel derjenige für diesen Erfolg investiert hat. Erfolg ist nie absolut. Er ist stets im Verhältnis zum Aufwand zu betrachten.

Viele Trainer geben 100 Prozent. Ist das nicht toll? Ich gebe Ihnen nur 20 Prozent – oder gar weniger. Ist das nicht eine bodenlose Frechheit? Haben Sie für Ihr Geld nicht mehr verdient? Nein. Sie haben nicht MEHR verdient. Sie haben das BESTE verdient. Und wissen Sie, was das bedeutet? Dass fast alle Trainingsmöglichkeiten, die ich Ihnen vorkauen könnte, keine Erwähnung finden. Der Großteil ist mehr oder weniger wirkungslos. Vieles ist ganz nett, einiges ist wirklich gut, aber wie sagte schon Voltaire: »Das Bessere ist der Feind des Guten.«

Erfolg ist nichts anderes als das Etablieren konstruktiver Gewohnheiten. Aber wie will das jemand wissen, der es selbst nicht durchlebt hat? Jemand, der den Problemen nicht auf den Grund geht, sondern nur an Symptomen herumdoktert? Ist das nicht der Grund dafür, dass Millionen von Fitnesswilligen jahrelang von Trend zu Trend, von Trainer zu Trainer hüpfen, ohne ihre Fitness in den Griff zu bekommen?

Selbst für authentische Trainer ist es schwer, einen Schützling tief greifend zu verändern. Dafür ist viel Vorarbeit, Offenheit und Bereitschaft notwendig. Ein tiefer gehendes Verhältnis – wie es auch in ganz besonderem Maße zwischen Leser und Autor möglich ist. Dieses Buch wird hoffentlich etwas Wesentliches in Ihrem Leben verändern. Welche Argumente ich auch immer hier niederschreibe: Schlussendlich wird sich der Erfolg meiner Worte einzig und allein an Ihrem Erfolg messen. Also, packen wir es an!

Handeln Sie antizyklisch – und ernten Sie Erfolg

Wenn Sie eigentlich nicht die Zeit haben, dieses Buch zu lesen, dann ist es genau das richtige für Sie – Sie sollten es unbedingt lesen. Und schon landen wir wieder bei der inversen Logik: Wenn Sie etwas erreichen wollen, tun Sie genau das, was gemeinhin als gegenteilig dazu angesehen wird. Handeln Sie antizyklisch und Sie werden den Erfolg ernten, den die Masse nicht erreicht. Beobachten Sie all die Sporttreibenden einmal genau, wie sie sich abmühen und doch kaum etwas schaffen. Deshalb denken viele: Die Mühe lohnt sich nicht. Ich sage: Doch, sie tut es, aber nur, wenn man sich auf das wesentliche Wirksame konzentriert und wirkungsschwache, aber anstrengende Aktivitäten streicht. Wenn Ihnen die Durchhalteparolen der Fitnesswelt zum Hals heraushängen, Sie nicht Himmel und Hölle in Bewegung setzen möchten, um fit zu werden, oder ganz einfach zu den vielen Menschen gehören, deren Zeitkonto schlichtweg in Richtung null tendiert, dann richtet sich das Buch an Sie.

Fangen Sie an, Prioritäten zu setzen

Als Personal Trainer weiß ich aus jahrelanger Erfahrung: Es ist möglich, ein erfolgreiches, gesundes sowie genussvolles Leben zu führen und trotzdem fit zu sein. Wir müssen nur lernen, Training und Ernährung auf das wesentliche Wirksame einzugrenzen, an die Gegebenheiten anzupassen und unabhängig von Studios, Kursen und komplizierten Plänen zu werden. Überwinden Sie den Gedanken, dass Fitness zu aufwendig ist. Sie ist machbar, für jeden von uns, egal wo.

Viele wollen einfach unabhängig sein und sich nicht binden. Mir geht es ebenso. Ich reise viel und mit leichtem Gepäck. Schwere Hanteln oder bindende Mitgliedschaften sind da ausgeschlossen. Außerdem möchte ich meinen Körper möglichst natürlich trainieren, und glauben Sie mir eines: aufwendige Trainingsgeräte und -konzepte sind dafür nicht notwendig.

Das Buch wendet sich auch an jene, die sich in einem Fitnessstudio zwischen all den muskelbepackten Angebern und den schlanken, durchtrainierten Mädels nicht wohlfühlen. Einerseits ist es verständlich, andererseits ist es schwach und engstirnig. Wir sollten lernen, uns von schöneren und stärkeren Menschen motivieren zu lassen, statt uns neben ihnen klein und hässlich zu fühlen.

Wir sind eine tolerante Gesellschaft, die uns dazu ermutigt, unsere Schwächen und Makel zu akzeptieren und trotzdem glücklich zu sein. Aber »trotzdem« funktioniert nicht. Wir fühlen, wie wir sind, und nicht, wie wir fühlen wollen. Unser Selbstwertgefühl hängt natürlich von unserem Körper und seiner Fitness ab. Und das ist auch gut so. Solange es auf natürlichem Weg möglich ist, sollten wir unsere Schwächen und Makel nicht akzeptieren, sondern in Stärke und Schönheit verwandeln. Sehen Sie sich berühmte Schauspieler in ihren verschiedenen Rollen an. Nehmen Sie Christian Bale, der für *The Machinist* zu einem verhungerten labilen Knochengerüst wurde und später den stolzen muskelbepackten Batman spielte. Sicher sind hier Technik, Medizin und Kosmetik im Spiel, aber machen Sie sich bewusst, dass Sie und Ihr Körper sich umfassend wandeln können, zwar nicht derart extrem wie Hollywoodschauspieler, aber weit mehr, als Sie denken, und auf jeden Fall so weit, dass Sie kaum jemand wiedererkennen wird. Der Körper des Menschen ist Wachs für den, der ihn zu formen weiß.

Sie können schlank, gesund und durchtrainiert sein! Sie können selbstsicher, eindrucksvoll und anziehend sein! Sie können sich überall zeigen und sich in Unterwäsche oder Badeklamotten pudelwohl fühlen! Sie müssen es nur wollen, wissen, wie es funktioniert, und daran arbeiten. Viele erfolgreiche Menschen machen es so. Warum nicht auch Sie? Momentan halten Sie noch viele Gründe davon ab. Tatsächlich kann Sie jedoch nichts davon abhalten. Sie können sich nur abhalten lassen. Und wenn Sie dieses Buch gelesen haben, werden Sie erkennen, dass es keine Gründe mehr gibt – allenfalls noch Ausreden.

Andere wiederum sehen dieses Thema entspannt und haben ausreichend Selbstvertrauen. Sie hätten sowohl die Zeit als auch die Möglichkeit, um richtig zu trainieren, wenn da nicht dieser eine Hinderungsgrund wäre: Sie sind schlichtweg zu faul. Mehr Fitness wäre ja ganz nett, aber der Aufwand ist einfach zu groß. Zu Hause ist es doch viel schöner, der Kühlschrank ist voll, der Fernseher spendet Wärme und das Internet wartet sehnsüchtig auf den nächsten Besuch. Vielleicht ist Faulheit auch nur ein anderer Begriff dafür, dass Sie besonders viel Wert auf Effizienz legen. Was zu aufwendig ist, verliert an Bedeutung. Maximaler Erfolg bei minimalem Aufwand – das ist Ihr Credo und das kann ich Ihnen bieten, auch für zu Hause. Sie müssen es nur wollen.

Wer keine Prioritäten setzt, dem zerrinnt die Zeit zwischen den Fingern und der Erfolg lässt auf sich warten. Wer hingegen seine Zeit nutzt, der wird sein Ziel erreichen. Jetzt bietet sich Ihnen die beste Gelegenheit, damit anzufangen – unabhängig von Ihrem Alter.

Viele glauben, es sei zu spät, um mit dem Training zu beginnen, aber das ist falsch. Muskeln kennen kein Alter. Sie lassen sich jederzeit wieder aktivieren und aufbauen. Die Fitness lässt sich steigern, solange wir leben. Und wir wollen gut leben, nicht bloß existieren oder gar vegetieren. Freies Gehen, Aufstehen, Treppensteigen, Einkaufen, sich waschen und das Führen eines Haushalts – solche einfachen Tätigkeiten werden zur Tortur, wenn die Fitness schwindet. Mit dem richtigen Training lässt sich der Alltag wieder spielerischer angehen. Ich habe das bereits einige Male miterleben dürfen und bin mir sicher: Würdevolles Altern ist vor allem eine Frage der Fitness!

Ihr Fitnesskonto ist eröffnet

Wir nähern uns nun dem Begriff »Fitness«. Ich möchte Ihnen zeigen, warum Fitness so wertvoll ist, und vergleiche sie deshalb ganz gern mit einem Konto, dem wir etwas hinzufügen, aber auch wegnehmen können. Je mehr Ihr Fitnesskonto im Plus ist, desto mehr können Sie sich leisten. Das ist die innere Dynamik von 80/20-Fitness: das Wechselspiel von Fitness und Genuss. Zudem stelle ich Ihnen die vier wichtigsten Maßstäbe für Ihre Fitness vor, anhand derer Sie Ihren jetzigen Zustand und den zukünftigen einfach bewerten können.

Sie haben bereits alle notwendigen Schritte unternommen, um Ihr Fitnesskonto zu eröffnen: Sie wurden geboren! Und das nicht einmal aus freiem Willen, aber das können Sie nicht mehr ändern. Das Konto ist offen seit dem Tag Ihrer Geburt und es läuft auf Ihren Namen. Behalten Sie es deshalb gut im Blick. Alles, was Sie machen, wirkt sich positiv oder negativ auf Ihren Kontostand aus, also auf Ihre Schönheit, Stärke und Gesundheit. Jede noch so kleine Entscheidung, der Griff zur Cola, am Wasser vorbei, die Wahl des Fahrstuhls anstatt der Treppe, der Zug an der Zigarette, obwohl ein tiefer Atemzug frischer Luft viel vitalisierender wirkt – all das und noch viel mehr entscheidet darüber, wie lange Sie leben und vor allem: ob Sie dabei gesund, unbeschwert und unabhängig sind. Wollen Sie diese Lebensqualität für einige Momente der Trägheit, Süße und Verführung eintauschen?

Wann ist Training effektiv, wann effizient?

Eine Sache ist effektiv, wenn sie funktioniert. Effizient ist sie, wenn sie mit geringem Aufwand funktioniert. Die Effizienz lässt sich steigern, Effektivität aber nicht. Nehmen wir ein einfaches Beispiel aus dem Alltag: Eine Suppe zu löffeln ist mit einem Teelöffel ebenso effektiv wie mit einem Esslöffel, denn beides funktioniert. Der Esslöffel ist aber effizienter. Genauso verhält es sich mit dem Training. Den Oberkörper können Sie effektiv trainieren, indem Sie die Brust-, Schulter-, Rücken- und Armmuskeln gezielt mit Isolationsübungen trainieren – also für jeden Muskel eine eigene Übung. Oder Sie sparen sich die unzähligen Übungen und trainieren effizient, indem Sie nur je eine Zug- und eine Drückübung ausführen. Dabei werden alle erwähnten Muskeln des Oberkörpers gleichzeitig trainiert, und das auch noch im Rahmen einer natürlichen Bewegung und keiner künstlichen Isolationsbewegung, die wir im Sport oder Alltag nie gebrauchen. Weitere Vorteile: Solche komplexen Übungen bringen das zentrale Nervensystem, das alle Bewegungen steuert, auf Trab, fordern das Herzkreislaufsystem intensiver, beeinflussen das Hormonsystem positiv und steigern die Fettverbrennung.

Hm, okay, warum eigentlich nicht? Schließlich kommt es auf gelebte Tage an und nicht auf die Anzahl an Lebenstagen. Genau das ist der springende Punkt, aber das Schöne an einem Konto ist ja, dass Sie Ausgaben machen können. Je höher Ihr Kontostand ist, desto mehr Ausgaben verkraften Sie und desto exzessiver können Sie das Leben genießen. Sie sollten nur darauf achten, nicht ins Minus zu geraten, dann geht es nämlich schnell bergab. Zinseffekte gibt es auch hier. Leben Sie mit einem möglichst großen Plus und profitieren Sie davon. Zahlen Sie so oft wie möglich auf Ihr Fitnesskonto ein! Umso mehr können Sie sich in schönen oder erschöpften Momenten Genuss und Ruhe gönnen. Sogar Gedanken zählen – oft nur ein bisschen, manchmal enorm. Sie prägen Ihren Körper und fördern seine Entwicklung. Ihr Körper ist ein komplexes Netzwerk aus Organen, Strukturen und Prozessen. Seine innere Dynamik strebt danach, alle zerstörerischen Prozesse wieder auszugleichen, um die innere Ordnung und Stabilität aufrechtzuerhalten. Das kostet viel Energie. Und mit jeder Handlung und jedem Gedanken gegen Ihre Fitness schwächen Sie Ihre Lebenskraft.

Dabei ist das Ganze gar nicht so schwierig. Bereits ein kurzes, knackiges Training vermag viel Genuss aufzuwiegen. Ausuferndes Herumgehampel hingegen verbrennt nicht einmal die heiße Schokolade vom Wochenende.

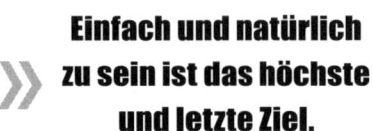

Machen Sie sich stets bewusst: Es geht nur bedingt um den direkten Trainingseffekt. Alles, was schnell kommt, geht auch schnell vorüber. Was zählt, sind die langfristigen Auswirkungen auf Körper und Geist: die Optimierung des Hormonhaushalts, die Aktivierung des Fettstoffwechsels, der Aufbau von Muskulatur, die Stärkung des Bewegungsapparats, die Schulung des Nervensystems und die Entwicklung Ihrer Persönlichkeit. Kurz gesagt: Es geht um die Entfaltung Ihres Potenzials. Dazu müssen Sie die richtigen Hebel bewegen, um einen Mehrwert zu schaffen und Ihr Fitnesskonto zu füllen. Denn indem Sie richtig managen, gezielt investieren und langfristig agieren, werden Sie vom Angestellten zum Unternehmer Ihres Körpers.

Nur wer investiert, wird belohnt

Lernen Sie, welche konstruktiven und destruktiven Kräfte in Ihrem Körper wirken. Wenn Sie nicht wissen, was in ihm abläuft, was gut oder schlecht für ihn ist, werden Sie ihn nie richtig managen, also koordinieren und kontrollieren können. Das bedeutet auch, dass Sie die richtigen Entscheidungen zum richtigen Zeitpunkt treffen müssen. Überfordern Sie Ihren Körper deshalb nicht, sondern konzentrieren Sie sich auf das Wesentliche.

Erkennen Sie, dass einige wenige Hebel besonders wirksam sind und viele andere hingegen kaum zum Erfolg führen. Doch es ist schwer, große Hebel umzulegen. Das bedeutet: Wenn Sie nicht mit vollem Einsatz dabei sind, werden Sie auch keine nennenswerte Veränderung bewirken. Denn die Wahrheit ist: Fitness ist nichts, was bleibt. Haben Sie sie erst einmal erarbeitet, müssen Sie für Beständigkeit sorgen. Es bringt nichts, nur ab und zu mal etwas zu tun. Sie möchten doch Ihr neues Leben – mit Fitness – auch intensiver genießen und langfristig fit sein. Dann sorgen Sie für entsprechende Einnahmen. Nur so können Sie auch die Ausgaben auf Ihrem Fitnesskonto erhöhen. Jegliche Fitnessbestrebung bleibt langfristig wirkungslos, wenn sie nicht

> » **Einfach und natürlich zu sein ist das höchste und letzte Ziel.** «
>
> Friedrich Nietzsche

regelmäßig wiederholt und in den Alltag integriert wird. Mit diesem Buch biete ich Ihnen das wirksame Minimum. Das, was Sie mindestens managen, investieren und langfristig am Laufen halten müssen, wenn Sie die Ausgaben eines normalen, durchschnittlichen Lebens wieder aufwiegen wollen. Alles darüber hinaus liegt in Ihrer Hand; in Ihrer Fähigkeit, zu haushalten, große Ausgaben wieder auszugleichen und beständig im Plus zu bleiben. Seien Sie sich also stets Ihres Kontostandes bewusst und lernen Sie das Spiel mit den Einnahmen und Ausgaben.

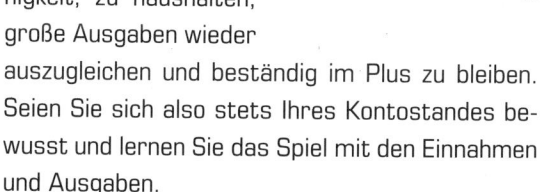

Genießen Sie das Leben trotzdem

Wer will Ihnen verbieten, so zu leben, wie Sie wollen? Wie könnten Sie je glücklich werden, wenn Sie nicht Ihrem Willen folgen? Wir sollten den Tatsachen ins Gesicht blicken, uns mit unseren Dämonen anfreunden, sie möglichst kultivieren, aber keinesfalls verdrängen und wegsperren. So würden wir uns nur von unserer Kraft, unserem tiefsten inneren Wesen und unseren Trieben entfernen, statt sie bewusst auszuleben und unser kurzes Dasein zu genießen. Statt sie zu verdrängen und uns zu kasteien, sollten wir aufgeklärt mit unserem Schatten umgehen. Ohne ihn wäre das Licht nichts Besonderes.

Ich selbst bin gern fanatisch asketisch, arbeite wie ein Wilder und schlafe kaum mehr als vier bis sechs Stunden. Tatsächlich habe ich jedoch schon immer widersprüchlich beziehungsweise nach dem Modell der inversen Logik gelebt, wie ich sie hier thematisiere. Dieses Buch ist die Auseinandersetzung mit meinen Widersprüchen, die Versöhnung von Licht und Schatten, die Bewusstwerdung der beiden Seelen in meiner Brust.

> » In der einen Hälfte des Lebens opfern wir die Gesundheit, um Geld zu erwerben, in der anderen opfern wir Geld, um die Gesundheit wieder zu erlangen. «
>
> Voltaire

Auf der einen Seite bin ich Personal Trainer, Sportler und lebe gesund. Es gibt da aber noch eine andere Seite, eine, die das Leben auskostet, und zwar in vollen Zügen. Dann wird der Asket zum Hedonisten, der seine Gesundheit vergisst und es krachen lässt. Ich liebe es, zu feiern und zu essen, ja gar zu schlemmen, und danach gibt es noch einen großen Eisbecher mit Schlagsahne, Krokant, Eierlikör und Schokosoße, damit der Kuchen nicht so trocken ist. Dann werde ich zu meinem größten Feind. Selbst zu viel ist nicht genug und ich schenke mir noch mal ein. Selbstzerstörung … auch eine Form der Selbstüberwindung. Aber wissen Sie was? Ich bin stark und gesund, habe einen Waschbrettbauch und fühle mich pudelwohl. Sehr zum Erstaunen von Freunden und Bekannten, die mich nur an meinen ausgelassenen Tagen erleben, an denen sie sich zwanghaft zum Verzicht quälen, weil sie es verpassen, in ihrem Alltag für einen ausgeglichenen Kontostand zu sorgen. Wie das bei mir funktioniert?

Ich haushalte mit meinen Kräften. Ich wirtschafte so, dass auf meinem Fitnesskonto ein großes Plus steht. Ich trainiere und meditiere täglich. Im Alltag trinke ich ausschließlich Wasser, Tee und selbst gemachte Fruchtshakes, verzichte auf Zucker und Alkohol, oft sogar monatelang. Zudem meide ich industriell gefertigte Nahrung und konzentriere mich auf naturbelassene Lebensmittel. Im Gegensatz zu meiner feierwütigen und lockeren

Seite arbeite ich unermüdlich an den Projekten und mit den Menschen, die mir etwas bedeuten, sogar bis spät in die Nacht, und doch stehe ich meist mit der Sonne wieder auf – und setze mich so schnell auch nicht wieder hin, sondern arbeite im Stehen. Ich bewege mich aktiv fort. Selbst längere Strecken überwinde ich zu Fuß oder mit dem Rad. In Gesellschaft lasse ich mich gern treiben, denn die soziale Komponente bereitet mir Freude. Nirgends lernt man Menschen besser kennen als in ausgelassener oder aufgeheizter Atmosphäre. Das möchte und werde ich nicht missen. Ein Grund mehr, um kräftig auf mein Fitnesskonto einzuzahlen.

Ich habe die Regeln nicht gemacht, aber ich kenne sie gut und beherrsche das Spiel. Ich weiß, dass das alles nur funktioniert, wenn ich Tag für Tag aufs Neue mein Fitnesskonto möglichst hoch in die schwarzen Zahlen treibe. Und Sie können das auch. Sie müssen nicht wie ich täglich trainieren. Das ist eher angebracht, wenn Sie auch entsprechend hohe Ausgaben haben und dennoch ein hohes Fitnessniveau erreichen wollen. Ansonsten bewegen bereits zwei Trainingseinheiten pro Woche sehr viel. Also vertreiben Sie all die Schreckgespenster wie Rückenschmerzen, Fettleibigkeit, Diabetes, Schlaganfall, Schlafstörungen, Kraftlosigkeit oder chronisches Nörgeln, die Ihnen bei einem negativen Kontostand Ihr Leben vermiesen. Fangen Sie am besten noch heute damit an. Bringen Sie beides – Fitness und Genuss – unter einen Hut: in Ihren Kopf, Ihr Leben und Ihren Körper. Dazu fällt mir ein Satz von Voltaire ein, der auf viele Menschen zutrifft: »In der einen Hälfte des Lebens opfern wir die Gesundheit, um Geld zu erwerben, in der anderen opfern wir Geld, um die Gesundheit wieder zu erlangen.« Erkennen Sie sich wieder?

Wie ich zum Training kam

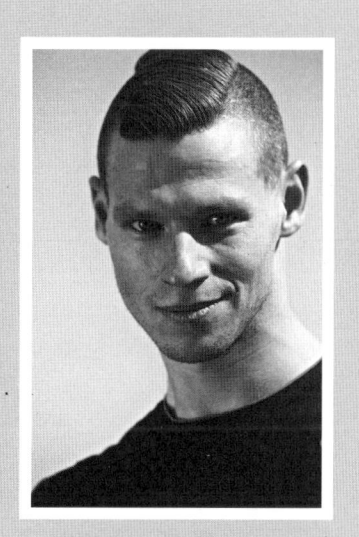

Nicht immer war ich ein Jünger der Effizienz. Alles andere als ein Freund des Minimalismus. Ganz einfach, weil ich alles wollte, aber nichts wusste. Außer vielleicht vom Skateboardfahren. Da wusste ich vor allem, wie man stürzt. Nachdem mein Körper einmal mehr den harten Boden der Realität kennenlernte, aber diesmal besonders hart aufschlug, brach ich mir mit 13 Jahren meinen rechten Unterarm. Eher ein Ärmchen. So dünn, dass ich Strohhalme damit von innen putzen konnte. Generell war ich eher schmächtig, 48 Kilo auf knapp 1,80 Meter. Wenn ich durch den Park ging, wollten die Enten mich füttern.

Nachdem meine Unterarmknochen das Licht der Welt erblickten und ich einige Wochen im Krankenhaus verbrachte, baute mein Arm weiter ab. Als der Gips entfernt wurde, blieb kaum mehr übrig als Haut und Knochen. Bei meinem restlichen Körper fiel das aber kaum auf.

Ich lernte, dass Schonen nicht immer gut ist, sondern auch dazu führt, dass bestimmtes Gewebe ab- und anderes aufgebaut wird. Leider geschieht das weniger optimal: Wir verlieren für uns wichtiges Gewebe, das uns stark, schön, beweglich, beherrscht und stabil macht (Muskel-, Nerven-, Knorpel- sowie Knochengewebe). Unschönes, überflüssiges und entzündliches Gewebe bauen wir auf, nämlich Fett.

Bevor ich entlassen wurde, empfahl mir der Stationsarzt, mit Krafttraining zu beginnen. Krafttraining? Das ist doch nur etwas für selbstverliebte, aufgepumpte Angeber, dachte ich mir. So einer war ich aber nicht ... noch nicht. Auf dem Weg nach Hause konnte ich meine Eltern überreden, mir die ge-wichtigsten Hanteln meines Lebens zu kaufen: meine ersten (immerhin mit je 1,5 Kilo). Hinzu kam der Expander meines Vaters, etwas später ein Bauchmuskeltrainer, schwerere Kurzhanteln, meine erste Langhantel und so weiter. Mein Kellergym wuchs und wuchs – wie auch ich.

Ich hatte viele Freunde und Bekannte, aber keiner davon trainierte, und Geld fürs Fitnessstudio hatte ich nicht. Also trainierte ich allein in meinem Keller. Stunde für Stunde. Tag für Tag. Jahr für Jahr. Sechs Jahre später, bei meinem Schulabschluss im Jahr 2004, hatte ich die Zahlen meines Körpergewichts verdreht. Aus 48 Kilo wurden 84. Ich hatte zwei Trainingsbänke, einen Kniebeugeständer, weitere Geräte aus der Auflösung eines Fitnessstudios sowie diverse Hantelstangen und -scheiben bis 300 Kilo. Ich vermochte 120 Kilo auf der Bank zu drücken, 120 Kilo vorgebeugt zu rudern, 145 Kilo zu beugen und 205 Kilo zu heben. Auch theoretisch war ich topfit.

Da ich anfänglich von Fitness keine Ahnung hatte und niemanden kannte, der sie trainierte, las ich in diesen sechs Jahren alles, was ich zum Thema Gesundheit, Kraft, Muskulatur und Ernährung in die Finger bekam. Während dieser Zeit öffnete das Internet seine Schleusen und bot mir täglich neuen Stoff. Mein Taschengeld wurde in Bücher investiert. Dazu las ich viel über Psychologie und Philosophie, da ich in »Fitness« von Anfang an mehr sah als nur die Auffrischung des Körpers. Sie hatte umfassende Auswirkungen auf mein Leben – natürlich auf meine Gesundheit, Stärke und Statur, aber auch auf meine Perspektive, den Charakter und die Weise, wie mich andere wahrnahmen und behandelten. Meine Perspektive auf das Leben und die Welt entwickelte sich zum Spielerischen, Starken, Schönen. Ich reifte – mit meinem Körper.

Während des Studiums befasste ich mich weiter mit dem Thema, konnte erstmals in einem Fitnessstudio trainieren und Freunde zum Mitmachen motivieren. Ich tauchte so tief in die Materie ein, dass ich mein erstes Buch über Training schrieb, dazu viele Artikel für allerlei Portale und Magazine. Während meiner Promotion lebte ich immer fanatischer für meine Entwicklung. Ich verzichtete auf jeden Genuss, jede Party und ernährte mich streng nach Plan. Oder andersherum: Die Askese, der Verzicht auf jeden Genuss, wurde mein größter Genuss. Mit dem Erfolg des ersten Buches kam die Idee zu meinem zweiten Trainingsbuch über Hochfrequenztraining.

In der Erprobungsphase des Konzeptes konnte ich mein Gewicht innerhalb eines Jahres auf 104 Kilo steigern – bei immer noch sichtbaren Bauchmuskeln. Meine Kraft schoss ebenso in die Höhe: Kniebeugen mit 200 Kilo auf dem Rücken und Kreuzheben mit 244 Kilo. Tägliches Training des gesamten Körpers gab mir den Leistungsschub, den ich jahrelang gesucht hatte. Das war der Gipfel meiner 15-jährigen Odyssee im Bodybuilding und Hanteltraining.

Wie ich dorthin gelangte? Ich strich nebensächliches Training, konzentrierte mich auf die wirksamsten Übungen und trainierte sie täglich. Die Konzentration auf das Wesentliche erlaubte es mir, das Beste aus meinem Potenzial herauszuholen. Ich erreichte meine Ziele, wodurch sie für mich bedeutungslos wurden. Also schloss ich dieses Kapitel und beschloss, mich auf fordernde Körpergewichtsübungen und das Training an Ringen zu konzentrieren, um meine Körperbeherrschung zu steigern. Schnell machte ich Fortschritte und hatte doch mehr Freizeit. Ich musste nicht mehr jeden Tag ins Fitnessstudio fahren, nicht mehr Unmengen an Essen vertilgen, brauchte keine Hanteln oder Geräte mehr. Ich konnte zu Hause, am See oder auf Reisen trainieren und fast normal essen.

Natürlich schwand meine Kraft bei den Hantelübungen und ich verlor einiges an Muskelmasse, aber dafür verbesserten sich meine körperliche Stabilität und Geschmeidigkeit, ebenso wie meine Explosivität und Beweglichkeit. Der Waschbrettbauch und die Symmetrie sind erhalten geblieben.

Inzwischen hatte ich mich intensiv mit dem Thema »Effizienz« auseinandergesetzt und bin dabei auf das Pareto-Prinzip gestoßen. Es besagt, dass man mit 20 Prozent Aufwand 80 Prozent Erfolg erreicht und dass man für die weiteren 20 Prozent bis zur Spitzenleistung volle 80 Prozent Einsatz bringen muss. So war es auch beim Körpergewichtstraining: Relativ schnell erreichte ich eine passable Form – alles darüber hinaus musste ich mir hart erkämpfen. Und ich liebte es, auch hier zu kämpfen. Knapp eineinhalb Jahre trainierte ich exzessiv mehrmals täglich meine Körpergewichtsübungen und schaffte einige Kunststücke. Doch sollte ich mich wieder ins Extrem verrennen? Täglich stundenlang trainieren, um schlussendlich zu merken, dass die restlichen, hart erarbeiteten 20 Prozent die 80 Prozent Aufwand doch nicht wieder wettmachten? Schließlich gibt es doch noch viel mehr im Leben …

Und so öffnete ich die Scheuklappen (die ich jedoch niemals bereute), gab mich mit einem geringeren Stand der Körperbeherrschung zufrieden, nutzte die frei gewordene Zeit für andere Projekte und um das Leben weit mehr zu genießen. Ich war darauf gefasst, dass mein Körper leistungs- und muskeltechnisch abbauen und dafür aufschwemmen würde. Schließlich feierte ich viel, schlemmte Leckereien und trainierte zwar regelmäßig, aber nur noch die Übungen, von denen ich wusste, dass sie die größte Hebelwirkung auf meine Fitness haben. Ich hatte plötzlich nicht nur 80 Prozent mehr Lebenszeit, sondern auch 80 Prozent mehr Lebensgenuss. Ein feiner Tausch. Vor allem weil mein Körper sich – überraschenderweise – kaum veränderte. Tatsächlich waren nur wenige Übungen und Prinzipien für den Großteil meiner Fitness verantwortlich. Ich verlor meine Fähigkeit zu schwierigen Kunststücken, aber damit konnte ich leben, denn mehr als angeben konnte ich damit nicht. Im Lauf der Zeit kristallisierte sich immer mehr heraus, welche Übungen und Ernährungsrichtlinien mich rundum fit, muskulös und schlank hielten.

Es zeigte sich, was man sich leisten kann und was nicht. Vor allem zeigte sich, dass man mit erstaunlich wenig unheimlich viel erreichen kann, vorausgesetzt, man weiß, was man wann und wie machen muss.

Wenn ich also dieses Buch schreibe, dann bin ich niemand, der von null auf 20 Prozent gestiegen ist und nicht weiß, wie die Welt darüber aussieht, sondern jemand, der Fitness im Extrem gelebt und geliebt hat und nun von diesem Höhenflug heruntergekommen ist. Genuss und Fitness müssen keine Gegensätze sein! Sie können sich auch ergänzen, denn das eine wird erst durch das andere wirklich schön und gut verträglich.

Ich bin immer noch ein extremer Mensch, weil ich das Leben liebe, wenn es prickelt. Ich habe nur meine Schwerpunkte verlagert. Immer wieder packt es mich und ich trainiere mehrere Stunden täglich, vielleicht fange ich sogar mal wieder mit Bodybuilding an. Momentan jedoch arbeite ich mit dem wirksamen Minimum, erreiche damit das größtmögliche Maximum und konzentriere meine Energie auf andere Bereiche des Lebens.

Mein grundlegendes Fitness- und Ernährungsprogramm werde ich beibehalten, denn es gibt meinem Körper das, was er braucht, um stark, stabil und gesund zu sein. Das ist die Grundlage für einen ebenso starken, stabilen und gesunden Geist. Zudem sieht ein trainierter Körper verdammt gut aus und man fühlt sich besser darin, weil er auch besser funktioniert. Wenn man so viel für so wenig erhält, dann ist es fast schon geschenkt. Wer kann da Nein sagen. Sie etwa?

Was bedeutet »fit sein« überhaupt?

Fit sein bedeutet nicht automatisch, dass man einen Trainer, aufwendige Geräte, Nahrungsergänzungsmittel oder eine Mitgliedschaft in einem Fitnessstudio haben muss. Alles, was Sie benötigen, sind Sie selbst, das notwendige Grundwissen, den Willen und später vielleicht ein paar Ringe.

Fit sein kann man mit vielen schönen Eigenschaften hinterlegen: Es bedeutet vor allem, stark, schön und gesund, aber auch ausdauernd, agil, beweglich, explosiv, stabil, ausgeglichen, konzentriert und beherrscht zu sein. Fit sein bedeutet, hinter dem Bus hersprinten, über Gräben springen, den ganzen Tag stehen oder gar eine Woche lang wandern zu können. Fit sein bedeutet, einen straffen Bauch, einen knackigen Po, eine aufrechte Haltung und eine tiefe Atmung zu haben. Fit sein bedeutet, den Einkauf ins fünfte Stockwerk, die Geliebte ins Bett, die Tochter auf den Schultern und den Großvater ins Auto tragen zu können. Fit sein bedeutet, sich kraftvoll und geschmeidig bewegen zu können, weil man körperlich und geistig stabil ist. Fit sein bedeutet, all das und noch viel mehr zu schaffen – und zwar mit einem Lächeln! Es gibt nichts in Ihrem Leben, was nicht durch mehr Fitness besser werden würde.

Je stärker Sie werden, desto leichter wird alles andere. Je schöner Sie werden, desto mehr werden sich Ihnen die Menschen zuwenden und sich Pforten öffnen. Je leistungsfähiger Sie werden, desto kontrollierter und selbstbewusster werden Sie agieren. Je robuster und stabiler Sie werden, desto weniger werden Sie aus der Bahn geworfen, desto mehr Rückhalt bilden Sie für sich und Ihre Lieben. Je fitter Sie werden, desto vorbildlicher werden Sie für andere. Je besser Sie es schaffen, Genuss und Fitness zu vereinen und mit Ihrem Kontostand im Plus zu bleiben, desto freier und intensiver leben Sie.

Für mich heißt fit sein,
- stark, schön und gesund zu sein,
- es zu werden und zu bleiben,
- die bestmögliche Version von sich selbst zu schaffen,
- mit gutem Gewissen das Leben zu genießen,
- unabhängig von Studios und Trainern zu sein,
- Vorbild und Stütze zu sein,
- schlank zu sein ohne Diät,
- sich mit dem wirksamen Minimum das mögliche Maximum zu verschaffen,
- jeden Morgen Kraft zu schöpfen,
- jeden Abend Ruhe zu finden,
- am Widerstand zu wachsen,
- seinen eigenen Weg zu gehen.

Beurteilen Sie Ihren Fitnesszustand

An dieser Stelle möchte ich Ihnen die vier für mich wichtigsten Maßstäbe für Fitness vorstellen, anhand derer Sie Ihren jetzigen Zustand und den zukünftigen einfach bewerten können.

Vorab dazu eine interessante Beobachtung: Haben Sie schon einmal etwas vom Hawthorne-Effekt gehört? Er geht zurück auf gruppenbasierte Beobachtungsstudien, die in den 1920er-Jahren in den US-amerikanischen Hawthorne-Werken durchgeführt wurden. Untersucht werden sollte, ob die Angestellten bei besserer Beleuchtung auch besser arbeiten würden. Das taten sie tatsächlich. Leider arbeitete auch die weniger gut belichtete Kontrollgruppe besser. Wie kann das sein?

Es stellte sich heraus, dass die Tatsache, beobachtet zu werden, allgemein zu besseren Ergebnissen führt. Was man misst, dem widmet man mehr Aufmerksamkeit, man handelt bewusster und zielorientierter. Das gilt für alles im Leben. Je öfter man misst, desto stärker wirkt der Hawthorne-Effekt.

Wollen Sie fitter werden? Dann entscheiden Sie sich für wenige, wesentliche Maßstäbe und orientieren Sie sich täglich daran. Meine Favoriten:
- Spiegelbild
- Körpergefühl
- Bauchumfang
- Leistung

Es gibt keine absoluten Werte. Jeder Mensch ist anders. Manche sind jung und stämmig, andere alt und zierlich, wiederum andere sprengen alle Maßstäbe. Wichtig ist die Entwicklung. Die Tatsache, dass es vorangeht. Ich selbst orientiere mich auch daran:

- Über mein **Spiegelbild** prüfe ich täglich, wie muskulös und athletisch ich aussehe. Der beste Maßstab dafür sind die Bauchmuskeln. Solange der Waschbrettbauch sichtbar ist, fühle ich mich wohl. Wenn er zu verschwinden droht, weiß ich, dass ich momentan über meine Verhältnisse lebe und es Zeit wird, Training und Ernährung stärker zu gewichten. Sollten Sie Ihre Bauchmuskeln momentan nicht sehen, ist es höchste Zeit, aktiv zu werden. Selbst als Frau sollten Sie sich einen straffen Bauch als Ziel setzen. Man fühlt sich deutlich wohler, wenn man »bauchfrei« ist. Die Speckschwarte um die Taille war früher (über-)lebenswichtig. Heute ist sie nichts weiter als der Beleg dafür, dass man seinen Körper nicht im Griff hat. Das Vorratslager auf der Hüfte braucht heute niemand mehr. Überschüssiges Fett macht nicht nur krank und hässlich, es belastet auch.

- Das **Körpergefühl** ist ein sehr subjektiver Maßstab. Es ist eine Frage der Aufmerksamkeit und vor allem des Körperbewusstseins, das Sie aber entwickeln können, wenn Sie Ihrem Körper wieder mehr Beachtung schenken. Ich spüre selbst in Kleidung, wie viel Fett ich um die Taille mit mir herumtrage. Fragen Sie mich nicht, wie, aber es klappt. Überschüssiges Fett kann man spüren, wenn man weiß, wie es sich ohne anfühlt. Das ist aber nur eine Facette des Körpergefühls. Vielmehr kommt es darauf an, ob Sie sich fit und agil oder schwach und träge fühlen. Dieses Gefühl ist jederzeit abrufbar.

- Der **Bauchumfang** ist der beste Maßstab auf dem Weg zu sichtbaren Bauchmuskeln und einem straffen Bauch. Das Maßband zeigt Ihnen auch die kleinste Veränderung an. Natürlich können Sie damit alle möglichen Körperteile messen, doch meistens vermischen sich Fettverlust und Muskelaufbau. So weiß man an vielen Stellen nicht, ob ein Umfangszuwachs gut, neutral oder schlecht ist. Einzig am Bauch werden sich entwickelnde Muskeln kaum zu mehr Umfang führen. Der Verlust an Fett wird sich aber stark abzeichnen, denn der Bauch ist ein bevorzugter Fettspeicher. Also konzentrieren wir uns auf das regelmäßige Messen des Bauchumfangs. Das funktioniert so: Halten Sie das Maßband auf Höhe des Bauchnabels, straff, aber nicht gespannt, und zwar nach dem Ausatmen. Sobald die Bauchmuskeln sichtbar sind, können Sie sich wieder allein auf das Spiegelbild verlassen. Es bleibt Ihnen überlassen, wie Sie sich im fortgeschrittenen Stadium überwachen wollen – Hauptsache, Sie tun es.

- Die **Leistung** ist wieder schonungslos genau. Wie viel Liegestütze schaffen Sie an der Wand, an der Tischkante oder auf dem Boden? Wie viel (einbeinige) Kniebeugen absolvieren Sie am

Stück? Wie viele Klimmzüge schaffen Sie an den Ringen? Suchen Sie sich aus dem Trainingskapitel (ab Seite 57) einige Übungen heraus, die für Sie machbar sind und an denen Sie Ihre persönliche Leistung messen können. Einen guten Eindruck erhalten Sie bereits mit ein bis drei Übungen. Hier gibt es ebenso wenig absolute Maßstäbe wie beim Bauchumfang. Prüfen Sie, wo Sie stehen, und streben Sie danach, immer besser zu werden mit immer schwierigeren Übungsvarianten, wie sie im vierten Kapitel beschrieben sind.

Sie kennen nun die Maßstäbe, an denen Sie sich während des Trainings und in Zukunft orientieren sollten. Halten Sie Ihre Ergebnisse fest. Am besten tragen Sie jede Veränderung in eine Liste ein. Wählen Sie Ihren Rhythmus selbst: täglich, wöchentlich, monatlich ... Notieren Sie die Maßstäbe, die sich in Zahlen fassen lassen, also Bauchumfang und Leistung, mit Datum. Spiegelbild und Körpergefühl können Sie mit Schulnoten bewerten: von eins für »sehr gut« bis sechs für »ungenügend«. Folgende Fragen helfen Ihnen bei der Bewertung der subjektiven Maßstäbe:

- Welche Note würden Sie Ihrem Spiegelbild heute geben?
- Hat sich Ihr Aussehen verschlechtert? Was könnte die Ursache sein?

TIPP — Das Protokoll für Ihre Maßstabswerte

Tag/Datum: _____

1. Spiegelbild (von 1 bis 6): _____

2. Körpergefühl (von 1 bis 6): _____

3. Bauchumfang (in cm): _____

4. Leistung:

- Übung 1: _____   Wiederholungen: _____

- Übung 2: _____   Wiederholungen: _____

- Übung 3: _____   Wiederholungen: _____

- Wie steht es um Ihr Körpergefühl?
Fühlen Sie sich heute besser als gestern?
Wenn ja, warum?

Kontrollieren ist der erste Schritt, hinterfragen der zweite. Nur so haben Sie Ihr Fitnesskonto im Griff: Warum verändern sich die Werte? Welche Ausgaben führen zu welchen Konsequenzen? Was fällt kaum ins Gewicht, was zerschießt die gesamte Bilanz und was wirkt sich positiv aus?

Werden Sie Ihr Fett los – ohne Körperwaage und BMI

Die Körperwaage ist zwar ein nettes Spielzeug, aber ein irreführender Maßstab. Wenn Sie Ballast abbauen wollen, sollten Sie darauf achten, dass Sie auch wirklich den richtigen Ballast loswerden, nämlich das Körperfett. Auch wenn Ihnen die Waage einen Gewichtsverlust anzeigt, ist das in den ersten Tagen vorwiegend Wasser, das Sie durch das Training und die Ernährungsumstellung verlieren, womöglich sogar Muskulatur, wenn Sie falsch an die Sache herangehen. Verlassen Sie sich also nie auf die Waage oder gar den BMI (Body Mass Index). Diese beiden Maßstäbe richten sich nur nach dem Gewicht, ganz gleich, wo es herkommt. Sie bewerten Muskulatur und Fett gleich. Dabei liegen Welten dazwischen. Muskulatur verbrennt Energie und hält gesund, Fett belastet, verweiblicht Männer, macht krank und noch fetter.

Zudem wiegen Fett und Muskulatur unterschiedlich viel im Verhältnis zur Größe. Ein 80 Kilo schwerer Mann zum Beispiel kann ein durchtrainierter Athlet sein oder ein schwächlicher Büropummel kurz vor dem Herzinfarkt. Muskulatur ist viel dichter, Fett dagegen voluminöser.

Muskeln sind aktive Körperzellen, Energietanks und Kraftwerke. Hier wird Energie gespeichert, verbraucht und Kraft produziert. Sie sorgen dafür, dass wir überschüssiges Körperfett verbrennen und kraftvoll, also selbstbeherrscht und fit, leben können. Verlieren wir Muskeln, verlieren wir auch alles, was frei, fit und schlank macht. Wir nehmen nicht ab, wir verkümmern. Selbst unsere Fähigkeit, Fett zu verbrennen, verkümmert, wodurch wir wiederum an Fett zulegen. So entsteht übrigens der berühmte Jo-Jo-Effekt: Nach einer Diät essen Sie wieder normal. Da Sie nun jedoch über viel weniger Verbrennungsöfen verfügen, wird viel weniger Energie verfeuert. Sie bleibt übrig und wird verstärkt als Fett gespeichert. Ein Teufelskreislauf beginnt: Man isst immer weniger, versäumt zu trainieren, entbehrt jeden Genuss, baut immer mehr Muskeln ab und tendiert immer leichter zum Fettansatz. Man hat sich in eine Sackgasse manövriert, in der einem das Leben kein bisschen Spaß mehr gönnt, weil man für jeden Fehlgriff in der Ernährung bestraft wird und sich alles sofort auf die Hüften legt. Dabei könnte es mit dem richtigen Training und einer Ernährungsumstellung genau andersherum laufen: Man kann sich täglich satt essen, viel Genuss gönnen und trotzdem muskulös und schlank sein. Dafür ist eine Umgestaltung unseres Körpers wichtig. Das Gewicht ist sekundär. Manche werden schlanker, obwohl sie auf der Waage stagnieren oder gar zunehmen. Diejenigen machen alles richtig, weil Muskulatur auf- und Fett abgebaut wird.

Sich nur auf das Gewicht oder den BMI zu verlassen, ist also trügerisch. Beide sagen nichts über gesund und fit oder krank und schwach aus. Einzig wenn man extrem unter- oder übergewichtig ist, können sie als Maßstab dienen, wenn jeder Zuwachs oder jede Abnahme ein Fortschritt ist. Für alle, die dazwischen liegen, gelten Spiegelbild, Körpergefühl, Bauchumfang und Leistung.

Ändern Sie Ihre Denkweise und die Lebensumstände

Viele sagen, es liege am Stoffwechsel und sei Veranlagungssache, wenn man zu viel Speck auf den Rippen hat. Dabei ist das Problem hausgemacht, wie wir durch die eben beschriebene Abwärtsspirale gesehen haben.

Sowohl der Stoffwechsel als auch die Veranlagung lassen sich beeinflussen: der Stoffwechsel durch das richtige Training und indem man bewusst auf die Ernährung achtet und die Veranlagung durch unsere Lebensumstände. Selbst eineiige Zwillinge, die über die gleiche Veranlagung (also genetische Ausstattung) verfügen, entwickeln sich unterschiedlich, wenn sie in verschiedenen Verhältnissen aufwachsen.

Von der umfassenden genetischen Ausstattung im Erbgut eines Menschen werden nämlich immer nur ganz bestimmte Abschnitte aktiviert, der Rest bleibt inaktiv. Die jeweilige Aktivierung wird durch Umwelteinflüsse mitbestimmt, zum Beispiel durch die Dauer und Intensität der Sonneneinstrahlung, durch Abgase und Schadstoffe und natürlich durch die Nährstoffe, die wir über die Nahrung aufnehmen. Diese epigenetische Regulierung erlaubt es jedem Lebewesen, sich noch besser an seinen Lebensraum anzupassen. In einer schädlichen Umgebung und unter unnatürlichen Umständen kann dadurch aber auch die Krankheitsanfälligkeit steigen und die Fitness schwinden. In unserer industrialisierten Gesellschaft ist das der Fall.

Ein dicker Bauch und schwache Muskeln sind nicht das Problem, sondern die Umstände und Gewohnheiten, die dazu geführt haben. Unförmige Leiber und träge Geister sind nur Symptome. Wollen wir rundum und lang anhaltend fit werden und gesund bleiben, müssen wir lernen, die Ursachen zu erkennen und zu beheben. Ihre Denkweise und Ihr Lebensstil müssen sich ändern, denn nur so verschwinden all die negativen Erscheinungen. Wer hat schon gern Bluthochdruck, Diabetes oder Osteoporose? Mit einem fitten Körper beugen Sie allerlei Krankheiten vor und tun nebenbei auch noch etwas Gutes für Ihre Psyche: Es werden nämlich Unmengen Glück bringender Botenstoffe ausgeschüttet.

Wie uns Muskulatur gesund macht

Aktive Muskulatur schüttet einige Hundert verschiedene Botenstoffe aus, die sogenannten Myokine, die den Zivilisationskrankheiten entgegenwirken. Nur ein Dutzend dieser Substanzen ist bisher erforscht. Was die Wissenschaft jedoch weiß: Sie aktivieren die Fettverbrennung, fördern die Bildung von Blutgefäßen und Muskelzellen, unterstützen die Bauchspeicheldrüse, regen den Stoffwechsel der Leber an und wirken entzündungshemmend. Deshalb ist unser Körper auf Bewegung angewiesen, um gesund zu sein. Muskeltraining spielt eine bedeutende Rolle bei der Vorsorge und Behandlung von Bluthochdruck, Fettleibigkeit, Hirnschlag, Herzversagen, Krebs und Diabetes. Gemeinsam mit einer angepassten Ernährungsweise und einem aktiven Lebensstil lassen sich weitere Zivilisationsbeschwerden, wie Allergien, Osteoporose, Neurodermitis, Demenz und Depression, auf ein Minimum reduzieren.

Unser Ziel ist es deshalb, nicht nur Ihren Bauch und die schlaffen Muskeln in den Griff zu kriegen, sondern vor allem die Umstände und Gewohnheiten, die sie geschaffen haben. Uns ist gar nicht bewusst, wie sehr äußere Reize unser Denken, Fühlen und Handeln beeinflussen und unsere Fitness schwächen. Wir sollten lernen, diese negativen Einflüsse und die damit zusammenhängenden Gewohnheiten zu erkennen und durch bessere zu ersetzen. Das ist der wahre Weg zur Fitness. Alles andere, Messbare wird folgen, sobald Sie Ihr Leben von Grund auf umgestellt haben und für einen stetigen Zufluss auf Ihr Fitnesskonto sorgen.

Nehmen Sie mich als Beispiel: Auf den ersten Blick verhalte ich mich nicht anders als meine Mitmenschen, sündige und genieße das Leben, oft extremer, als es die meisten tun. Der springende Punkt ist nur, dass das für mich die Ausnahme ist. Die Umstände und Gewohnheiten meines Lebens sind konstruktiv. Meine Fitness fußt auf intensivem Training, täglicher Aktivität und bewusster Ernährung. Sehen Sie den Unterschied? Erkennen Sie die Hintergründe und ziehen Sie die Konsequenzen! Was Sie daraus machen, liegt an Ihnen. Jeder Mensch erschafft sich seine eigene Wirklichkeit und trägt die Verantwortung dafür.

■ Prävention ist das Zauberwort

Die moderne Gesellschaft bringt einerseits allerlei Annehmlichkeiten mit sich, die uns das Leben leichter machen. Andererseits verkehren sich manche dieser bequemen Umstände

> » **Fortschritt ist unmöglich ohne Veränderung, und wer seine Denkweise nicht verändern kann, kann gar nichts verändern.** «
>
> George Bernard Shaw

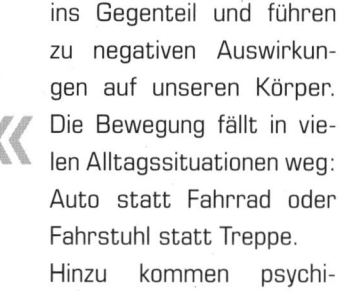

ins Gegenteil und führen zu negativen Auswirkungen auf unseren Körper. Die Bewegung fällt in vielen Alltagssituationen weg: Auto statt Fahrrad oder Fahrstuhl statt Treppe.

Hinzu kommen psychische Belastungen. Hektik, Stress und gestiegene Anforderungen in Familie und Beruf laugen uns körperlich und geistig aus. Das bleibt nicht ohne Folgen: Diabetes, Herz- und Gefäßerkrankungen, Allergien, Asthma, Osteoporose, Arthrose, Bandscheibenvorfälle, Schlafstörungen, Depression, Burn-out drohen – um nur einige zu nennen.

Die Tatsache ist leider: Spätestens ab dem 30. Lebensjahr baut unser Körper ab – Muskeln, Knochen, Nerven – und wir büßen Jahr für Jahr mehr von unserer Fitness ein. Umso mehr werden sich die genannten Probleme in unser Leben drängen. Das nagt auch an Ihrer Psyche, macht sich an Ihrem äußeren Erscheinungsbild bemerkbar und Sie fühlen sich sprichwörtlich nicht mehr wohl in Ihrer Haut. Dabei kann sich ein jeder von uns bereits vorab viel ersparen, nämlich ganz einfach mit: Prävention, bestehend aus täglicher Aktivität, regelmäßigem Training und bewusster Ernährung. Kurbeln Sie Ihren Stoffwechsel an! Integrieren Sie Bewegung so oft wie möglich in Ihren Alltag. Das verschafft Ihnen so viele Vorteile. Sie steigern beispielsweise Ihre Leistungsfähigkeit, verbessern Kondition und Körperhaltung, fördern die Durchblutung, kurbeln die Fettverbrennung an, regulieren Ihren Hormonhaushalt, stärken Knochen, Bänder, Sehnen und Gelenke und beugen so den zahlreichen genannten Krankheiten vor. Ihre Psyche wird sich ebenso freuen. Sie stärken Ihren Willen, bewältigen Stress viel leichter, steigern Ihr Selbstbewusstsein, fördern Ihre Konzentrationsfähigkeit und werden rundum glücklich und zufrieden mit Ihrem Leben sein – und das werden Sie auch ausstrahlen!

Viele meiner Klienten haben über Jahre und Jahrzehnte hinweg keinen Sport getrieben. Oft waren gesundheitliche Probleme der ausschlaggebende Grund, um mit dem Training zu beginnen. Kein Einziger hat es bereut, körperlich aktiv zu werden. Denn je moderner wir leben und vom Feld oder der Werkbank an den Schreibtisch wechseln, umso mehr müssen wir lernen, unseren Körper stark und gesund zu erhalten, bevor er zum Notfall für Mediziner wird.

Setzen Sie die großen Hebel in Bewegung

Bestimmt fragen Sie sich die ganze Zeit schon, was denn nun die großen Hebel sind, die wir umlegen müssen, um fit zu werden. Es sind drei ganz einfache, aber wesentliche Veränderungen, die zukünftig Teil Ihres Lebens sein sollten: mehr Bewegung im Alltag, basierend auf dem NEAT-Konzept, Training und eine Ernährungsumstellung. Auf dem Weg dorthin bedienen wir uns des Pareto-Prinzips. Wie erreichen wir am effizientesten 80 Prozent Fitness mit 20 Prozent Aufwand? Das steckt hinter 80/20-Fitness. Sie erfahren gleich, warum dieses Prinzip so wertvoll für unser Leben ist. Sie werden erkennen, dass effiziente Fitness kaum Zeit und Energie kostet, aber viel verschafft. Deshalb wollen wir uns auf das Wesentliche besinnen und uns möglichst schnell der Praxis widmen. Als Vorbereitung für unser Fitnessprogramm werden wir zuerst unser Ziel definieren – klar und eindeutig. Denn schwammige Ziele führen zu schwammigen Ergebnissen und dafür haben wir keine Zeit.

Training ist die bessere Medizin

Nicht nur die Fitness unserer Muskeln lässt sich durch Training steigern. Auch unser passiver Bewegungsapparat (Sehnen, Bänder, Bandscheiben, Gelenke, Knorpel und Knochen) vermag am Widerstand zu wachsen. Knochen werden dichter, Bandscheiben und Knorpel stabiler, Sehnen stärker und Bänder belastbarer, sogar Gelenke werden gesünder. Arthrose lässt sich bremsen. Gegen Osteoporose ist das Training gegen Widerstand die einzige nicht medikamentöse Therapie – und auch die beste, denn Osteoporose entsteht vor allem durch mangelnde Belastung. Natürlich sind Veränderungen im Hormonsystem mitverantwortlich, aber selbst das Hormonsystem lässt sich durch Widerstandstraining optimieren. Jedes Lebewesen hat eine innere Kraft und wenn diese gegen einen Widerstand kämpft, wächst es über sich hinaus. Das gilt nicht nur mental, sondern auch für den gesamten Körper sowie alle seine Teile und Prozesse, die an diesem Kampf beteiligt sind. Gerade in unserer verweichlichenden Gesellschaft und besonders mit fortschreitenden Jahren sollte diese Macht der Selbstheilung durch Überwindung verstärkt genutzt und bewusst gemacht werden. Wer die Schwächeerscheinungen des Alters minimieren und den Weg der Altersstärke gehen will, sollte verstehen, dass Training die bessere Medizin ist – günstiger, natürlicher, stärkender, unabhängiger und erfüllender für Körper und Geist.

Seien Sie sich bewusst: Nur aktiver zu werden, zu trainieren oder die Ernährung umzustellen ist kaum wirksam. Sie müssen alle drei Hebel angehen, denn nur so entstehen Synergieeffekte, die Ihr gesamtes Leben umkrempeln und Ihren Körper von Grund auf verändern werden. Also, kriegen Sie Ihren Allerwertesten hoch und verdienen Sie sich die Lorbeeren. Ihr neues Leben beginnt jetzt!

Der erste Hebel: NEAT

Die Abkürzung NEAT steht für Non-Exercise-Activity-Thermogenesis und bedeutet so viel wie fit werden, ohne zu schwitzen. Es geht auf ein über viele Jahre erforschtes und zugleich simples Konzept von Dr. James Levine zurück. Er ist Medizinprofessor an der Mayo Clinic der Arizona State University in den Vereinigten Staaten und weltweit führend in der Erforschung von Fettleibigkeit. Sie erfahren, warum vieles, was als Fitnesstraining verstanden wird, kaum mehr bringt als fernsehen und dass Sitzen vielleicht die gefährlichste »Krankheit« überhaupt ist und für die meisten anderen Zivilisationskrankheiten mitverantwortlich ist. Deshalb lautet die Devise: Bringen Sie mehr Bewegung in Ihren Alltag! Sie werden dadurch bis zu 2000 Kilokalorien mehr verbrauchen, fitter und schlanker werden, genussvoller essen können und trotzdem gesund bleiben.

Der zweite Hebel: Training

Nun beginnen wir doch zu schwitzen. Das ist aber gar nicht ausschlaggebend für unser Training. Der Kern eines jeden fitten Lebens ist der bewegte Alltag. Unser zusätzliches Training bringt nicht viel, wenn wir damit nur Kalorien verbrennen wollen. Das ist ineffizient. Ich werde Ihnen zeigen, warum.

> **In dem Nichtwollen liegt der Grund, das Nichtkönnen ist nur ein Vorwand.**
>
> Lucius Annaeus Seneca

Unser Trainingsziel ist, zeitsparend und effizient Muskeln zu aktivieren, zu koordinieren und aufzubauen. Wir wollen stärker werden und unseren Muskelstoffwechsel ankurbeln, denn nur mehr und besser koordinierte Muskeln machen uns stärker, aufrechter, agiler, gesünder – und glücklicher. Für den Einstieg reichen zwei Trainingseinheiten pro Woche mit je 20 Minuten. Ich zeige Ihnen die besten Möglichkeiten und wie Sie sie kombinieren. Das wird bereits sehr viel bewirken. Wollen Sie darüber hinaus schlemmen und das Leben genießen, wird es unumgänglich, die Trainingsfrequenz zu erhöhen. Mit der Zeit werden Sie lernen, diese selbst zu regulieren.

Der dritte Hebel: Ernährung

Wenn Sie sich auf einen aktiven Lebensstil und eine bewusste Ernährung einlassen, wird das Ihr Leben grundlegend verändern. Was Sie essen, hat natürlich Einfluss auf Ihren Körper, seine Zusammensetzung und Fitness, ja sogar auf Ihren Geist. Das bedeutet, dass Sie Ihre Ernährungsgewohnheiten überdenken sollten, wenn Sie diese Aspekte erfolgreich steuern wollen. Halten Sie aber keine Diät. Sich schlank zu hungern bringt nichts, wie Sie wissen. Das führt unweigerlich zum Jo-Jo-Effekt. Bereits eine Umstellung an zwei Tagen pro Woche dagegen bringt sehr viel.

Vertrauen Sie Ihrem Körper. Er weiß, dass es kein schöneres Leben als das aktive gibt und nichts schmackhafter, vielseitiger und belebender ist als die Ernährung aus Mutter Naturs Vorratskammer. An die ist unser Körper angepasst. An Industrie und Chemie nicht. Deren Erzeugnisse sind zu künstlich und modern, als dass sich unser Körper darauf einstellen könnte. Deswegen machen sie uns krank, besonders in Kombination mit einem passiven Lebensstil.

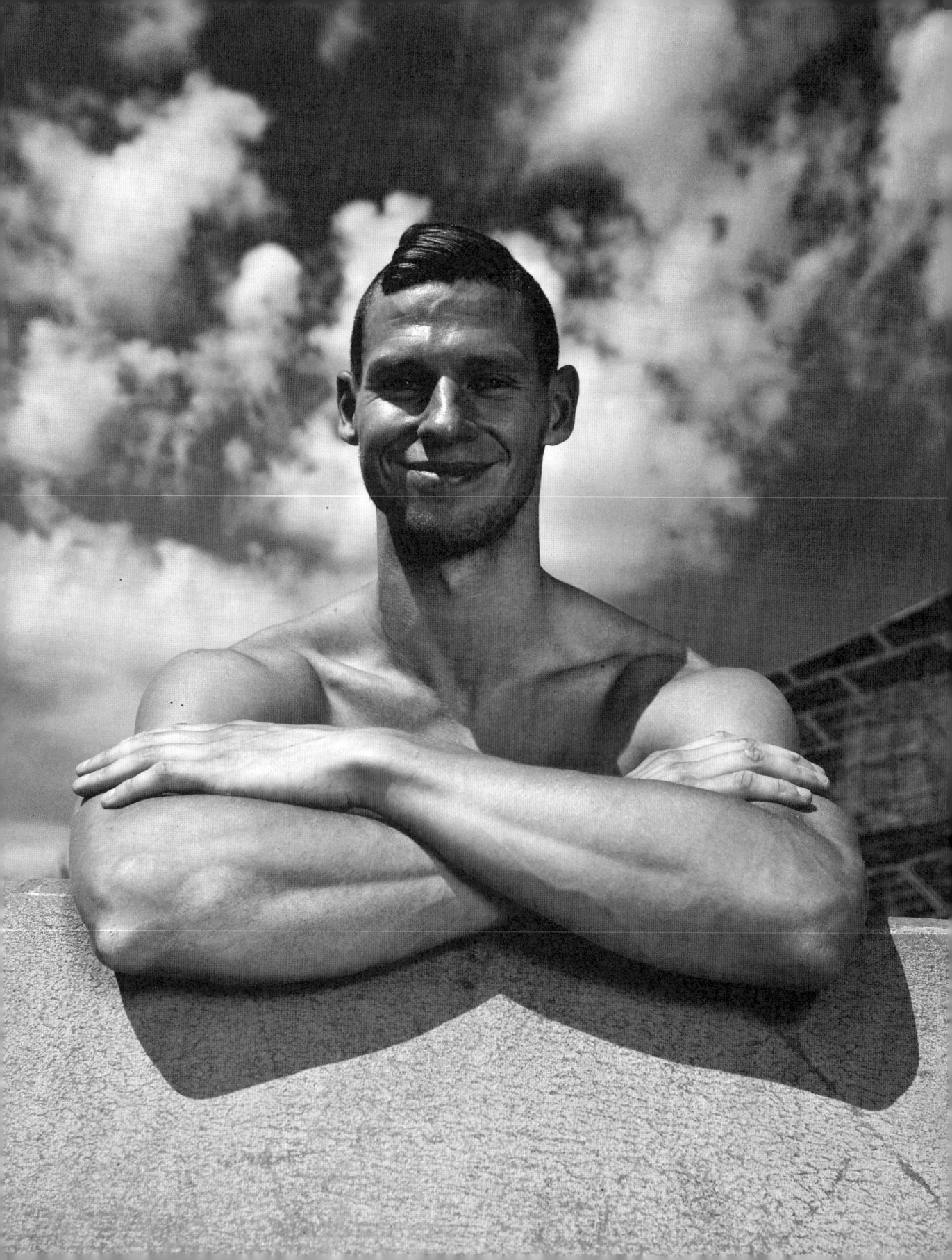

2 80/20-Fitness und was Pareto damit zu tun hat

Jedes Fitnesstraining ist besser als kein Fitnesstraining – meist aber nicht viel besser. Damit will ich bewusst machen, dass viele Bemühungen kaum etwas bewegen und nur wenige wesentliche sehr viel. Die dahinter wirkenden Kräfte lassen sich durch Bilder wie das der Hebelwirkung oder das des Dominoeffekts verdeutlichen. Wir wollen sehen, wo sie sich überall bemerkbar machen, was Vilfredo Pareto damit zu tun hat und wie sich dieses Wissen für die Steigerung Ihrer Fitness nutzen lässt. Zudem werden Sie staunen, was außerdem von Bedeutung ist: Ihre Fantasie!

Bleiben Sie den Prinzipien treu

Im ersten Kapitel haben wir uns genügend mit dem Begriff »Fitness« auseinandergesetzt, was es bedeutet, wirklich fit zu sein, und welche drei großen Hebel Sie dafür in Bewegung setzen müssen. Dabei lassen sich jetzt schon fünf Kernaussagen herausfiltern, die zukünftig in Ihrem Alltag eine wichtige Rolle spielen sollten:

- Behalten Sie Ihr Fitnesskonto im Blick: Was Sie sich leisten können und wie weit Sie noch kommen, hängt davon ab, wie viel Plus Sie machen.
- Trainieren Sie Ihre Muskeln: Bewegen Sie mindestens zweimal die Woche den gesamten Körper (und nicht nur die Arme oder Beine) explosiv oder gegen einen Widerstand. Wie das geht, zeige ich Ihnen im vierten Kapitel ab Seite 57.
- Achten Sie auf die Hebelwirkung: Je effizienter die Übungen und Vorgehensweisen, desto größer ist ihr Nutzen im Verhältnis zum Aufwand.
- Wenn Sie schlemmen wollen, sollten Sie auch verzichten können: Stellen Sie Ihre Ernährung mindestens zweimal die Woche um, aktivieren Sie den Fettstoffwechsel und reinigen Sie Ihren Körper von innen.
- Bleiben Sie im Fluss, dann bleiben Sie frisch: Sind Sie erst mal in Bewegung, fällt Ihnen das Durchhalten leichter.

Sie brauchen sich dafür aber nicht mit komplizierten Trainings- und Ernährungstheorien zu beschäftigen. Ich weiß das, denn ich habe es 15 Jahre lang getan. Es gibt unzählige Trainingsweisen, Kurse, Geräte und Übungen. Da ist es nicht einfach, den Überblick zu behalten – müssen Sie auch nicht, weil es nicht notwendig ist.

Lassen Sie all das einfach existieren. Diejenigen, die sich gern damit beschäftigen und immer wieder etwas Neues ausprobieren möchten, sollen es ruhig tun. Morgen gilt ohnehin das Gegenteil – diesmal bestätigt von einer viel richtigeren Studie. So tickt die Industrie, die ständig alten Reis in neuen Säcken anbieten muss, damit das Geschäft nicht einschläft. Das ist wie mit dem Stoffwechsel; den muss man auch in Trab halten, wenn er fit bleiben soll.

Tatsächlich geht es immer nur um das altbewährte Hoch-und-runter-Spielchen. Ich zeige Ihnen das Fundament, die Reinform des Trainings, basierend auf wesentlichen Prinzipien. Diese Prinzipien sind nicht, was ich an Wissen gesammelt habe, sondern was davon übrig ist, was mir in Fleisch und Blut übergegangen ist und meinen Alltag prägt. Ich beschreibe die Prinzipien, die es mir ermöglichen, fit zu sein – trotz vielseitigen Genusses. Das ist Fitness, die sich mit allen Kirschwassern gewaschen hat. Es sind nicht viele Prinzipien und sie sind simpel, aber genau darin liegt ihre Stärke. Darauf aufbauend werden Sie sich mit allen erdenklichen Trainingsmethoden schnell zurechtfinden. Die sind jedoch nur Überbau, schön und facettenreich, aber allein nicht tragfähig. Ralph Waldo Emerson hat das schon vor über 100 Jahren erkannt.

Schluss mit dem Gender-Wahn

Die Frage, ob Frauen und Männer unterschiedlich trainieren müssen, erübrigt sich. Natürlich sind Mann und Frau verschieden und darin liegt auch bereits die Antwort. Ebenso wenig, wie Männer und Frauen verschiedene Luft brauchen, um zu ihren verschiedenen Stimmen zu gelangen, so müssen sie auch ebenso wenig verschieden trainieren. Es ist nicht allein das Training, das entscheidet, was aus einem Menschen wird. Vor allem kommt

> **Es mag eine Million oder mehr Methoden geben, aber es gibt nur wenige Prinzipien. Derjenige, der die Prinzipien versteht, kann erfolgreich seine eigenen Methoden auswählen. Derjenige, der Methoden ausprobiert und die Prinzipien ignoriert, wird mit Sicherheit Probleme haben.**
>
> Ralph Waldo Emerson

es auf ihn selbst an – auf seine Genetik, Konstitution, innere Einstellung und seine Lebensbedingungen.

Die Lebensbedingungen sind dabei nicht zu unterschätzen – vom Schlafen über die Partnerschaft bis zum Essen. Zudem kommt es beim Training nicht nur auf die technisch korrekte Ausführung der richtigen Übungen an, sondern auch auf die Fähigkeit, sich zu konzentrieren, kraftvoll zu atmen und langfristig am Ball zu bleiben. Die eingangs gestellte Frage müsste also eher lauten: Muss jeder Mensch anders trainieren? Die Antwort ist: Jeder Mensch wird ohnehin anders trainieren (und sich anders entwickeln). Bei 100 Menschen wird ein und dasselbe Training zu 100 verschiedenen Ergebnissen führen. Es sind derart viele Faktoren im Spiel, die Training und Entwicklung beeinflussen, dass die Frage, ob Mann und Frau unterschiedlich trainieren sollen, überflüssig wird.

Solche beeinflussenden Faktoren sind beispielsweise ein weniger oder besser koordiniertes Nervensystem, körperliche Asymmetrien und Verletzungen, hormonelle Unterschiede oder gar unterschiedlich lange Arme oder Beine. Nicht zu vergessen die Ernährung, die auf sämtliche Prozesse in unserem Körper positiv oder negativ einwirkt. Hinzu kommt unsere psychische Verfassung, die Art und Intensität unserer Motivation, die Stärke unseres Selbstvertrauens und die Stabilität unseres sozialen Umfelds. Zu glauben, dass alle, die das gleiche Training ausführen, die gleichen Ergebnisse erhalten, ist also genauso weit gedacht, wie anzunehmen, dass alle Schüler einer Klasse die gleichen Noten erhalten würden, da sie ja schließlich alle am gleichen Unterricht teilnehmen.

Für alle Menschen gelten jedoch die wesentlichen Trainingsprinzipien und die grundlegenden Bewegungsformen – unabhängig von allen geschlechtlichen und individuellen Unterschieden.

Krafttraining ist für alle da

Eines steht fest: Krafttraining ist unser Freund. Es verschlimmert nichts, es fördert – sowohl die Männlichkeit als auch die Weiblichkeit. Männer werden härter, stärker und breiter. Frauen werden knackiger, straffer und geschmeidiger. Das liegt so in ihrer Natur. Wenn die Geschlechter verschwimmen und Frauen zu Männern werden, dann liegt dies an Anabolika, wie sie im professionellen Bodybuilding verwendet werden. Unter natürlichen Umständen heben wir mit Krafttraining lediglich das hervor, was uns zu Mann und Frau macht. Da genügt oft schon das eigene Körpergewicht. Sie werden merken, dass Sie am Widerstand wachsen, mit der Zeit besser werden und intensiver trainieren können. Sie werden es fühlen und sehen. Sie befreien Ihren Körper von Schlacken, Schwäche und Unförmigkeit, reinigen ihn von innen nach außen. Sie werden schöner, stärker und stabiler. Welch mächtiger Hebel!

Wie Sie am einfachsten und schnellsten zu Ihren Trainingserfolgen gelangen, das zeige ich Ihnen jetzt, und zwar anhand des Pareto-Prinzips.

Das Pareto-Prinzip

Kennen Sie Vilfredo Pareto? Mir ist er zum ersten Mal während meines Studiums der Philosophie begegnet und seine Ansichten haben mich derart inspiriert, dass ich sie auf mein Fitnesstraining übertragen habe.

Pareto lebte von 1848 bis 1923 und war ein italienischer Ökonom, Ingenieur und Soziologe. Er fand heraus, dass 80 Prozent des Wohlstands und Einkommens eines Landes auf 20 Prozent der Bevölkerung konzentriert sind. Dies scheint nicht nur ein wirtschaftliches, sondern sogar ein natürliches Phänomen zu sein. Pareto entdeckte zum Beispiel, dass 20 Prozent der Erbsenpflanzen in seinem Garten 80 Prozent der Erbsen hervorbrachten. Die restlichen 80 Prozent der Erbsenpflanzen, die er ebenso mühsam hegte und pflegte, schenkten ihm nur 20 Prozent Ertrag. Er konnte sich also 80 Prozent des Aufwands sparen, wenn er sich auf das Wesentliche konzentrierte – und das bei nur 20 Prozent Ertragseinbuße.

Der davon abgeleitete Grundgedanke ist, dass es in jeder beliebigen Menge einige Größen gibt, die einflussreicher sind als andere. Die Erfahrung zeigt, dass knapp 20 Prozent Aufwand zu 80 Prozent Ertrag führen. Im Umkehrschluss bedeutet das: Knapp vier Fünftel unserer Anstrengungen sind relativ unbedeutend, unabhängig davon, wie gewissenhaft wir sie ausführen und wie viel Zeit wir dafür investieren.

Meist sind es 20 Prozent der Produkte eines Unternehmens, die 80 Prozent des Gewinns schaffen. 20 Prozent der Verbrecher verüben 80 Prozent der kriminellen Delikte. 20 Prozent der Autofahrer verursachen 80 Prozent der Verkehrsunfälle. Unter Ihren Füßen werden 20 Prozent des Teppichs zu 80 Prozent belatscht, wobei die anderen 80 Prozent nur zu 20 Prozent betreten werden. Ein Teppichverkäufer wurde reich mit der Idee, Teppiche in Fliesenform zu verkaufen. So konnten große Firmen und Institute regelmäßig die 20 Prozent der abgenutzten Teppichfliesen ersetzen und somit stets einen modernen, akkuraten Eindruck hinterlassen. Und zwar ohne sich kostspielig ganz neue Teppiche leisten und alte wegwerfen zu müssen, obwohl sie noch zu 80 Prozent fast wie neu aussahen. Wenn Sie Angestellte haben, dann werden 20 Prozent derselben

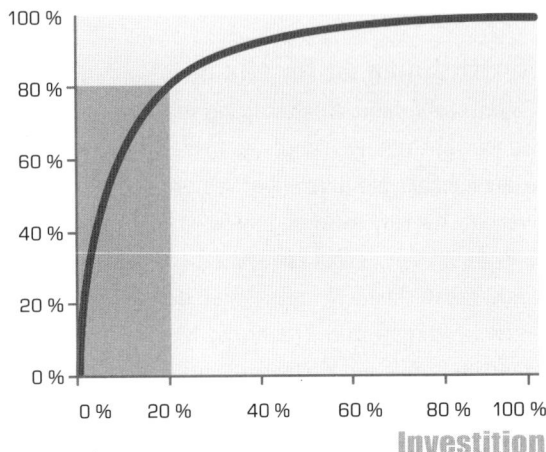

Wie viel Aufwand ergibt Sinn? Die ersten 20 Prozent sind effizient, die restlichen 80 Prozent nur effektiv, so lautet das Prinzip nach Pareto.

für 80 Prozent der krankheitsbedingten Ausfälle verantwortlich sein. Wiederum 20 Prozent werden für 80 Prozent Ertragssteigerung und Professionalität sorgen. Sie sehen, das 80/20-Prinzip lässt sich nutzbringend anwenden. Es findet sich fast überall in unserem Leben. Und wiederum hängt vieles davon mit Gewohnheiten zusammen: Wir beschreiten ständig dieselben Pfade. Wer wirklich kriminell ist, wird es immer wieder sein. Wer öfter krank ist, wird es auch in Zukunft sein.

Dasselbe gilt für unser Privatleben: Tragen Sie etwa nicht 20 Prozent Ihrer Kleidung regelmäßig, während die restlichen 80 Prozent den Schrank blockieren? Ist Ihre Wohnung nicht überlastet mit Dingen, die Sie kaum nutzen, besonders in Abstellräumen wie Keller und Dachboden? Würden Sie sich nicht freier entfalten, wenn Sie 80 Prozent dieses Ballastes ausmisten? Verbringen Sie etwa nicht den Großteil Ihrer Zeit mit nebensächlichen Beschäftigungen, die Ihnen im Endeffekt nur 20 Prozent Nutzen bringen? Sind es nicht wenige Hochphasen, sagen wir 20 Prozent, in denen Sie besonders effizient sind und fast 80 Prozent Ihres Erfolgs schaffen? Von den verfügbaren Speisen essen wir immer wieder unsere Lieblingsgerichte. Es sind nur wenige Bekannte, die immer wieder für den Großteil unseres Grolls verantwortlich sind. Und es sind nur wenige Freunde, denen wir den Großteil unserer Freude verdanken. Wir verbringen auch nur mit wenigen Freunden wirklich viel Zeit und alle anderen, sagen wir 80 Prozent, erhalten insgesamt nur 20 Prozent unserer Zeit.

Die Illusion des 50/50-Denkens

Anfänglich fällt es schwer, an das 80/20-Prinzip zu glauben. Rein intuitiv gehen wir von einem 50/50-Verhältnis aus, also davon, dass 50 Prozent Aufwand auch zu 50 Prozent Erfolg führen. Wir glauben, dass alle Bekannten, Mitarbeiter und Produkte gleichwertig sind und dass alle Chancen unseres Lebens in etwa gleich vielversprechend sind. Gleichheit ist ein großes Ideal, doch eine ebenso große Illusion. Das weiß jeder Lehrer, der binnen 45 Minuten einschätzen kann, welche 20 Prozent der Schüler wirklich Interesse haben und welche 20 Prozent für 80 Prozent der Störungen verantwortlich sind. Jeder Unternehmer merkt früher oder später, dass nur wenige Bestseller den Profit des Unternehmens nach oben katapultieren und der Großteil aller Produkte kaum dazu beiträgt.

Beim Fitnesstraining ist es nicht anders. Vier Fünftel der Anstrengungen, die ich an den Fitnessgeräten, in den Kursen und auf den Straßen um mich herum sehe, sind kaum mehr als Herumgehampel. Die Menschen denken, Fitness ist gleich Fitness: Hauptsache, ich bewege mich, dann wird es schon was bringen. Das ist 50/50-Denken, ein großer Irrtum! Im Extremfall führt dieser Denkfehler dazu, dass gewissenhafte Athleten – die (aus welchen Gründen auch immer) sich nur mit Nebensächlichem abmühen – trotz 80 Prozent Anstrengung nur 20 Prozent Fitness erreichen. Denken Sie nicht, dass es das nicht gibt. Vielen ergeht es genau so. Haben Sie nicht den ein oder anderen Bekannten, der geradezu fanatisch trainiert und doch weit vom Idealathleten entfernt ist?

Ich kenne viele, die täglich trainieren und sich bewusst ernähren. Aber wo bleiben die erhabene Haltung, die geschmeidige Bewegung, die tiefe Atmung, die kraftvolle Stabilität, die starken Schultern, der Waschbrettbauch und der Knackpo? Schnell wird erklärt, dass es an den Genen liege, wenn man dies und das nicht erreicht. Da ist was dran. Meist jedoch liegt es daran, dass diese Menschen zwar vieles richtig machen, aber nichts davon hat richtig Hebelwirkung.

Machen Sie sich eines bewusst: Blinde Anstrengung ist meist nutzlos, nichts weiter als ein Glücksspiel. Sie sollten genau wissen, wo sich die Anstrengung lohnt und wo sie nichts als Zeitverschwendung ist oder gar mehr kostet, als sie bringt. Auf die Ergebnisse kommt es an. Manchmal kann sehr wenig sehr viel bewegen. Eine Minimalisierung der Anstrengungen führt zu einer Maximierung des Gewinns – wenn man sich auf das wesentliche Wirksame konzentriert und Nebensächliches bleiben lässt.

Doch wer ist schon für inverse Logik empfänglich? Wer wählt die wesentlichen Hebel und erkennt, dass die meisten Bemühungen kaum etwas bringen? Wollen Sie die randvolle Badewanne mit dem Zahnputzbecher ausschöpfen oder lieber den Stöpsel ziehen?

Wollen Sie nur effektiv oder auch effizient sein?

Nutzen Sie die Hebelwirkung

Die Welt lässt sich nicht immer in 80/20-Schubladen stecken. Mal geht es in Richtung 70/30, mal in 90/10. Immer jedoch beruht der Großteil der Wirkung auf wenigen, aber wesentlichen Aspekten. Überprüfen Sie deshalb Ihr Leben regelmäßig und fragen Sie sich zu verschiedenen Zeitpunkten: Beschäftige ich mich gerade mit Nebensächlichem oder mit Wesentlichem? Wie lang ist der Hebel, an dem ich mich gerade abmühe?

Bedenken Sie das Reziprozitätstheorem des Erfolgs, wie es Karriereforscher Felix R. Paturi bereits 1972 in seinem Buch *Der Rolltreppeneffekt oder Wie man mühelos nach oben kommt* formuliert hat: »Die Größe des Erfolgs verhält sich umgekehrt proportional zum Aufwand, der investiert wird, um den Erfolg zu erreichen.«

Zeitmangel?

Für viele Menschen ist mangelnde Zeit der Hauptgrund, weshalb sie nicht regelmäßig trainieren. Geht es Ihnen nicht auch so? Dabei könnten Sie durch effizientes Training viel Zeit sparen. Denn je fitter Sie werden, desto schneller und erfolgreicher meistern Sie auch alle anderen Herausforderungen Ihres Lebens. Wollen Sie also Zeit und Energie sparen? Dann führt kein Weg an Fitnesstraining vorbei.

Und schon sind wir wieder bei der inversen Logik: Sie müssen geben, um zu bekommen, und wenn Sie dabei richtig vorgehen, werden Sie mehr erhalten als investieren, so wie bei Ihrem Fitnesskonto. Wer das nicht versteht, dem erscheint Zeit als Mangelware. Schnell wird da ein überfüllter Terminkalender mit einem erfüllten Leben verwechselt. Tatsächlich ist ein Mangel an Zeit ein Mangel an Prioritäten und ein Produkt der 50/50-Illusion. Je schneller Sie das erkennen und sich von Nebensächlichem trennen, desto klarer wird, dass Zeit im Überfluss vorhanden ist. Der Mensch hat nicht zu wenig, sondern zu viel Zeit – zu viel Zeit, die er verschwendet. Killen Sie lieber die Zeitkiller, die Zeit kosten statt bringen. Wenn Sie jeden Abend von 20 bis 23 Uhr vor dem Fernseher sitzen, dann sind das satte 21 Stunden die Woche. Sie wünschten, Ihre Woche hätte einen Tag mehr? Da haben Sie ihn.

Das bedeutet: Nur weil Sie etwas mit vollem Einsatz machen und viel Zeit dafür aufwenden, muss das noch lange nicht bedeuten, dass es etwas bringt. Verwechseln Sie nie Einsatz mit Erfolg. Erfolg ist nicht nur das, was am Ende herauskommt. Sie sollten auch stets beachten, wie viel Sie dafür investieren. Je mehr Sie mit weniger erreichen, desto größer ist der Erfolg.

» **Die Größe des Erfolgs verhält sich umgekehrt proportional zum Aufwand, der investiert wird, um den Erfolg zu erreichen.** «

Felix R. Paturi

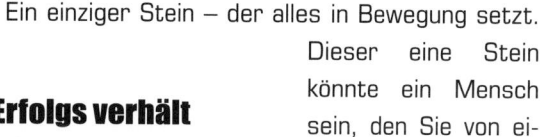

Manche Handlungen bewirken jedoch fast nichts, weil ihre Hebelwirkung zu gering ist. Wenn Sie auf einem See rudern, dann wird der Hebeleffekt umso geringer, je mehr Sie die Ruder rotieren und die Ruderfläche verringern. Bei einer Rotation von 90 Grad geht der Hebeleffekt gegen null und Sie könnten genauso gut mit dem Griff rudern. Viele Menschen praktizieren diese Verhaltensweise den lieben langen Tag. Gehören Sie dazu?

Falls ja, wird es Zeit, das zu ändern. Ab jetzt werden wir die drei großen Hebel aus dem vorherigen Kapitel anwenden und deren Wirkung nutzen. Übertragen Sie diese in Ihren Alltag. Alles, was Sie dafür benötigen, ist Ihr Körper und der Wille, ihn zu formen. Je stärker dieser Wille ist, desto leichter wird es Ihnen gelingen, desto klarer tritt das Wesentliche hervor und desto unbedeutender wird alles andere.

Bedenken Sie den Dominoeffekt

Alles hat Konsequenzen. Das ist wie beim Spiel mit Dominosteinen. Manche stehen allein oder nur in kleinen Gruppen. Solche können Sie umwerfen, sooft Sie wollen – der Effekt wird gering bleiben. Dabei steht doch nur ein paar Meter weiter Ihr Lebenswerk für Sie parat. Ein gewaltiges Bild aus unzähligen Tausenden, ja Millionen von Steinen, und wissen Sie, was ganz am Anfang steht? Ein einziger Stein – der alles in Bewegung setzt.

Dieser eine Stein könnte ein Mensch sein, den Sie von einer lang gehegten Vision überzeugen, der zufällig jemanden kennt, der Interesse daran hat, solch ein Projekt zu verwirklichen, der wieder jemanden kennt, der die Mittel dafür zur Verfügung stellen würde und zufällig der Vater Ihrer Traumfrau oder Ihres Traummannes ist, die/der wiederum in der malerischen Hafenstadt wohnt, in die Sie schon immer mal ziehen wollten ...

Das ist kein Märchen. Die Welt bietet derartige Dominospiele in Hülle und Fülle. Ich kenne ein paar davon aus eigener Erfahrung. Man muss nur offen für neue Wege und reaktionsfreudig wie ein Dominostein sein, dann ist mehr möglich, als wir zu denken wagen. Aber wissen Sie, was ich Tag für Tag sehe? Unzählige Menschen, die immer wieder die gleichen isolierten Steinchen umwerfen und wieder aufstellen, umwerfen und wieder aufstellen. Sie trauen sich nicht, etwas Anderes, Größeres zu beginnen.

Falls Sie dazugehören, sollten Sie es schnellstmöglich erkennen, umdisponieren und auch mal etwas Neues riskieren! Ein Weg, der wiederholt ins Nichts geführt hat, wird nicht plötzlich ins Paradies führen. Durchbrechen Sie die Routine und suchen Sie sich bessere Möglichkeiten. Überlegen Sie sich: Was ist der größtmögliche Hebel, um mich meinem Ziel zu nähern? Welcher Dominostein wird am meisten andere Steine in Bewegung

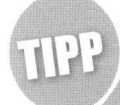

> **TIPP**
>
> ### Gehen Sie den Weg zu zweit
>
> - Reden Sie mit Ihrem Partner über Ihre Ziele. Eine Beziehung lebt von Kommunikation.
> - Versuchen Sie, auch ihn zu mehr Fitness zu bewegen. So motivieren Sie sich gegenseitig.
> - Brechen Sie gemeinsam mit schlechten Gewohnheiten, die fett statt fit machen.
> - Stellen Sie Ihre Ernährung gemeinsam um. Zeigen Sie ihm, wie lecker gesundes Essen sein kann.
> - Achten Sie auch auf die inneren Werte – so wie Cholesterin.
> - Halten Sie zusammen. Einigkeit macht stark.
> - Machen Sie ihm bewusst, welche Vorteile er davon haben wird.
> - Genießen Sie gemeinsam das Leben und gewöhnen Sie sich daran, es wieder auszugleichen.
> - Führen Sie ein gemeinsames Fitnesskonto.
> - Und dann war da noch was mit Bienen und Blümchen.
>
> Wenn sich der Knoten nicht lösen lässt, zerschlagen Sie ihn:
> - Lassen Sie sich nicht bremsen oder Ihre Ziele kleinreden.
> - Wenn Ihr Partner nicht bereit ist, mit Ihnen gemeinsam zu gehen, dann wird es Zeit, getrennte Wege zu gehen.
> - Suchen Sie sich einen Partner, der Sie stärkt und unterstützt.
> - Wenn Sie ihn gefunden haben, dann unterstützen Sie auch ihn und halten Sie ihn gut fest.
> - Und wenn Sie geliebt werden wollen, dann werden Sie liebens-wert.

setzen? Selbst wenn Sie Ihr Leben dafür radikal umkrempeln, den Beruf wechseln, »Freundschaften« beenden, umziehen und Ihren Lebensstil ändern müssen. Meiner Meinung nach sollten Sie es riskieren oder Sie werden der Erfüllung Ihres persönlichen Erfolgs- und Glückspotenzials kaum näher kommen. Sie müssen das nicht allein bewältigen. Vielleicht kann Ihnen Ihr Partner dabei helfen. Sind Sie denn in einer Partnerschaft? Ist es eine mit 20 Prozent Mühe und 80 Prozent Freude oder verhält es sich umgekehrt?

Übertreiben Sie bei Ihrer Zielsetzung

Die meisten Menschen erreichen nicht viel, weil sie nicht wissen, was sie wollen. Es ist aber auch schwer, sich für etwas zu entscheiden. Was ist richtig, was wichtig? Was ist falsch, was banal? Gibt es hier überhaupt einen Maßstab oder immer nur das, was wir als Maßstab anerkennen? Das sind hochphilosophische Fragen. Für unsere Fitness fällt die Antwort leicht: Richtig ist, was uns gesünder, stärker, schöner und stabiler werden lässt. Falsch ist, was uns von diesem Ideal entfernt.

Wollen Sie eine durchschnittliche Fitness erreichen, so müssen Sie bereits eine überdurchschnittliche anpeilen. Wie beim Bogenschießen muss man stets etwas höher zielen, um ins Schwarze zu treffen. Also übertreiben Sie ruhig, wenn Sie sich Ihr Ziel ausmalen. Soll es eine überdurchschnittliche Fitness sein, stellen Sie sich die bestmögliche Version von sich vor: einen Astralkörper, übermenschliche Stärke und Stabilität, vollkommene Körperbeherrschung, Waschbrettbauch und Knackpo, kein überschüssiges Gramm Fett am Körper, eine erhabene Haltung, geschmeidig in der Bewegung und einen messerscharfen Blick, der von enormer Konzentrationsfähigkeit kündet. Das ist ja wohl das Mindeste.

Können Sie das? Haben Sie so viel Selbstvertrauen und Körperbewusstsein? Den meisten Menschen fällt es schwer, sich ein Idealbild von sich selbst auszumalen. Ich selbst hatte lange Zeit Schwierigkeiten, mir mich mit einem Waschbrettbauch vorzustellen. Jahrelang blieb er mir auch verwehrt. Der Körper geht nur dorthin, wo der Geist schon ist. Wie soll er den Weg einer zielgerichteten Entwicklung finden, wenn er nicht weiß, wohin es gehen soll? Schaffen Sie es jedoch, sich den Körper so vorzustellen, wie Sie ihn gern hätten, dann wird er formbar wie Wachs.

Je mehr ich im Laufe meiner Trainingsjahre lernte, mir meinen Wunschkörper vorzustellen, desto mehr wurde er Wirklichkeit. Verkennen Sie nie die Macht innerer Bilder. Sie ersetzen mannigfaltigste Formulierungen und Begriffe. So können Sie einem Redner mit Bühnenbammel Tausende von Tipps mit auf den Weg geben, damit er sich beruhigt und nicht verhaspelt – oder Sie suggerieren ihm einen Fels in der Brandung. Er sei dieser mächtige, stabile, unverrückbare Fels, an dem alle Anfragen, Kritiken und Blicke abprallen wie die tosende, aber wirkungslose Brandung. Die innere Ruhe und Selbstsicherheit von Granit. Solche Bilder haben eine mächtige Hebelwirkung. Je authentischer und differenzierter Sie sich diese ausmalen können, desto leichter werden Sie auch hineinfinden. Arbeiten Sie mit allen Sinnen.

Wie würde er sich anfühlen, Ihr Traumkörper? Wie würden Ihre Mitmenschen darauf reagieren? Wie würde es aussehen, wenn Sie die schwersten Trainingsübungen mühelos meistern? Wie würde ein Waschbrettbauch an Ihnen aussehen? Wie viele Erhebungen hat er? Wie rund wäre Ihr Po? Wie mächtig Ihr Brustkorb? Wie ausdifferenziert Ihre Schultern? Wie breit Ihr Rücken? Welche Muskeln würden sich auf Ihren Armen abzeichnen? Wie wären Ihre Oberschenkel unterteilt? Wie würden Sie mit Ihrem Körper sprinten, über Hecken hechten, durchs Meer pflügen und umgekippte Autos heben?

Lassen Sie alle Bedenken und Grenzen fallen. Das ist Ihre Fantasie und niemand kann sie Ihnen nehmen oder Ihnen vorschreiben, wie sie auszusehen hat. Sie ist die beste Möglichkeit, sich grenzenlos auszuleben und sich himmelhohe Ziele zu setzen. Etwas, das schöner und perfekter ist als die Realität – auf dass sie sich dorthin entwickeln möge. Werden Sie Visionär. Das ist der erste Schritt zum Erfolg – und zugleich einer der wichtigsten. Was wäre ein Mensch ohne Visionen? Ein ziemlich armer Tropf, der sich ein Leben lang kaum oder nur im Kreis bewegt. Eine Pause in der Symphonie des Lebens. Doch Sie nicht. Lassen Sie es krachen!

Informieren Sie sich eingehend über die Anatomie des menschlichen Körpers. Sehen Sie sich die Körper von Bodybuildern und Fitnessmodels an. Schauen Sie sich Videos von Shaolin-Mönchen, Weltklassesprintern, -kampfsportlern, -tänzern und -turnern an. Solches Potenzial schlummert auch in Ihnen! Finden Sie Vorbilder, die Ihrem Körpertyp ähneln, und stellen Sie sich vor, wie Sie aussehen würden, wenn Sie mindestens ebenso weit wären. Nehmen Sie sich ausreichend Zeit dafür. Schaffen Sie so oft wie möglich ein Bewusstsein für Ihr Ziel. Malen Sie es sich in allen nur erdenklichen Details aus. Es sollte das Letzte sein, was Sie abends in Gedanken haben und mit in das Reich der Träume nehmen, um es dem Unbewussten aufzuprägen. Und es sollte das Erste sein, woran Sie morgens denken, sobald Sie aufwachen. Starten Sie damit in den Tag und prägen Sie ihm diesen Stempel auf – den Ihres ganz eigenen, persönlichen Ziels. Wie konnten Sie bisher nur ohne es leben? Wohin wollen Sie gehen, wenn Sie nichts sehen? Entwickeln Sie Ihre Fantasie und der Körper wird folgen.

Setzen Sie sich smarte Ziele

Sobald Sie sich Ihr Idealbild geschaffen und fest verankert haben, sollten Sie etwas mehr Fleisch auf die Knochen packen. Ziele muss man nicht nur sehen können, sie sollten auch SMART sein. Schwammige Ziele führen nur zu schwammigen Ergebnissen. Das wollen Sie doch nicht, oder?

SMART setzt sich zusammen aus:

Spezifisch: Ist das Ziel definiert? Was genau will ich erreichen? Je genauer, desto erfolgreicher.

Messbar: Ist das Ziel greifbar? Wie überwache ich den Fortschritt? Kein Maßstab, keine Sicherheit.

Attraktiv: Ist das Ziel reizvoll? Warum will ich es erreichen? Keine Herausforderung, keine Motivation.

Realistisch: Ist das Ziel erreichbar? Wer kann das schaffen? Ich kann das schaffen!

Terminiert: Ist das Ziel zeitlich fixiert? Wann habe ich es erreicht? Ziele sind Wünsche mit Termin.

Machen Sie sich zu allen Punkten Gedanken. Beantworten Sie die Fragen. Schmieden Sie Pläne! Gehen Sie es spielerisch an. Es ist egal, wenn Ihre Vorgaben nicht ganz zutreffen. Übertreiben Sie ruhig. Die meisten Menschen bleiben klein, weil sie klein denken. Wie sagte Herbert von Karajan: »Wer all seine Ziele erreicht, hat sie wahrscheinlich zu niedrig gewählt.«

Lassen Sie sich auch nie entmutigen, wenn es mal nicht (sofort) klappt oder Ihnen jemand reinredet. Bleiben Sie locker und verfolgen Sie weiter Ihr Ziel, wie ein Fluss, der trotz aller Hindernisse und Umwege unaufhaltsam dem Meer zufließt. Seien Sie sich bewusst, dass die größten Barrieren in Bezug auf Ihre Entwicklung nicht in der Welt da draußen, in Ihrem Stoffwechsel oder den Genen liegen, sondern in Ihrem Kopf: in Ihrem Geist und Ihrem Denken. Überwinden Sie diese Barrieren – mit der Macht Ihrer Gedanken! Stellen Sie sich vor, wie Sie Ihren derzeitigen Körper, diese unfertige Hülle, wegsprengen wie den Kokon eines Schmetterlings und hervor tritt Ihr Astralleib. Fordern Sie Ihre Fantasie. Überwinden Sie die Realität. Was ist die schon? Nur ein kümmerliches Zwischenstadium. Wollen Sie etwa darin verharren? Entfalten Sie, was wirklich in Ihnen steckt.

Dafür sollten Sie nicht nur richtig trainieren, sondern auch Ihren Alltag aktiver gestalten. Wie Sie das schaffen und warum das so wertvoll ist, erfahren Sie im nächsten Kapitel. Seine Botschaft ist simpel: Erheben Sie sich! Denn mehr stehen und gehen bedeutet, besser und gesünder zu leben.

» **Wer all seine Ziele erreicht, hat sie wahrscheinlich zu niedrig gewählt.** «

Herbert von Karajan

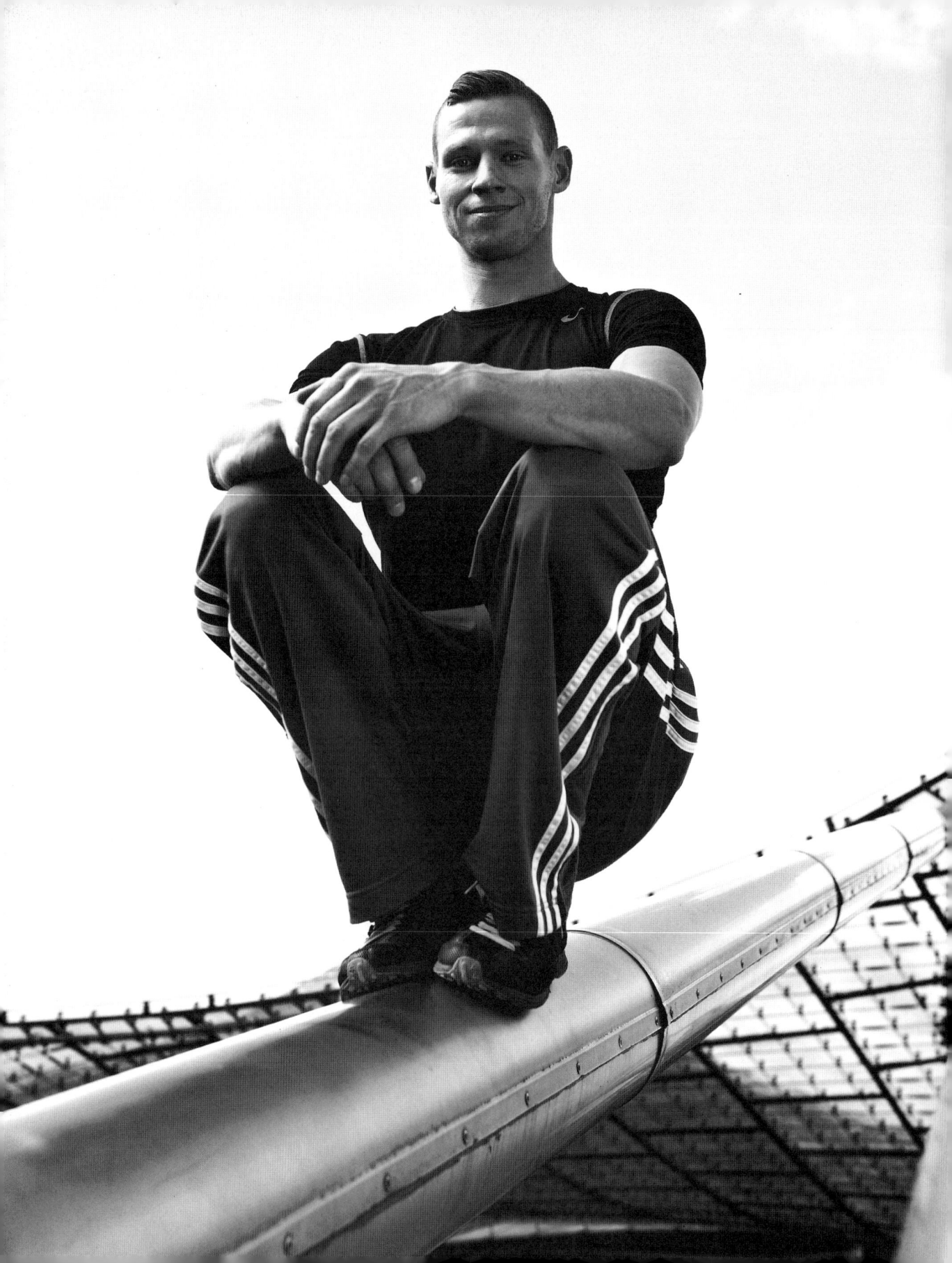

3 Mit NEAT gegen die Sitzkrankheit

Sitzen, eine Krankheit? Nicht minder gefährlich als Rauchen? Klingt lächerlich, aber nach diesem Kapitel werden Sie noch einmal darüber nachdenken. NEAT vermag Sie zu kurieren.

»NEAT unterscheidet die Schlanken von den Fettleibigen. Ich habe Menschen mit hoher NEAT über 10 000 Kalorien konsumieren sehen, weit mehr, als jeder aufnehmen sollte, ohne auch nur ein Gramm zuzunehmen. Ich habe Patienten beobachtet, die 40, 50 oder gar über 60 Pfund abgenommen haben und kein Insulin mehr spritzen müssen, weil sie eine NEAT-orientierte Lebensweise angenommen haben.« Dr. James Levine

Die Sitzkrankheit – ein Phänomen unserer Zeit

Sitzen oder liegen Sie, während Sie dieses Buch lesen? Das könnte der Hauptgrund dafür sein, dass Sie nicht so fit sind, wie Sie es gerne wären. Warum das so ist, will ich Ihnen in diesem Kapitel erklären. Es soll bewusst machen, dass Fitness mehr als nur Training ist. Es ist eine Lebensweise. Was prägt unseren Körper mehr als der Alltag? Es sind die Umstände unseres Lebens, die epigenetisch wirksam werden und beeinflussen, welche Version von uns real wird. Unzählige solcher Versionen stecken in uns, schlummern in unserem Potenzial.

Wenn Sie das Leben eines Sesselfurzers führen, dann werden Sie auch so aussehen und sich so fühlen, es gar als Bestimmung sehen. Aber nichts davon muss so sein, wie es ist. Viele Menschen schaffen es, sich neu zu definieren und zu völlig anderen Individuen zu werden. Ein paar Trainingseinheiten vermögen das jedoch nicht.

Inaktivität macht krank

Bereits im ersten Kapitel habe ich Ihnen aufgezeigt, dass Sie Ihre Denkweise und Ihre Lebensumstände verändern sollten, um das Beste aus Ihrem Potenzial herauszuholen. Es ist alles da. Was vor Ihnen liegt und was Sie hinter sich haben, ist nichts im Vergleich zu dem, was in Ihnen steckt. Wenn Sie Ihrem Wesen ein bestimmtes Profil aufprägen wollen, dann sind die Lebensumstände der Stempel dafür. Also wählen Sie sie weise! Wie Sie leben, entscheidet, wer Sie werden. Meist denken wir kaum darüber nach, akzeptieren die Umstände, wie sie sind, und lassen uns prägen, statt selbst Hand anzulegen, statt auf George Bernard Shaw zu hören: »Man gibt immer den Umständen die Schuld für das, was man ist. Ich glaube nicht an die Umstände. Jene, die in der Welt vorankommen, gehen hin und suchen sich die Umstände, die sie wollen, und wenn sie sie nicht finden können, schaffen sie sie selbst.«

Wenn wir über Lebensumstände reden, landen wir beim Problem unserer Gesellschaft: Wir wachen morgens auf (nachdem wir die ganze Nacht im Bett gelegen haben), frühstücken (im Sitzen), fahren zur Arbeit (im Sitzen), verbringen den ganzen Tag am Schreibtisch (im Sitzen), fahren nach Hause (im Sitzen), essen (im Sitzen) und werden den Abend über mit dem Sofa verwachsen, um fernzusehen (natürlich im Sitzen), und dann geht's wieder ab ins Bett.

Unser Leben wird vom Be-Sitzen bestimmt. Viele verbringen über 80 Prozent ihres Lebens im Liegen und Sitzen, manche gar über 90 Prozent. Das wird nur von den 100-Prozentlern getoppt – die bereits tot sind. Sitzen ist der wahre Fitnesskiller. Denn was geschieht in diesem Zustand der Passivität? Was geschieht mit Ihrem Computer, wenn Sie ihn einige Zeit lang nicht nutzen? Er geht in den Dämmerzustand über. Der Bildschirm wird abgedunkelt und alle aktiven Prozesse werden heruntergefahren, bis auf die grundlegenden Prozesse, die auf Sparflamme am Laufen gehalten werden.

Das Gleiche geschieht mit Ihrem Körper. Sie wollen oder müssen ihn ruhigstellen – wenn Sie rein geistig arbeiten, im Auto fahren, essen oder sich berieseln lassen. Doch Körper und Geist lassen sich nicht trennen. Der Geist lässt sich kaum aktiv halten, wenn sein Leib bereits wegdämmert. Dann fällt es schwer, sich zu konzentrieren. Auch der Geist wird träge, driftet in den Dämmerzustand ab. Scheinbar fehlt es an Energie. Ein Trugschluss! Die Energie ist da. Der Körper stellt sie dem Geist nur nicht zur Verfügung, weil er sich im Ruhemodus befindet. Er kann ja nicht wissen,

> **Man gibt immer den Umständen die Schuld für das, was man ist. Ich glaube nicht an die Umstände. Jene, die in der Welt vorankommen, gehen hin und suchen sich die Umstände, die sie wollen, und wenn sie sie nicht finden können, schaffen sie sie selbst.**
>
> George Bernard Shaw

dass Sie arbeiten wollen. Er spürt nur, dass Sie sitzen, und das bedeutet für ihn: Pause.

Leider führt der gefühlte Energieverlust meist nicht dazu, dass man aufsteht, sich bewegt und die Energiebereitstellung des Körpers wieder aktiviert, sondern dazu, dass man sich ins Restaurant schleppt, dort wieder Platz nimmt und beginnt, sich durchs Mittagsmenü zu futtern. Man schiebt oben noch mehr Energie rein, obwohl die von gestern noch im Körper schlummert und darauf wartet, aktiviert zu werden. Wenn man das einige Tage lang macht, wird sich schnell das Problem ergeben, dass man viel mehr Energie aufnimmt als verbraucht. Wie reagiert der Körper darauf? Er verfettet!

Nach einigen Wochen wird sich das bemerkbar machen: der Gürtel spannt, die Waage ächzt und das Spiegelbild wächst. Nach mehreren Monaten wird es krank machen: die Krebswahrscheinlichkeit steigt, die Arterien verstopfen, die Bauchspeicheldrüse streikt, das Selbstbewusstsein bricht. Und nach vielen Jahren wird es sehr wahrscheinlich zum Tod führen. Herz-Kreislauf-Erkrankungen sind der Topkiller in unserer Gesellschaft. Sie werden durch einen zu passiven Lebensstil provoziert. Er hat am meisten Menschen auf dem Gewissen.

Aber wie entstehen Herz-Kreislauf-Probleme? Inaktivität und Überernährung führen dazu, dass der Körper mit Energie überfrachtet wird. Dieser Überschuss wird für schlechte Zeiten gespeichert. Das geschieht vorwiegend in Form von Fett, welches im Blut durch den Körper transportiert wird. Die dafür genutzten Arterien sind jedoch keine perfekten Leitungsbahnen, sondern wie alle Rohre auch Defekten unterworfen. Solche Problemstellen werden repariert und verstärkt – ähnlich der Hornhaut. Dadurch entstehen Erhebungen in der Arterienwand. Nach und nach sammeln sich hier allerlei Stoffe an und verhärten, zum Beispiel Fett, Cholesterin, Kalzium oder Kollagen. Arteriosklerose droht. Die Blutgefäße verengen und verhärten sich – umso mehr, je mehr die eben genannten Stoffe durch den Körper zirkulieren, statt verbraucht zu werden. Dadurch steigt der Blutdruck, wodurch weitere Defekte in den Arterien provoziert werden, die wiederum zu Reparaturen und Ansammlungen führen. Aus dem Blutkreislauf wird ein Teufelskreis: Je mehr der Blutdruck steigt, desto höher ist das Risiko für Arteriosklerose, wodurch wiederum das Risiko für Bluthochdruck steigt und so weiter. Nun ist es nur noch eine Frage der Zeit, bis sich eine der vielen Ablagerungen in den Arterien ablöst, vom Blutkreislauf durch den Körper geschleust wird und eines der sensiblen Gefäße im Herz oder Gehirn verstopft. Na dann Prost Mahlzeit zum Herzinfarkt oder Schlaganfall – provoziert durch Inaktivität und Überernährung. Diabetes ist dann auch nicht weit. Kommt zu viel Stress dazu, droht sogar ein Burn-out. Das wird nämlich auch durch körperliche Inaktivität gefördert.

Wie entsteht Diabetes?

Es gibt zwei Formen von Diabetes: Typ I, der angeboren ist, und Typ II, der selbst verschuldet ist. Letzterer hieß früher Altersdiabetes. Heute heißt er Wohlstandsdiabetes, weil bereits Jugendliche davon betroffen sind. Diabetes bedeutet, dass die Bauchspeicheldrüse streikt, weil sie kaum noch etwas bewirkt. Normalerweise produziert sie Insulin. Dieses anabole (aufbauende) Hormon sorgt dafür, dass die Körperzellen, zum Beispiel von Leber und Muskeln, sich öffnen und die Energie aus der Nahrung aufnehmen.

Je höher der Blutzucker steigt, desto mehr Insulin schüttet die Bauchspeicheldrüse aus, damit das Blut sich wieder beruhigt und die Energie dorthin gelangt, wo sie gebraucht beziehungsweise gespeichert wird. Wer aber nur herumsitzt und kaum Energie verbraucht, bei dem sind die Energietanks bereits prall gefüllt. Die zugehörigen Zellen sperren sich und es entsteht die sogenannte Insulinresistenz.

Wer jetzt munter weiterfuttert, bei dem steigt der Blutzucker und bleibt gefährlich hoch. Es entsteht ein Dauerproblem für die Bauchspeicheldrüse. Irgendwann resigniert sie, produziert kein Insulin mehr und man hat Wohlstandsdiabetes beziehungsweise den »Ich stopfe mich täglich mit Energie voll, ohne sie zu verbrauchen, weil ich den ganzen Tag nur sitze«-Diabetes.

Burn-out: Wenn Stress krank macht

Es gibt zahlreiche Situationen im Leben, die Stress verursachen. Der Körper spürt, dass eine Gefahr droht, etwa eine große Aufgabe oder sonst etwas, das ihn provoziert, fordert oder aus der Routine bringt. Darauf reagiert er normalerweise mit einer Flucht- oder Kampfreaktion. Als Vorbereitung schüttet er vermehrt Stresshormone wie Noradrenalin und Adrenalin aus, sorgt dafür, dass die Energiespeicher geplündert werden und der Blutzucker erhöht wird, damit man kraftvoll kämpfen oder weglaufen kann, um die Stresssituation zu überwinden. So überlebt man da draußen!

In unserer Gesellschaft jedoch haben sich die Verhältnisse umgekehrt. Im Büro überlebt, wer dem Stress trotzt und cool bleibt. Man sollte es vermeiden, seinem Gesprächspartner eine zu zimmern oder vor dem Chef wegzulaufen. Argumente sind angesagt. Unser Körper weiß davon jedoch nichts und so läuft der gestresste Büromensch mit einem brodelnden Cocktail aus Stresshormonen und Zucker im Blut herum. Wenn das öfter geschieht oder gar Alltag wird, kann sich unser Körper nie beruhigen, denn er bleibt so lange in Alarmbereitschaft, bis er gekämpft hat oder geflüchtet ist – bis er ordentlich Energie verbrannt und die Stresshormone abgebaut hat. Wie soll er da noch Schlaf finden?

Durch das Plündern der Energievorräte wird Heißhunger ausgelöst, denn die Energiespeicher wollen wieder gefüllt werden. Schließlich kann gleich der nächste Stressor vor uns stehen. Der gestresste Büromensch fällt darauf herein und stopft sich mit Snacks und Süßigkeiten voll, obwohl sein Blut noch voller Zucker ist. So wird er schnell fett, steht unter Dauerstrom und ist Mitglied in der Diabetesrisikogruppe.

Langfristig fährt man so gegen die Wand. Im Gegensatz zu anderen Hormonen, wie den Sexualhormonen, regeln sich Stresshormone nicht selbst zurück. Das bedeutet: Zusätzlicher Stress führt zu einer noch höheren Ausschüttung von Stresshormonen und gespeicherter Energie sowie zu noch mehr Hibbeligkeit und Heißhunger. Schließlich hängt im Notfall unser Überleben davon ab.

Das Berufsleben spielt vielen Betroffenen jedoch fast täglich solche Notfälle vor. Deshalb kocht ihr Körper so langsam über, weil sie auch nicht für den notwendigen Stressabbau (durch Kämpfen oder Flüchten) sorgen. Hinzu kommt die mentale Belastung durch immer mehr Ansprüche, Verpflichtungen und Projekte, die einem über den Kopf wachsen. Früher oder später brennt hier jeder aus: Burn-out!

Training und Diät sind für die Katz

... wenn sie nicht mit einem aktiven Lebensstil kombiniert werden. Das will kaum jemand wahrhaben, aber wer den Rest des Tages nur dahinvegetiert, wird aus seinem Training nur einen Bruchteil der Wirksamkeit herauskitzeln. Das gilt vor allem für das Training, das gemeinhin als »Fitnesstraining« bezeichnet wird – das Ausdauergehampel alias Cardiotraining und das Isolationstraining an Maschinen. Für die Umstellung der Ernährung gilt Vergleichbares: Diäten sind langfristig sogar schädlich.

Der Mythos vom Training als Energieverbrauch

Viele wollen trainieren, um Kalorien zu verbrennen. Wissen Sie, wie viele Kalorien Sie während einer Stunde Fitnesstraining verbrennen? Kaum mehr als beim Rasenmähen oder Einkäufeschleppen und weniger als beim Sex. Warum das so ist? Weil ein aktiver Körper den Großteil der Energie sowieso immer verbraucht – egal, was er gerade macht. Und was er dann macht, stellt in puncto Energieverbrauch nur die Sahne auf dem Eisbecher dar (solange man nicht ordentlich investiert).

Deswegen stagnieren viele mit ihrer Fitness – trotz regelmäßigen Trainings. 60 Minuten Aktivität sind nun einmal nur 60 Minuten Aktivität. Wenn die auf 1380 Minuten Inaktivität stoßen, wird klar, wie schwach das ist. Fitnesstraining, um überschüssige Energie zu verbrennen, wäre erst dann interessant, wenn man es über viele Stunden hinweg macht, und zwar täglich. Dann addiert sich die Wirkung und ergibt in Summe einen spürbaren Effekt. Aber kommt das für Sie infrage?

Das wäre nicht mal 50/50. Wir bekommen zwar wieder heraus, was wir hineinstecken, aber das Fitnesstraining an sich ist relativ nutzlos. Wir bewegen Geräte hin und her, laufen im Kreis oder gar auf der Stelle. Ziemlich stumpf. Das bringt keinen Mehrwert. Wer ausreichend Zeit hat, für den ist es eine 50/50-Beschäftigung. Doch nicht für Sie, oder? Ist Ihnen Ihre Zeit dafür nicht zu wertvoll? Sie wollen doch sicher leben, schaffen, feiern und streben – und dabei oder am besten dadurch fit werden. Also ist solch ein Training für Sie eher 20/80. Sie schaffen dabei nichts als Energieverbrauch, verlieren aber viel Zeit, die bei Ihnen ohnehin knapp ist – sonst würden Sie nicht dieses Buch lesen. Sparen Sie sich lieber den Nachtisch. Mehr als den werden Sie beim Training kaum verbrennen.

Wollen Sie wissen, wie Sie sich tägliches stundenlanges Training ersparen, aber dennoch spürbar Energie verbrauchen und dabei sinnvollen Tätigkeiten nachgehen können? Dann lesen Sie weiter. Vorab wollen wir jedoch den zweiten großen Fitnessmythos zerstören.

Der Mythos vom Nutzen einer Diät

Eine Diät hilft nur bedingt. Kurzfristig ist sie gut. Sie verhindert, dass der Körper weiter verfettet, baut Fett ab, reguliert die Blutwerte, optimiert den Hormonspiegel und zeugt von gutem Willen. Langfristig ist eine Diät das Schlimmste, was man sich antun kann – besonders wenn man sie ohne Krafttraining und NEAT durchzieht. Dann macht sie einem das Leben zur Hölle: Der Stoffwechsel schläft ein, man verliert Muskulatur, quält sich mit Dauerhunger, entbehrt jeden Genuss und somit viel Lebensqualität. Doch damit nicht genug. Wachstumsprozesse kommen ins Stocken, das Immunsystem schwächelt und der ständige Nährstoffentzug wird sichtbar. Schönheit geht durch den Magen und zu viel hungern macht hässlich.

Das Fazit: Eine Dauerdiät mag vor Fettleibigkeit und Herz-Kreislauf-Problemen schützen, doch sie macht krank, schwach, hungrig und hässlich. Zudem sind das Scheitern und die nächste Diät programmiert. Niemand hält den Verzicht langfristig durch, jeder wird irgendwann wieder normal essen, weil der Körper ausreichend Nährstoffe benötigt – und dann schlägt der Jo-Jo-Effekt zu. Man wird schneller fetter als zuvor, fühlt sich irgendwann schlecht und beginnt die Tortur erneut. Die Abwärtsspirale dreht sich weiter, bis zur finalen Frustration und Selbstaufgabe.

Auf den Hund gekommen – wie NEAT alles verändert

Fit zu werden nur durch Training und Diät allein ist so, als würde der Schwanz mit dem Hund wedeln wollen. Das verbreitete Fitnesstraining mit dem Ziel des Energieverbrauchs bewegt nicht viel. Nicht viel mehr als sonstige Aktivität. Nur weil wir das Gärtnern im Garten und das Training im Fitnessstudio machen, sollten wir nicht annehmen, dass hier in puncto Aktivität und Energieverbrauch ein großer Unterschied besteht. Die eine Stunde mehr oder weniger verändert nicht viel. Sie hat kaum Hebelwirkung. Sparen Sie sich den Schokoriegel auf dem Sofa und Sie können sich die Stunde auf dem Stepper sparen. Im Übrigen ist es nicht der Schokoriegel, der Sie krank und hässlich macht, sondern Ihre Inaktivität – während des gesamten restlichen Tages. Würden Sie die in den Griff bekommen, dann würden Sie selbst eine ganze Schokoladentafel locker wegstecken.

Wie Sie dorthin kommen?

Mit NEAT: Non-Exercise-Activity-Thermogenesis. Zu Deutsch: Nicht-Trainings-Aktivitäts-Thermogenese. Und verständlich: trainingsunabhängige Aktivitäten des Alltags, die sich auf Ihre Thermogenese auswirken.

Thermogenese ist die Wärmebildung unseres Körpers. Je mehr Wärme unser Körper abgibt, desto mehr Energie wird in ihm verbrannt. Alles, was unsere Thermogenese steigert, also die Wärmeproduktion im Körper erhöht, führt dazu, dass überschüssige Energie verbraucht und der Verfettung des Körpers entgegengewirkt wird. Eine gesteigerte Thermogenese ist der Grund dafür, dass manche Menschen, die kein Fitnesstraining betreiben, fitter sind als viele, die es betreiben – weil sie ihren Alltag aktiv gestalten.

Früher gelang das leichter, doch mit dem Einzug des Bürolebens ging es mit unserer Gesellschaft bergab. Eine Etage tiefer, auf den Bürostuhl, und die Thermogenese geht in den Keller. Körper und Geist fallen in den bereits beschriebenen Dämmerzustand, wir beginnen zu frösteln und in der Freizeit verschlimmern wir es weiter, weil wir auch die noch sitzend verbringen.

Industriefutter und Zucker haben den drastischen Anstieg der Zivilisationskrankheiten nicht allein zu verschulden. Sie haben ihn nur beschleunigt. Schuld ist unsere Inaktivität, die diese modernen Mastmittel für unseren Körper unverträglich werden lässt. Wir sind dafür geschaffen, durch die Savanne zu jagen, Früchte zu sammeln oder Felder zu bestellen. Unser Körper ist darauf eingestellt, dass Essen und Anstrengung aneinandergekoppelt sind. Wie ist die Situation heute? Wir überwinden Hunderte von Kilometern, indem wir unseren rechten Fuß durchdrücken, und bekommen unser Essen, indem wir die Fensterscheibe (per Knopfdruck) nach unten bewegen und uns Burger mit Pommes und einen Liter Cola ins Auto reichen lassen. Solche destruktiven Gewohnheiten sollten wir überwinden, wenn wir fit werden wollen.

Energiesparen ist nicht immer gut

Moderne Errungenschaften sparen uns viel Energie. Die Industrie übernimmt unser Leben. Vom ganz Kleinen bis zum ganz Großen. Früher mussten wir rausgehen, um etwas zu erleben. Wir

Die Steinzeit steckt uns noch in den Knochen

Gene sind sehr stabil. Selbst binnen mehrerer Tausend Jahre verändern sie sich kaum. Der Körper des Steinzeitmenschen unterscheidet sich nur geringfügig von dem des heutigen Menschen.

Doch vor 10 000 oder gar 20 000 Jahren sah die Welt ganz anders aus. Es gab keinen Zucker, keinen Bürostuhl und kein Internet. Der Steinzeitmensch war den Großteil des Tages auf den Beinen, um für sein Überleben zu kämpfen. Er überwand größere Strecken zu Fuß, jagte, kämpfte, sammelte, flüchtete, fraß und hungerte. An dieses Leben ist unser Körper angepasst.

Auch wenn dieses Leben nicht mehr zeitgemäß scheint, ist es die beste Möglichkeit, um gesund und fit zu bleiben. Zumindest sollten wir es simulieren, indem wir körperlich aktiv sind, intensiv kämpfen und flüchten sowie ab und an fressen und fasten. Das sind mächtige Hebel in unserem Hormonsystem, die unser Leben und somit auch unseren Körper und seine Fitness bestimmen, weil die damit zusammenhängenden Prozesse das Leben des Steinzeitmenschen prägten. Merken Sie sich diese:

- Kämpfen und flüchten
- Fressen und fasten

Das sind die Säulen unseres 80/20-Fitnessprogramms. Es konzentriert sich auf das Wesentliche. Für ein Lebewesen ist das wesentlich, was auch in seinen Genen als wesentlich bestimmt ist. 80/20-Fitness ist somit kein modernes Konzept, sondern eher ein Steinzeitkonzept – das an die Moderne angepasst ist.

Wir werden es nicht schaffen, unseren Körper an die Moderne anzupassen. Dafür sind die Gene zu mächtig. Also sollten wir versuchen, die Moderne so zu gestalten, dass sie den Bedürfnissen unseres Körpers entspricht. Das ist der Weg, der fit macht – wenn man ihn geht.

mussten um die halbe Welt reisen oder zumindest bis ins Nachbardorf, um unseren Traumpartner zu finden, auf dem Feld oder an der Werkbank schuften und uns um den Haushalt kümmern.

Heute machen wir das mit links. Der einzige Sport, den der dicke Durchschnittsdeutsche noch kennt, ist Surfen. Der Computer verschafft ihm alles, was Aktivität vorgaukelt – vom Shoppen und Arbeiten bis zur Befriedigung. Wer den Computer abschalten will, weil er zu anstrengend wird, dem dient der Fernseher als Abwechslung. Da muss man nur noch zuschauen und der Körper kann weiter wegdämmern.

Der Bildschirm ist unser Fenster zur Welt, die Maus ersetzt den Körper, die Mikrowelle macht das Essen und die Garagentür öffnet sich per Fernbedienung. Wofür wir früher den gesamten Körper benötigten, dafür reichen heute ein paar Handbewegungen. Der moderne Mensch verbraucht kaum noch Energie. Sein Körper ist jedoch darauf angewiesen – denn er ist von gestern.

Verankern Sie NEAT in Ihrem Alltag

Steigern Sie NEAT und Sie werden viele Zivilisationsbeschwerden wieder los. Dazu gehören auch Rückenprobleme, die in unserer Gesellschaft vor allem durch zu viel Sitzen entstehen. Allmählich verkümmernde Rücken-, Gesäß- sowie Bauchmuskeln und verkürzte Hüftbeuger bringen unseren Körper aus der Balance.

Stellen Sie sich vor, wie sich Ihr Leben verändern würde, wenn Sie den schwachen Trainingseffekt von einer Stunde Fitnesstraining auf zehn oder gar 18 Stunden erhöhen. Das würde einiges ändern: Ihr Bewegungsapparat käme wieder ins Gleichgewicht, der Dämmerzustand fände ein Ende und Ihr Geist wäre voller Energie. Die Thermogenese würde in die Höhe schnellen, ebenso wie der Stoffwechsel und die Fettverbrennung. Zudem könnten Sie sich deutlich mehr Genuss leisten. Abends würden Sie erschöpft ins Bett fallen und in tiefen, echten Schlaf versinken – wie ihn die meisten Dauersitzer kaum noch kennen. Die werden ohnehin froh sein, wenn sie es schaffen, überhaupt einzuschlafen, weil sie ihren Stress nicht abbauen.

Also werden Sie aktiv: Sitzen Sie, wenn Sie nicht liegen müssen. Stehen Sie, wenn Sie nicht sitzen müssen. Gehen Sie, wenn Sie nicht stehen müssen. Laufen Sie, wenn Sie nicht gehen müssen. Sprinten Sie, wenn Sie nicht laufen müssen. Radeln, paddeln oder schwimmen Sie, wenn Sie nicht fahren müssen. Fragen Sie sich immer und überall: Muss ich jetzt sitzen? Will ich in den Dämmerzustand? Oder kann ich das, was ich gerade mache, aktiver gestalten? Wie das im Beruf gehen soll? Kein Problem: Viele arbeiten bereits an Stehpulten. Ich ebenso. So kann man auch besser tanzen – gute Musik vorausgesetzt. Das Buch, das Sie gerade in den Händen halten, wurde im Stehen geschrieben. Auf wie viele Fitnessbücher auf dem Markt trifft das wohl zu?

Wenn ich telefoniere, laufe ich auf und ab. Früher hatte ich eine Wasserkaraffe am Tisch stehen. Heute trinke ich aus einem normalen Glas und gehe regelmäßig zum Wasserspender, um es wieder aufzufüllen. Wenn ich im Internet surfe, mache ich auch das im Stehen. Manchmal esse ich im Stehen und falls ich fernsehe, dann trainiere ich dabei. Zum Einkaufen, zu Freunden oder in die Stadt fahre ich mit dem Rad. Seit 2004 verzichte ich auf ein Auto. In Deutschland sind knapp 60 Millionen Fahrzeuge angemeldet, darunter 43 Millionen Pkws. Bei knapp 82 Millionen Einwohnern ist das ein katastrophales Bild. Benötigt wirklich jeder zweite Einwohner ein eigenes Auto? Die meisten davon sind überflüssig, verpesten die

Luft, laufen mit fossilen Brennstoffen und kosten viel Fitness. Das Fitnessproblem der meisten Deutschen ließe sich beheben, wenn sie ihr Auto verschrotten und das gute alte Fahrrad wieder entmotten. Der Vorteil liegt auf der Hand: Fahrradfahren spart Geld und macht fit – Autofahren verbrennt Geld und macht fett.

Wer Autofahren gewohnt ist, kann sich einen derartigen Wechsel kaum vorstellen, doch in den meisten Fällen lässt er sich bewerkstelligen. Viele wären verblüfft, wenn sie wüssten, wie viel sich mit den eigenen Beinen, öffentlichen Verkehrsmitteln und Fahrgemeinschaften erreichen lässt. Hat man jedoch erst mal ein eigenes Auto oder gar zwei, dann gewöhnt man sich auch daran. Für jeden Kleinkram und beim kleinsten Wetterumschwung setzt man sich in den motorgetriebenen Fitnesskiller, weil man sich vom Schweinehund dazu erniedrigen lässt.

Dabei lässt es sich in öffentlichen Verkehrsmitteln wunderbar stehen; zusätzlich wird der Gleichgewichtssinn trainiert. Doch unsere Gesellschaft ist von der Faulheit getrieben. Überall setzt man sich hin und bietet jedem einen Platz an: »Wollen Sie sich setzen?« Das klingt in meinen Ohren wie: »Wollen Sie Ihren Körper in den Dämmerzustand versetzen?«

Vielleicht denken Sie, dass ich jetzt zu weit gehe, aber führen Sie sich einmal vor Augen, wie viel Zeit Sie über Wochen, Monate und Jahre im Sitzen verbringen. Das ist der direkte Weg zu Krankheit und Schwäche. Wir müssen umdenken. Mehr Radwege und Stehplätze schaffen. Sitzen ist die Krankheit der modernen Gesellschaft. Die neue Höflichkeit gebietet es, jedem älteren Menschen, der – durch konventionellen Irrtum bedingt – sitzt, den eigenen Stehplatz anzubieten. Auf Stühle gehören die gleichen Aufkleber wie auf Zigarettenpackungen.

Sitzen kann tödlich sein!
- Sitzer sterben früher.
- Sitzen führt zur Verstopfung der Arterien und verursacht Herzinfarkte und Schlaganfälle.
- Sitzen in der Schwangerschaft schadet Ihrem Kind.
- Schützen Sie Kinder – lassen Sie sie nicht in Ihrem Stuhl sitzen!
- Sitzen macht sehr schnell abhängig: Fangen Sie gar nicht erst damit an!
- Wer das Sitzen aufgibt, verringert das Risiko tödlicher Herz- und Stoffwechselerkrankungen.
- Sitzen kann zu einem langsamen und schmerzhaften Tod führen.
- Sitzen kann zu Durchblutungsstörungen führen und verursacht Impotenz.
- Sitzen lässt Ihre Haut altern.

Der einzige Vorteil: Sitzen führt nicht zu Lungenkrebs – es sei denn, Sie rauchen dabei. Tatsächlich ließe sich die Liste deutlich erweitern. Sitzen ist vielleicht sogar gefährlicher als Rauchen. Sie wollen mit dem Rauchen aufhören? Stellen Sie am besten auch gleich das Sitzen ein. Selbst Kinder sitzen bereits regelmäßig. Viele wissen nicht, dass Sitzen eine Einstiegsfaulheit ist, und stellen ihrem Kind bereits in jungen Jahren das zugehörige Fitnesskiller-Möbel ins Zimmer. Einfach verantwortungslos. Dabei heißt es nicht von ungefähr so, wie es heißt: Stuhl.

Ich selbst sitze oder liege meist nur noch beim Lesen komplexer Texte, beim Meditieren, Essen und natürlich Schlafen. Pro Tag sind das inklusive Nachtruhe sechs bis neun Stunden. Das bedeutet, die anderen 15 bis 18 Stunden bin ich aktiv. Bei den meisten Menschen ist es umgekehrt oder noch schlimmer. Viele sitzen und liegen über 20 Stunden pro Tag. Wie viele Stunden am Tag sitzen und liegen Sie? Wie viele Stunden davon könnten Sie aktiver gestalten und sie trotzdem mit sinnvollen Tätigkeiten füllen – um sie nicht nur auf dem Laufband zu verbringen?

Machen Sie sich eine Liste und notieren Sie, wie viel Zeit Sie sich im Dämmerzustand befinden. Verkürzen Sie diese Phase der Trägheit. Ein, zwei Stunden werden sich kaum bemerkbar machen, aber wenn Sie es schaffen, den Großteil des Tages aktiver zu gestalten, dann ist der Wechsel Gold wert – Hüftgold, das nach und nach schmelzen wird. Diese weniger intensiven Tätigkeiten, die unsere Thermogenese anheizen, werden vorwiegend über die Fettverbrennung mit Energie versorgt.

Was NEAT mit Fitness zu tun hat

Erst NEAT beziehungsweise die Thermogenese hat die Macht, Ihr Leben umfassend auf Fitness umzuprogrammieren. Denn nur NEAT vermag es, Ihren gesamten Alltag zu erfüllen. Hier ist der Körper, der dafür sorgt, dass der Schwanz wedelt. Nun können das Training und eine Ernährungsumstellung spielerisch umgesetzt werden und gezielt eingesetzt große Hebelwirkung entfalten. Alles andere wird so mühevoll und erfolglos wie der Versuch des Schwanzes, mit dem Hund zu wedeln. Ein Hund kann auf seinen Schwanz verzichten und wird doch ein Hund bleiben.

Wissen Sie, was bleibt, wenn Sie auf NEAT verzichten? Dann fehlen Ihnen bis zu 2000 Kalorien täglich, die Sie zusätzlich verbrennen würden. Ich sage Ihnen, was dann übrig bleibt: die Sitzkrankheit – und damit Fettleibigkeit, Schwäche, Diabetes und Herz-Kreislauf-Probleme. In den letzten Jahren haben sich zahlreiche Wissenschaftler rund um den Globus mit zu langem und häufigem Sitzen und dessen Folgen beschäftigt. Till Raether hat sich für das Magazin der *Süddeutschen Zeitung* sogar kürzlich in einem mehrseitigen Artikel mit diesem Thema beschäftigt und ein paar Wissenschaftler zu Wort kommen lassen. »An der Universität Leicester in England sind gerade 18 große Sitz-Studien mit insgesamt fast 800 000 Teilnehmern ausgewertet worden. Demnach haben Menschen, die viel sitzen, ein doppelt so hohes Risiko für Diabetes und Herzkrankheiten und ein stark erhöhtes Risiko, deutlich vor ihrer statistischen Lebenserwartung zu sterben: Wer täglich mehr als sechs Stunden am Stück sitzt, hat ein um 40 Prozent höheres Risiko, in den nächsten 15 Jahren zu sterben, als Menschen, die weniger als drei Stunden am Tag sitzen.

Die Studienleiterin Emma Wilmot sagt, dass der durchschnittliche Erwachsene 50 bis 70 Prozent seiner Zeit im Sitzen verbringt. Und sie hofft: ›Wenn wir die Zeit begrenzen, die wir mit Sitzen verbringen, können wir vielleicht das Risiko für Diabetes, Herzleiden und vorzeitigen Tod verringern.‹ Ach ja, und für alle Fitnessfreaks, die dies mit leicht überlegenem Lächeln zur Kenntnis nehmen, weil sie jeden Tag vor oder nach der Arbeit laufen gehen oder an die Geräte: Das bringt nichts. Sport ist nicht geeignet, die negativen Effekte langen Sitzens auszugleichen. Das Einzige, was gegen langes Sitzen hilft: nicht lange sitzen.«

NEAT ist also der Hauptunterschied zwischen fitten und fetten Menschen, zwischen den Menschen, die alles essen und doch nicht zunehmen, und denen, die bereits zulegen, wenn sie das Fettgedruckte in der Zeitung lesen. Also stehen Sie auf und werden Sie aktiv! Wenn der Schweinehund zu groß ist und Sie ein Herz für Tiere haben, dann beginnen Sie eine Partnerschaft mit einem richtigen Hund. Hunde sorgen nachweislich für mehr Fitness. Sie fordern tägliche Bewegung, wollen spielen, erfreuen, motivieren zur Aktivität und verlängern die Lebenserwartung um einige Jahre. Manchmal ist es schön, gebraucht zu werden. Noch schöner ist es, aktiviert zu werden. Lernen Sie vom Hund – er ist ein König des NEAT.

Entfachen Sie Ihr inneres Feuer

Wollen Sie wissen – und jetzt wird es philosophisch –, was der Hauptgrund für mangelnde Fitness ist? Den Menschen fehlt der Lebenssinn, das innere Feuer, der Drang, etwas Großes zu schaffen, sich selbst zu verwirklichen und das eigene Potenzial zu entfalten. So erhaben das auch klingen mag, dahinter wirken die mächtigen Hebel unseres Hormonsystems, die ich bereits angesprochen habe. Nur wenn wir einen derart mächtigen Lebensinhalt gefunden haben, dann sind wir auch bereit, dafür zu kämpfen. Ansonsten – wenn ein derart starker Trieb, sich selbst zu finden, zu definieren und zu überwinden, fehlt – kommt immer erst das Sitzen, das Essen und Faulenzen.

Wenn wir nicht einfach nur existieren, sondern auch leben wollen, und zwar nicht nur überleben, sondern auch besser leben, dann müssen wir uns anstrengen; dann gilt es, etwas zu erreichen und Widerstände zu überwinden. Ja, eine Vision, einen Traum zu finden und dafür zu leben – das schafft Hebelwirkung. Daran werden Sie wachsen. Dadurch werden Sie fit.

> » **Wenn du ein Schiff bauen willst, dann trommle nicht Männer zusammen, um Holz zu beschaffen, Aufgaben zu vergeben und die Arbeit einzuteilen, sondern lehre die Männer die Sehnsucht nach dem weiten, endlosen Meer.** «
>
> Antoine de Saint-Exupéry

Wenn Sie mich also fragen: Was ist der mächtigste Hebel, um rundum fit zu werden?, so werde ich Ihnen antworten: Definieren Sie Ihren ganz eigenen Lebenssinn! Streichen Sie alles, was Sie daran hindert, und leben Sie konsequent und kompromisslos für die Erfüllung Ihrer Vision. Kämpfen Sie dafür! Dann macht das Leben fit. Denn wer weiß, warum er fit werden will, für den ist es ganz einfach. Dann macht er es nebenher. Dann macht Fitness Spaß und schafft einen Mehrwert.

Das innere Feuer wird nicht von allein zu Ihnen kommen. Entfachen Sie es selbst. Warten Sie nicht auf den perfekten Moment. Schnappen Sie sich den Moment und machen Sie ihn perfekt. Finden Sie etwas, das Sie mit Freude erfüllt und von dem Sie mit Fleisch und Geist ergriffen sind. Wenn Sie so etwas finden, werden Sie auch erfolgreich sein und Ihr Körper wird das spiegeln. Eine Sportart, eine Passion, ein berufliches Projekt – irgendetwas, das Sie in Brand setzt und Ihr Leben erhellt.

Viele übergehen diesen so wichtigen Punkt und denken, weniger essen und körperliche Bewegung reichen aus. Aber das ist noch lange nicht alles, nur oberflächliche Scheinfitness. Es muss überzeugend sein und nicht nur Ihr Bewusstsein, sondern Ihren ganzen Körper (und somit das Unbewusste) überzeugen – es muss ihn ergreifen, aus dem Dämmerzustand holen, aufpeitschen und zur Höchstleistung treiben. Der Körper muss einen Grund haben, um fit zu werden: ein Ziel, eine Vision. Das können Sie ihm nicht vorgaukeln. Und das ist die Ursache dafür, dass emotionsloses Training im Fitnessstudio kaum etwas bringt. Die Übungen an sich sind wertlos, wenn sie nicht mit Drang und Leben erfüllt werden. Emotionen sind Brandbeschleuniger des inneren Feuers. Sie werden nie etwas Großes erreichen, wenn Sie nicht bereits davon ergriffen sind.

Fit wird man nicht einfach so, weil man denkt, es wäre ganz nett. »Ganz nett« ist der kleine Bruder der Wirkungslosigkeit. Wem dieser Antrieb fehlt, der investiert kaum. Der Körper dämmert weiter vor sich hin und wartet, bis irgendetwas ihn wirklich aufweckt. Das können übergreifende Ideen sein, wie Gesundheit, Schönheit und Stärke, oder auch ganz spezielle Ziele, wie zum Beispiel genau dieses eine Mädchen schwach zu machen oder diesem einen Mann zu imponieren oder für den Nachwuchs ein Vorbild zu sein oder das eigene Unternehmen zur Blüte zu führen oder den Arbeitskollegen und Freunden Respekt einzuflößen. All das hat eine starke körperliche Komponente und hängt enorm von Ihrer Fitness ab. Finden Sie ein Ziel und Ihr Körper wird fit, er folgt dem Willen – wenn er weiß, wohin es gehen soll! Das wusste bereits Antoine de Saint-Exupéry: »Wenn du ein Schiff bauen willst, dann trommle nicht Männer zusammen, um Holz zu beschaffen, Aufgaben zu vergeben und die Arbeit einzuteilen, sondern lehre die Männer die Sehnsucht nach dem weiten, endlosen Meer.«

Also hocken Sie nicht nur herum. Brechen Sie aus dem Gefängnis der Taten- und Sinnlosigkeit aus und beginnen Sie zu leben. Beginnen Sie zu sehen, was noch nicht ist, aber sein könnte. Fitness bedeutet nur oberflächlich Übungen, Diäten und Nahrungsergänzungsmittel. Was zählt, ist das innere Feuer, das tiefe Verlangen, besser, schöner, stärker und gesünder zu werden oder ein anderes, für Sie wichtiges Ziel zu verfolgen. Das hat Hebelwirkung. Alles andere wird folgen. Also stehen Sie auf. Ergreifen Sie Ihre naturgegebene Freiheit, lassen Sie es krachen und geben Sie Vollgas. Packen Sie den Stier an den Eiern!

Das Geheimnis des Erfolgs

Eines Tages kam ein junger Mann zu Sokrates, der für seine Weisheit bekannt war, und fragte: »Was ist das Geheimnis für Erfolg im Leben?« Sokrates antwortete: »Komm morgen früh zum Fluss.«

So geschah es. Am nächsten Morgen standen sie am Ufer und Sokrates sagte: »Jetzt gehen wir in den Fluss.« Der junge Mann folgte Sokrates bereitwillig. Als beide bis zum Hals im Wasser standen, packte Sokrates den jungen Mann ganz plötzlich und drückte dessen Kopf unter Wasser. Der arme Kerl wehrte sich verzweifelt, aber Sokrates ließ ihn nicht los. Lange, lange nicht. Als er endlich seinen Griff lockerte, prustete und hechelte der junge Mann völlig außer sich. Sokrates fragte: »Als du dort unten im Wasser warst: Was wolltest du am meisten?«

»Luft natürlich!«, rief der junge Mann.

»Siehst du«, sagte Sokrates, »das ist das Geheimnis des Erfolgs. Wenn du Erfolg so sehr willst, wie du unter Wasser Luft wolltest, dann wirst du auch Erfolg haben.«

» **Die höchste Lebensqualität ist nicht erreicht, wenn man es am bequemsten hat, sondern wenn man sich am besten entfalten kann.** «

Henriette Wilhelmine Hanke

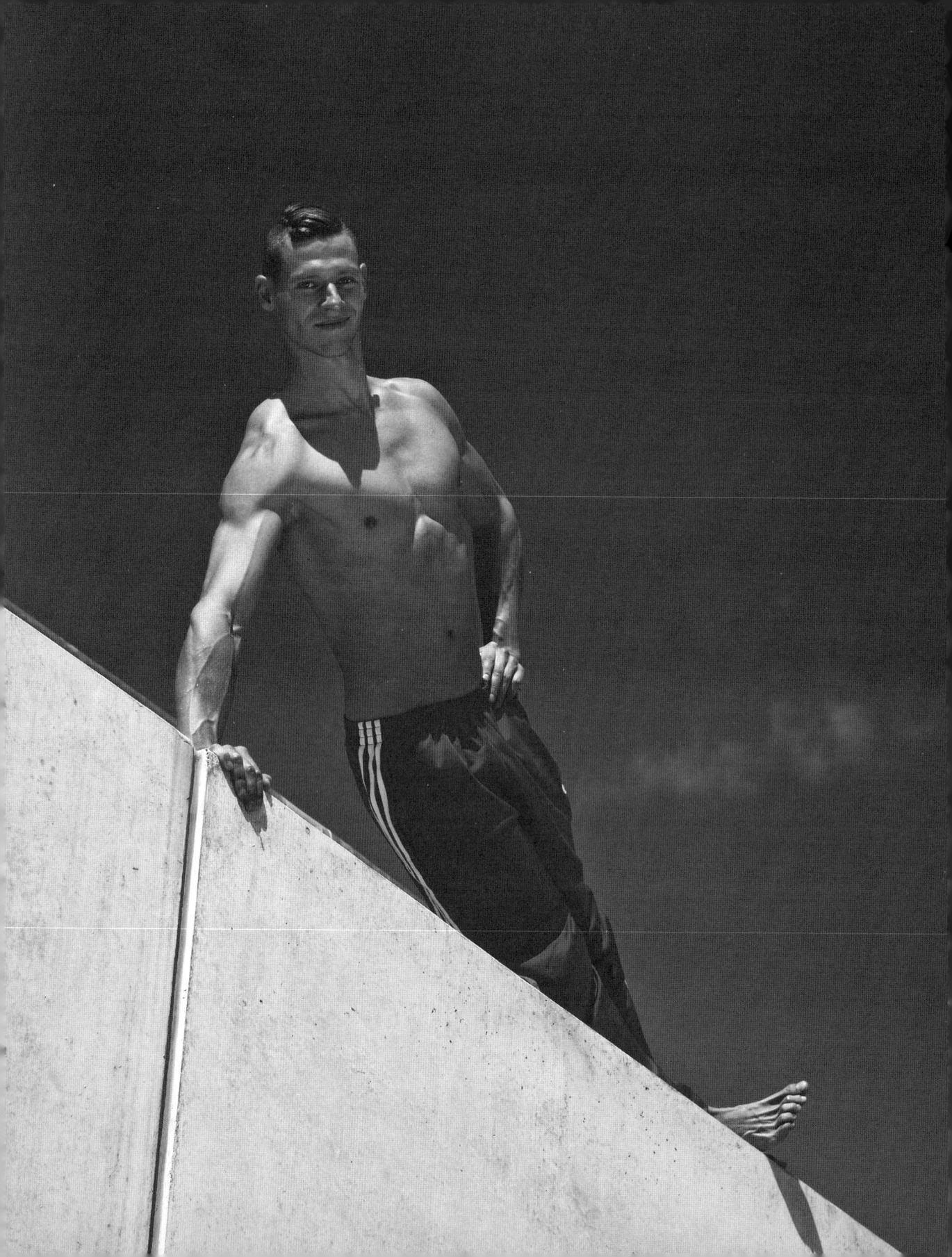

4 80/20-Fitness – jetzt wird investiert

»Meine Bemühungen zielen auf Einfachheit. Im Allgemeinen besitzen die Menschen so wenig, und selbst das Lebensnotwendige kostet so viel, weil fast alles, was wir machen, viel komplizierter ist als notwendig. Unsere Kleidung, unsere Nahrung, unsere Haushaltseinrichtung – alles könnte viel einfacher sein als jetzt und gleichzeitig besser aussehen.«

Henry Ford

Henry Fords Gedanke gilt auch für Fitness; besonders wenn sie zu viel trainieren, um richtig fit zu werden. Bereits wenige, aber dafür sorgfältig ausgewählte Bewegungen und eine naturbelassene Ernährung setzen allerlei in Bewegung. Eine Armee von Helfern beziehungsweise körpereigenen Prozessen können Sie so für sich arbeiten lassen. Kaum engagiert, gehen sie ans Werk, regulieren Ihr Hormonsystem, bringen den Stoffwechsel auf Trab, reparieren beschädigte Strukturen, reinigen den Körper, optimieren die Leistungsfähigkeit, bauen Muskulatur auf und Fett ab. Sie müssen es nur managen, gezielt investieren und langfristig agieren. Dann wird Ihr Körper zum Kraftwerk, zu einem *bio*-logischen Unternehmen, das Ihr Fitnesskonto füllt.

Wachsen Sie am Widerstand

Der Körper wächst nicht vom Essen allein. Erinnern Sie sich an meinen Armbruch? Wie der Arm im Gips verkümmerte, weil er geschont und von Widerständen ferngehalten wurde? Nahrung hatte ich ausreichend, aber die allein hält einen Menschen nicht fit – allenfalls fett. Fit wird ein Mensch dann, wenn seine Lebensbedingungen es er-fordern. Nur dann wird aufgenommene Nahrung investiert, um die Fitness zu stärken. Nur wenn große Heraus-Forderungen drohen, wird der Körper den Kontostand erhöhen. Er rechnet mit, wächst und sorgt vor. Fehlt dieses Fordern, dann führt überschüssige Nahrung zu Krankheit und Fettleibigkeit, dann wird dieses Einkommen, das das Potenzial zum Groß-, Gesund-, Schön- und Starkwerden in sich trägt, verschwendet. Nur wer große Ausgaben, hohe Ziele und eigenen Anspruch hat, arbeitet daran, seinen Kontostand zu steigern, damit er nicht ins Minus rutscht. So kann er sich etwas leisten und ruhig schlafen. Die Stärke seines Kontostandes ist seine eigene – körperliche und mentale – Stärke, und die ist notwendig in einem kostspieligen, harten Leben.

Der Mensch hat es nicht immer leicht, will er seinen Kontostand wirksam steigern. Zumindest gilt das für Geld. Beim Körper ist es simpel. Sich bloß zu bewegen macht nur fit, wenn man es den Großteil des Tages tut. Im Rahmen einer Trainingseinheit ist es an und für sich verschwendete Zeit. Nur weil Sie bei etwas schwitzen, heißt das noch lange nicht, dass Sie daran wachsen. Verwechseln Sie nicht bewegen mit fordern. Fett wird in so kurzer Zeit nur unwesentlich verbrannt. Das geschieht lediglich, wenn Ihre Muskulatur regelmäßig zu Wachstum angeregt wird, damit sie auch außerhalb des Trainings verstärkt Fett verbrennt. Je mehr aktive Körpermasse Sie haben, desto mehr wird der passive Körperballast verbrannt, und genau das wollen wir erreichen. Wir schuften nicht selbst für jede einzelne verbrannte Kalorie. Wir lassen unsere Muskeln den Job übernehmen und steigern so unsere Möglichkeit, das Leben zu genießen – ohne schlechtes Gewissen.

Alles, was Ihr Körper dafür benötigt, ist der sogenannte progressive Widerstand.

Einer der größten Fehler in der Fitnesswelt ist das Training mit zu geringem Widerstand. Viele sagen: »Ich will nur fit werden und nicht zum Muskelmonster mutieren.« Das bedeutet nichts anderes als stundenlanges Herumgehampel, ohne auch nur im Ansatz das zu erreichen, was man mit einer Stunde Widerstandstraining erreichen würde. Der Dauerlauf, das Cardiotraining auf den Steppern und Laufbändern sowie das »Kraft«-Training an Maschinen und mit leichten Hanteln bewirkt nicht viel mehr für Ihre Fitness als jede andere Aktivität auch, nur mit dem Unterschied, dass es nicht produktiv ist. Natürlich muss nicht alles im Leben produktiv sein. Sport schon gar nicht. Aber bedenken Sie, dass dieses Buch für diejenigen ist, denen vor allem die Zeit fehlt, um fit zu werden. Deswegen konzentriere ich mich auf das wesentliche Wirksame. Bitte behalten Sie das im Hinterkopf. Unter dieser Prämisse ist das geläufige Fitnesstraining Gift für Ihren Zeitplan, für Ihre Wirksamkeit und somit für Ihre Fitness.

Nur ein ausreichend hoher Widerstand ermöglicht es Ihnen, Ihr naturgegebenes Potenzial zu entfalten. Das gilt für den gesamten Menschen: Je schwerer wir es uns machen und je größer die Herausforderungen sind, denen wir uns stellen, desto mehr werden wir daran wachsen und uns zu einem starken Menschen entwickeln.

Wir sollten unser Training immer am Maßstab des Widerstands ausrichten und nicht an dem der

Ausdauer. Übungen, die wir über unzählige Wiederholungen am Stück schaffen, trainieren vorwiegend langsam zuckende Muskelfasern, die zwar Energie verbrauchen, selbst jedoch kaum wachsen. Sie werden also nur benutzt, nur kurzfristig befeuert, aber sie wachsen nicht, entwickeln sich nicht weiter und verschaffen uns keine zusätzlichen Verbrennungsöfen für den Alltag. Genau die wollen wir jedoch durch Widerstandstraining vermehren, damit wir nicht nur im Training ein paar mehr Kalorien verbrennen, sondern Tag und Nacht. Das erreichen wir nur, indem wir die schnell zuckenden Muskelfasern aktivieren – weil auch nur die das Potenzial zu merklichem Wachstum haben.

Um ausdauernder zu werden, muss der Körper einfach nur lernen, effizienter zu arbeiten. Dafür benötigt er nicht größere Muskeln. Die benötigt er, um stärker zu werden. Also sollten wir auch seine Stärke trainieren und nicht seine Ausdauer. Das gelingt uns mit schwierigen Übungen, die wir nur für eine begrenzte Anzahl von Wiederholungen bewältigen können. Alles darüber hinaus artet in Ausdauertraining aus, zu einer Beschäftigungstherapie mit geringer Hebelwirkung auf Ihr Fitnesskonto. Steigern Sie lieber den Widerstand und trainieren Sie mit Hebelwirkung. Scheuen Sie sich keineswegs vor hohen Widerständen und niedrigen Wiederholungszahlen. Je schwerer Sie es sich machen, desto stärker werden Sie daran wachsen.

Wenn Sie Ihren Körper mit forderndem Widerstand konfrontieren, bringen Sie ihn an seine momentane Leistungsgrenze. Eine Maschine droht hier zu überlasten und den Geist aufzugeben. Nicht unser Körper. Er wird sich an den Widerstand anpassen und ihn beim nächsten Mal bewältigen: Sie werden stärker, Ihre Grenzen verschieben sich, Ihre Fitness wächst – der Kontostand steigt. Eine gesteigerte Fitness bedeutet auch, dass Sie mit den Widerständen des Alltags spielerischer fertigwerden. Je stärker Sie werden, desto leichter wird alles andere.

Was ist Progression?

Es ist die Jagd nach dem wirksamen Wachstumsreiz: Ziele setzen, Fortschritte machen, sich höhere Ziele setzen, auch diese überwinden und so weiter. Stufe für Stufe. Stillstand hingegen ist Rückschritt, denn wer rastet, der rostet. Vergessen Sie das »mehr bewegen« in Bezug auf Training. Was hier zählt, ist das »schwerer bewegen«, gegen progressive Widerstände – wobei das »bewegen« nur die Form ist, um an den wachstumsfördernden Widerstand heranzukommen. Er ist der Dünger, der unsere Muskulatur zum Wachsen bringt, den Hormonhaushalt optimiert, den Stoffwechsel aktiviert und die Myokinausschüttung fördert.

Die Schwäche vieler Fitnessprogramme ist ihre mangelnde Progression. Anfangs sind sie fordernd, aber schnell passt sich der Körper an. Die Belastung wird zwar noch ausdauernder (zeitraubender), aber wirksame Wachstumsreize werden kaum noch gesetzt – wodurch auch die Fortschritte geringer werden. Nur wenn Ihre Aufgaben wachsen, werden auch Sie weiter daran wachsen. Nur was fordert, macht fit. Dafür müssen wir die Übungen nicht unbedingt »schwerer« machen, sondern nur schwieriger.

Während der Gewichtheber fragt: »Kann ich mehr Gewicht auflegen?«, fragen wir uns: »Kann ich die Übung fordernder gestalten?« Vielleicht auf einem Bein, asymmetrisch oder unter anderen erschwerten Bedingungen? Das ist mit Progression gemeint.

Wer auf forderndes Widerstandstraining verzichtet, weil er Angst vor zu viel Muskelmasse hat oder es ihm zu »tierisch« ist, der verschuldet dadurch den konsequenten Abbau des gesamten

Körpers (und somit des Geistes), spätestens ab dem 30. Lebensjahr. Erst langsam und schleppend, dann immer schneller und zersetzender. Man hört nicht mit forderndem Training auf, weil man alt wird. Man wird alt, weil man mit forderndem Training aufhört. Nur mit Bewegung und endlosem Herumgehampel werden Sie nichts verändern und nicht daran wachsen. Allenfalls das Fettpolster wird noch wachsen, denn je weniger Muskeln man hat, desto weniger Fett wird verbrannt (und stattdessen eingelagert). Der erste und mächtigste Hebel zum 80/20-Training ist progressiver Widerstand. Die richtige Übungswahl ist der zweitwichtigste.

Keine Angst vor zu viel Muskeln

Die werden Sie auch nicht bekommen. Muskelwachstum muss hart erarbeitet werden und doch ist es der wirksamste Hebel, um fit und knackig zu werden. Die Muskelmassen der Wettkampf-Bodybuilder sind herangezüchtete und aufgespritzte Extreme, die Sie mit dem Training der 80/20-Fitness nie erreichen werden. Lassen Sie sich davon nicht abschrecken. Vor allem nicht als Frau, denn Ihnen fehlen schlicht und einfach die Testosteronwerte für eine derartige Entwicklung. Sehen Sie lieber die Vorteile: Muskeln straffen den Körper und formen ihn wunderbar schön aus – im Gegenteil zu Haut und Knochen. Muskeln sind nicht unförmig und klotzig. Sie gehören zu den stoffwechselaktivsten, wirksamsten und formendsten »Organen« Ihres Körpers. Sie sind es, die Sie stark, schön und gesund machen.

Alles, was Sie brauchen, sind sechs Bewegungen

Es gibt Hunderte von Übungen und ebenso viele nebensächliche Bewegungen. Wesentliche Bewegungen hingegen gibt es sechs, und an diesen sollten Sie sich orientieren:

- Ziehen und Drücken (mit den Armen)
- Beugen und Strecken (mit der Wirbelsäule)
- Schreiten und Beugen (mit den Beinen)

Wer diese Bewegungen trainiert und mit progressivem Widerstand koppelt, wird mächtige – tief wirksame, weil grundlegende – Hebel umlegen und den Körper rundum reformieren. Dabei bewegen wir den gesamten Körper über die Beine, Arme oder die Wirbelsäule. Niemals bewegen wir nur die Beine oder Arme und halten den Körper dabei still, so wie es beim Training an Maschinen die Norm ist. Die Norm der Ineffizienz und kleinen Hebel. Statt den gesamten Körper in Bewegung zu belasten, wird er fixiert und es werden primär seine Extremitäten trainiert. Wo der Widerstand vor allem wirken muss – im Zentrum des Körpers –, um umfassende Wachstumsreize zu setzen, wird er verhindert. Die Maschinen mit einem Sitz, einer Liege oder sonstigen Fixiermöglichkeiten stabilisieren den Rumpf. Das macht zwar stark, aber es ist fremde Stärke, die von außen stabilisiert. Sie wissen, was das bedeutet: Je mehr Stärke und Stabilität wir von außen erhalten, desto mehr wird unsere eigene geschont und somit geschwächt. Je freier der Körper gegen einen Widerstand bewegt wird, desto größer ist die Hebelwirkung auf seine Entwicklung. Je mehr Muskeln wir pro Bewegung aktivieren, desto weniger Bewegungen müssen wir ausführen, um den Körper rundum zu trainieren. Also haben Sie die Wahl: Entweder trainieren Sie den Körper mit Maschinen oder Sie trainieren ihn frei und werden selbst zur Maschine.

Geschmeidig wie ein Panther

Wer sich aufpumpen will, trainiert Muskeln. Wer fit werden will, trainiert Bewegungen, und zwar solche, die effizient sind und unseren Körper als Einheit fordern. Diese komplexen Bewegungen sprechen nicht nur die bekannten Hauptmuskeln wie Po und Brust an, sondern den gesamten Körper. Wie viele der knapp 600 Muskeln lassen sich wohl isoliert trainieren? Wir wollen nicht 600 Übungen absolvieren, sondern lediglich sechs Bewegungen. Wir wählen Übungen, die möglichst viele Muskeln beanspruchen und wesentliche Bewegungen imitieren – wie den Liegestütz oder die Kniebeuge. Zudem lässt sich die Muskulatur unseres Körpers im Alltag nur als Einheit einsetzen, wenn sie auch so trainiert wird. Isoliert trainierte Muskeln haben nie gelernt, miteinander zu arbeiten. Deswegen hemmt das Nervensystem ihr Kraftpotenzial bei alltäglichen Bewegungen, um den Körper vor ungewohnten Überlastungen (und somit potenziellen Verletzungen) zu schützen.

Wollen Sie effizient trainieren, sollten Sie sich auf ein Training konzentrieren, das Ihren Körper als Einheit fordert. Lernen Sie, jede Faser Ihres Körpers in einer Bewegung zu verschmelzen – geschmeidig wie ein Panther. Wir streben das Gegenteil von Isolation an. Keinen zusammengesetzten Frankensteinkörper, sondern ein starkes, also harmonisches Team von vielen Hundert Muskeln, Knochen und Gelenken, gesteuert von einem effizienten Nervensystem und beherrscht von einem fokussierten Willen. Wenn das Fleisch dem Willen folgt, anstatt zu murren wie ein verzogener Hund, werden Sie erfahren, was Lebensqualität bedeutet.

Um bei den freien Körpergewichtsübungen ausreichend viel Widerstand zu generieren, werden wir nach und nach den Schwierigkeitsgrad erhöhen, um langfristig asymmetrisch und lebensnah zu trainieren – den Gipfel der Fitness erklimmend.

Das Leben verläuft nicht auf Schienen

Asymmetrische Belastungen sind eine große Herausforderung und die beste Vorbereitung für den Alltag. Bei Sport, Spiel und Arbeit bewegen wir uns asymmetrisch. Das sind natürliche Bewegungen und nur diese ermöglichen eine natürliche Entwicklung von Gesundheit, Stärke und Schönheit. Niemand hüpft auf zwei Beinen herum, hält die Wirbelsäule gerade und benutzt seine Arme wie die eines Gabelstaplers. Symmetrisches Training ist lebensfremd, aber die Norm. Begehen Sie diesen Fehler nicht. Sobald Sie die symmetrischen Ausführungen beherrschen, sollten Sie sich an asymmetrische Belastungen herantasten, zum Beispiel indem Sie nur einen Arm oder ein Bein belasten. Die sogenannten Spannungstrajektorien verlaufen dann schräg durch den Körper und veranlassen den aktiven und passiven Bewegungsapparat, sich an diese Herausforderung anzupassen. Nicht nur die Hauptmuskulatur wird so differenzierter ausgebildet, sondern auch die wichtigen Stabilisatoren, die bei symmetrischer und geführter Belastung vernachlässigt werden.

Die schwammartige Substanz im Inneren unserer Knochen, die sogenannte Spongiosa, verfügt über eine Trabekelstruktur – ähnlich einer Säulenhalle –, die sehr anpassungsfähig ist. Aufgrund der Krafteinwirkung richten sich die Trabekel andauernd nach der Art der Belastung aus. Ihre Knochen leben und werden durch eine asymmetrische Belastung besonders lebensnah gestärkt und für den Alltag fit gemacht. Alles, was lebt, muss aber auch ernährt werden.

Sorgen Sie für ein stabiles Fundament und innere Balance

Isolationsübungen sind für den Alltag relativ wirkungslos und haben vorwiegend kosmetischen Effekt, da sie größere Muskelumfänge liefern, aber kaum die Fähigkeit, sie einzusetzen. Man sieht aus wie ein Sportwagen, hat aber nur die Power eines Volkswagens. Isolationsübungen sind für Bodybuilder sinnvoll, die am Feinschliff arbeiten wollen. Aber ein Fundament werden diese nebensächlichen Bewegungen nie ersetzen – nicht einmal das Haus, allenfalls die Fassade. Vielen geht es jedoch nur um die Fassade und deswegen trainieren sie auch nur diese. Doch sie bauen auf Sand.

Wenn Sie eine starke, stabile Fassade, ein ästhetisches, muskulöses Äußeres haben wollen, dann sollten Sie zuerst für das Fundament sorgen. Trainieren Sie all die inneren Kräfte und Muskeln, die man von außen nicht sieht, die aber durch die wesentlichen Bewegungen aktiviert werden – denn durch sie entwickelt sich erst wahre Fitness und darauf aufbauend ein ansehnlicher, schöner Körper.

Wieder einmal landen wir bei der inversen Logik: Trainiere das Innere, Wesentliche, wenn du das Äußere, Ansehnliche fördern willst!

Nicht minder wichtig ist dabei das innere Gleichgewicht der Muskulatur: die Balance. Wenn Muskeln isoliert trainiert werden, ist die Gefahr groß, dass sie sich verschieden stark ausbilden. Das führt wiederum zu inneren Ungleichgewichten, die den Körper verziehen und schädigen können.

Wir umgehen dieses Problem, indem wir uns auf die bereits erwähnten sechs wesentlichen Bewegungen und die Körperregionen, die dabei aktiv sind, konzentrieren: Beine, Arme, Wirbelsäule. Dabei trainieren wir alle drei Körperregionen gleichmäßig. Das bedeutet:

- Wenn Sie viele Drückbewegungen machen, sollten Sie auch viele Zugbewegungen ausführen.
- Wenn Sie viel über die Arme trainieren, sollten Sie den Körper ebenso viel über die Beine und die Wirbelsäule fordern.
- Wenn Sie auf einen starken, straffen Bauch

Füttern Sie den passiven Bewegungsapparat

Die passiven Strukturen unseres Bewegungsapparates sind sogenanntes bradytrophes Gewebe: Ihr Stoffwechsel ist langsam, da sie kaum über Kapillaren mit Nährstoffen versorgt werden. Eher sind sie wie Schwämme, die sich mit Nährstoffen vollsaugen, wenn man sie entlastet, und die Abfallstoffe abgeben, wenn man sie belastet. Ein Prozess, der als Diffusion bezeichnet wird. Das gilt für unsere Bandscheiben ebenso wie für unsere Gelenke. Wer nur sitzt, dessen Bandscheiben verkümmern. Sie trocknen aus und werden brüchig. Deswegen gehen die meisten Bandscheibenvorfälle nicht auf das Konto körperlicher Arbeit: Das Leben im Bürostuhl ist schuld. Je mehr wir also von der Werkbank an den Schreibtisch wechseln, desto mehr körperliches Ausgleichstraining müssen wir betreiben, um unsere bradytrophen Strukturen am Leben zu erhalten und vor Verschleiß zu schützen. Wichtig sind deshalb intensive Be- und Entlastungen über den vollen Bewegungsumfang, den wir auch beim Training nutzen. Unterstützend wirkt auch das Öffnen der Gelenke. Dabei streckt man den Körper so weit wie möglich. Wie das geht, erfahren Sie auf Seite 75.

hinarbeiten, werden Sie nur beschwerdefrei und im Erscheinungsbild symmetrisch bleiben, wenn Sie dem Rücken ebenso viel Aufmerksamkeit widmen.

Einfach draufloszutrainieren lässt uns langfristig kentern. Dysbalancen, Überlastungen und Verletzungen drohen durch einseitiges Training. Wir umschiffen diese Klippen, indem wir uns auf innere Balance und wesentliche Manöver verlassen. Einfacher lässt sich der Kurs nicht halten – Pareto sei unser Steuermann. Gemeinsam mit progressivem Widerstand und asymmetrischen, also lebensnahen Belastungen wird Fitness die *bio*-logische Folge sein. Nun kommt es darauf an, angemessen zu investieren, richtig zu trainieren und dabei so nachhaltig vorzugehen, dass Sie Ihren momentanen Entwicklungsstand stören (und an seine Grenzen führen), aber nicht zerstören (und völlig überfordern). Darüber entscheidet die Qualität Ihres Trainings. Sie geht immer über die Quantität und ist der drittmächtigste Hebel für Ihre Entwicklung.

Konzentrieren Sie sich auf die Qualität

Die Qualität des Trainings, also die Art und Weise, wie Sie es ausführen, entscheidet darüber, wie wirksam es ist und wie sehr es umfassende Wachstumsprozesse in Ihrem Körper zu aktivieren vermag. Hier gilt das 80/20-Prinzip nicht. Wir haben uns bereits die wesentlichen Hebel herausgesucht. Wenn Sie die umlegen wollen, dann müssen Sie Ihre gesamte Kraft und Konzentration investieren – indem Sie Ihre Bestrebungen intensivieren. So entsteht Qualität: durch Konzentration auf das Wesentliche.

Konzentration bündelt Ihre Aufmerksamkeit wie eine Linse die Strahlen der Sonne. Zerstreut sind sie wirkungslos, vereint entfachen sie Feuer. Dass Sie trainieren, bedeutet erst einmal nicht viel. Erst wenn Sie sich auch darauf konzentrieren und voll bei der Sache sind, die Bewegung sauber ausführen, kraftvoll atmen, das Blut rauschen und die Muskulatur kontrahieren spüren, dann trainieren Sie wirklich. Ziele werden meist nicht verfehlt, weil das Potenzial dazu nicht da wäre, sondern weil die Konzentration fehlt. Das Bewusstsein für das Wesentliche, die aktive Besinnung darauf und damit einhergehend der Verzicht auf alles Nebensächliche – so entsteht Wirksamkeit. Vollkommen ist etwas nicht dann, wenn man nichts mehr hinzufügen, sondern wenn man nichts mehr wegnehmen kann. Unsere Gesellschaft entwickelt sich und prägt uns in die andere Richtung. Das zeigt sich bereits beim Bauchumfang. Doch wer zu viel will, bekommt am Ende gar nichts – zumindest nichts Hohes, Schönes, Wertvolles. Das erreichen Sie, indem Sie Ihr Wirken konzentrieren und beim gewählten Hebel alles investieren. Das gilt auch für Ihre Fitness. Durch dieses Buch kennen Sie die wesentlichen 20 Prozent.

Nun liegt es an Ihnen, hier 100 Prozent zu geben, damit diese 20 Prozent auch wirksam werden. Wenn Sie sich dabei zu wenig anstrengen, zu wenig Mühe investieren, dann werden Sie den Hebel kaum umlegen. Vielleicht heben Sie ihn ein wenig an oder gar ein gutes Stück, doch wenn Sie es nicht schaffen, über den Umkehrpunkt zu kommen, dann wird der Hebel immer wieder zurück in die Ausgangsstellung fallen. Bedenken Sie also stets: Bereits geringfügig mehr Einsatz kann vielleicht das letzte bisschen Hebelwirkung sein, das alles verändert. Also geben Sie alles – und noch mehr! Das gilt für Ihr gesamtes Leben, wenn es Sie erfüllen soll: Lieber weniger machen, aber dafür richtig. (Die inverse Logik lässt grüßen.) Wenn Sie

So fand ich zum richtigen Training

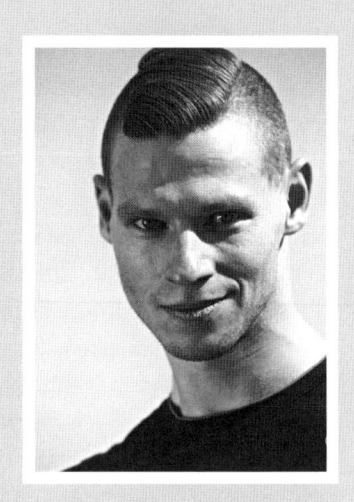

Über Jahre hinweg habe ich verschiedene Schwerpunkte ausprobiert. Vom reinen Isolationstraining und reinen Hanteltraining über reines Körpergewichtstraining bis hin zu allerlei Mischformen. Berauschend war die Hebelwirkung der wesentlichen Bewegungen. So trainierte ich meine Beine einmal für sechs Monate nur in entsprechenden Trainingsgeräten wie der Beinstreckmaschine und der für Beincurls. Mühsam kämpfte ich mich Woche für Woche und bei den Zusatzgewichten Kilo für Kilo nach oben. Ab und an testete ich meine Kraft bei Langhantelkniebeugen, doch da tat sich nicht viel – eher ging es bergab, da die stabilisierende Rumpfmuskulatur verkümmerte. Schließlich wurde sie in den Geräten geschont.

Nach diesen sechs Monaten konzentrierte ich mich allein auf das Heben und Beugen mit der Langhantel und ließ die Maschinen links liegen. Beim Hanteltraining machte ich gute Fortschritte. Nach sechs Wochen wollte ich prüfen, ob ich noch meine alte Kraft an den Beingeräten behalten hatte. Ich rechnete mit Einbußen. Schließlich trainierte ich die Bewegungen seit Längerem nicht mehr gezielt.

Tatsächlich hatte ich enorme Kraft durch das Training der wesentlichen Bewegungen gewonnen. Bei beiden Geräten konnte ich den gesamten Gewichtsstapel für einige Wiederholungen sauber (also ohne Schwung und mit kurzem Verharren an der Stelle der höchsten Belastung) bewegen. Davon war ich selbst nach sechs Monaten Gerätetraining noch weit entfernt. Bereits sechs Wochen Konzentration auf das Training der wesentlichen Bewegungen ermöglichte es. Schlussendlich führte es dazu, dass ich das Training mit Hebelwirkung lieben lernte und mich voll und ganz auf das freie Training konzentrierte. Es war mein erstes, bewusstes 80/20-Erlebnis.

Isolationsübungen streute ich nur noch zum Spaß ein. Nach einigen Jahren konnte ich bei fast allen Geräten den kompletten Gewichtsstapel spielerisch bewegen – obwohl ich nicht darauf hintrainierte. Im Gegensatz zu den meisten anderen Athleten, die genau das erreichen wollten, es aber nicht schafften, da sie sich nur auf diese nebensächlichen Übungen mit geringer Hebelwirkung fokussierten. Sie vernachlässigten die Stärke des Rumpfes und somit die Fähigkeit, sich kraftvoll und frei zu bewegen, denn in ihm wurzelt die Kraft.

das lernen, wird Ihr Körper formbar wie Wachs. Mir geht es so. Ich kann mich binnen eines Jahres und mit natürlichen Mitteln auf muskulöse 100 Kilo hochtrainieren, mich aber ebenso auf 70 Kilo verschlanken. Sie können das auch. Orientieren Sie sich dabei an den folgenden sieben Prinzipien zur Qualitätssteigerung Ihres Trainings, und wenn Sie es zum Meister körperlicher Entwicklung schaffen wollen, bedenken Sie stets, worauf es dabei ankommt: sich auf das Wesentliche konzentrieren und dann üben, üben, üben – so wie Bruce Lee.

1. Treiben Sie die Kontraktion auf die Spitze

Sobald Sie lernen, sich auf die Muskelarbeit zu konzentrieren, lernen Sie auch, die Muskulatur richtig zu kontrahieren. Geistlose Bewegungen nutzen nur einen Bruchteil ihres Kraftpotenzials. Je bewusster Sie sich auf eine Bewegung konzentrieren, desto kraftvoller kontrahieren auch Ihre Muskeln, desto stärker sind Sie in der Bewegung, desto eher bewältigen Sie schwierigere Übungen, desto umfassendere Wachstumsreize setzen Sie

Körper-Geist-Bindung

Mit jeder Bewegung verstärkt das Zentralnervensystem (ZNS) seine Verbindungen, seine Nerven vom motorischen Cortex des Gehirns über das Rückenmark bis hin zur Muskulatur. Seine Struktur wächst und wird komplexer. Es streckt seine Fühler von der Steuerungszentrale zum ausführenden Organ aus. Der Wille wird zu Fleisch. Je öfter und sauberer Sie trainieren, desto stärker entwickelt sich dieses System, das Körper und Geist zusammenwachsen lässt – wie einen Starviolinisten und sein Instrument. Die Menschen in unserer Gesellschaft haben den Bezug zu ihrem Körper verloren, weil sie ihn nicht mehr (richtig) trainieren. Tote Trainingsmaschinen übernehmen die Rolle des ZNS und führen die Bewegung oder man lümmelt sich vor den Computer wie eine mit Süßigkeiten und Kaffee vollgestopfte Plastiktüte, wobei die einzigen Herausforderungen das Klicken der Maus und Abstützen des Kopfes sind. Willkommen im Reich der Bewegungslegastheniker!
Das ZNS lernt in Echtzeit. Es aktualisiert ständig seine Nervenverbindungen, lernt immer gerade das, was wir machen, und verlernt, was wir nicht machen. »Use it or lose it«, heißt es. Und heutzutage sind wir eher Loser, weil wir nichts mehr verkörpern. Als Kinder können wir noch Purzelbäume schlagen wie Pumuckl, doch bereits mit 20 Jahren sind wir so eingerostet wie Meister Eder.
Jetzt, in diesem Moment, lernt Ihr ZNS zu sitzen und zu lesen. Na, wie ist Ihre Haltung? Wie konzentriert sind Sie bei der Sache? Würden Sie Haltung und Konzentrationsfähigkeit gern verbessern? Nun, das geht nur, indem Sie es üben. Fangen Sie jetzt damit an und denken Sie daran: Das ZNS lernt ungefiltert stets das, was Sie ihm beibringen. Jedes Mal, wenn Sie abschweifen und die Haltung eines Faultiers einnehmen, lernt Ihr ZNS genau das. Der Mensch ist die Summe seiner Verhaltensweisen.

und desto fitter werden Sie. Soll das Pareto-Prinzip wirksam werden, müssen Sie bei den wenigen Übungen, die Sie durchführen, vollen Einsatz bringen – mit maximaler Konzentration auf die Kontraktion! Treiben Sie die Kontraktion besonders am Gipfel der Bewegung, also am höchsten Punkt der Belastung, auf die Spitze. Spannen Sie dann noch einmal alle Muskeln so stark wie möglich an. Das ist das Prinzip der Höchstkontraktion.

2. Achten Sie auf eine lupenreine Ausführung

Nur andauernde Mühe führt zur Mühelosigkeit. Verbessern Sie Ihre Technik und perfektionieren Sie Ihre Haltung! Die korrekte Haltung während aller Übungen ist das A und O eines erfolgreichen, ansehnlichen und gesunden Trainings. Wackelige und ungestüme Bewegungen verschwenden Energie, bergen Verletzungsgefahr, zerstreuen die Aufmerksamkeit und stören Ihre Koordination – der Wachstumsreiz bleibt gering. Erst wenn Sie eine Bewegung in jedem Moment der Ausführung pausieren und dabei die Form wahren können, beherrschen Sie sie. Legen Sie Ruhe in die Kraft.

Körpergewichtsübungen sind die Etappen zum Gipfel der Körperbeherrschung. Je schwieriger die Übungen werden, desto stärker werden Sie, je stärker Sie werden, desto mehr lernen Sie, auf Trainingsgeräte zu verzichten, desto freier werden Sie von äußeren Umständen – von Öffnungszeiten, Trainern, Geräten, Verträgen und Verkehrsmöglichkeiten. Abhängigkeit ist Schwäche. Wollen Sie fit werden, ohne abhängig zu sein, dann lernen Sie, Körpergewichtsübungen zu meistern. Die äußeren Bedingungen sind sekundär – primär ist, was dabei in Ihrem Körper geschieht. Widerstand hilft Ihnen, einen Trainingsreiz zu setzen. Wie wirksam er sein wird, hängt vor allem von Ihnen ab. Ein konzentrierter Athlet wird mit einer Handvoll Übungen weit mehr erreichen als ein unbeherrschter mit vielen Dutzenden.

3. Nutzen Sie den vollen Bewegungsumfang

Trainieren Sie stets über den größtmöglichen Bewegungsumfang! Nur ein vollständig gedehnter Muskel kann auch voll kontrahieren und sich gleichmäßig entwickeln. Wer mit beschränktem Bewegungsumfang trainiert, wird sich auch nur beschränkt entwickeln. Krafteinbußen und erhöhte Verletzungsgefahr sind die Folge.

Die Gelenke werden voll gestreckt. Dafür sind sie geschaffen und wenn Sie beim Training darauf achten, werden Ihre Gelenke beweglicher und belastbarer. Das gilt nicht nur für die Arme, sondern auch für Hüften und Beine.

Am anderen Ende der Bewegung gehen Sie ebenfalls über den vollen Umfang und winkeln die Gelenke weitestmöglich an. Beim Liegestütz beispielsweise senken Sie sich so weit ab, bis Ihr Oberkörper leicht den Boden berührt. Bei der Kniebeuge bringen Sie Ihren Po möglichst nah zum Boden. Der Bonus beim Training über den vollen Bewegungsumfang: Dehnen erübrigt sich. Unser Training ist aktives Dehnen unter Last und natürlichen Bedingungen.

> » **Ich fürchte keinen, der 10 000 Tritte einmal geübt hat. Ich fürchte den, der einen Tritt 10 000-mal geübt hat.** «
>
> Bruce Lee

> **Das herausstechende Charakteristikum des erfahrenen Athleten ist seine Leichtigkeit der Bewegung, selbst bei maximalem Einsatz. Der Anfänger charakterisiert sich durch seine Verspanntheit, überflüssige Bewegung und seinen übertriebenen Einsatz.**
>
> Bruce Lee

4. Halten Sie kurz inne

Am höchsten und tiefsten Punkt der Bewegung sollten Sie jeweils kurz verharren. So eliminieren Sie Schwung, verstärken die Muskelkontraktion beziehungsweise die Dehnung, vermindern die Verletzungsgefahr und stärken die Körper-Geist-Bindung. Zusammen mit den Prinzipien des vollen Bewegungsumfangs, der Höchstkontraktion, lupenreinen Ausführung und sauberen Haltung steigern Sie so die Wirksamkeit Ihres Trainings wesentlich. Perfektioniert wird es durch die richtige Atmung und maximale Körperspannung.

5. Atmen Sie im Einklang mit der Bewegung

Die Stärke Ihres Atems entscheidet über Ihr Vermögen, Körper und Geist zu beherrschen. Je tiefer und kraftvoller Sie atmen, desto tiefer und kraftvoller wird auch die Kontraktion. Bei der Belastung atmen Sie aus, bei der Entlastung ein.

Halten Sie mal die Luft an! Nur für ein paar Zeilen. Na, machen Sie es auch brav? Bitte, das ist wichtig für das Verständnis des Kapitels. Man lernt nur mit dem Körper gut. Wird Ihnen schon leicht schwindelig? Können Sie noch? Spüren Sie bereits die unsichtbare Hand, die sich um Ihre Kehle legt und langsam zudrückt? Und jetzt zählen wir gemeinsam bis drei. Dann atmen wir tief durch und fühlen die Kraft dieses Atemzugs, die Sauerstoffdusche und Erlösung vom tödlichen Kohlenstoffdioxid: eins, zwei, drei – uuund tief Luft holen, kurz innehalten. Und raus damit.

Sie müssen verstehen, wie wertvoll jeder einzelne Atemzug ist, wie er Sie am Leben hält, Ihnen Kraft gibt und Ihre Gedanken bündelt – oder haben Sie etwa gerade an Nebensächliches gedacht? Konzentration, Kontrolle und Entspannung sind stark an Ihre Atmung gekoppelt. Alle reden von Protein und Vitaminen. Aber der wichtigste »Nährstoff« ist Sauerstoff. Nur ein paar Minuten ohne ihn und Sie sind tot.

Widmen Sie Ihrer Atmung mehr Aufmerksamkeit und Sie erhalten mehr Macht über alles, was Sie machen. Wenn Sie das nächste Mal aufgeregt sind oder Ihre Gedanken wie eine Horde Affen durch den Kopf tollen, probieren Sie es aus: Beruhigen Sie den Atem und Sie werden erleben, wie Körper und Geist folgen.

Wollen Sie das Training beherrschen? So lernen Sie, Ihren Atem zu beherrschen. Legen Sie – ebenso wie bei der Bewegung – jeweils am höchsten und tiefsten Punkt der Ausführung eine bewusste Atempause ein. Konzentrieren Sie sich währenddessen auf eine maximale Kontraktion beziehungsweise Dehnung der Zielmuskulatur. Leeren Sie den Geist und starten Sie ohne Vorbehalte, mit vollem Einsatz und im Bewusstsein des Hier und Jetzt in die nächste Wiederholung.

6. Vermeiden Sie Kraftlecks

Forschen Sie bei jeder einzelnen Bewegung nach Kraftlecks. Fragen Sie sich: Wo knicke ich ein, hänge ich durch, stehe ich schief, fehlt mir die Kontrolle, schwächle ich zuerst? Arbeiten Sie mit

Spiegeln, Videokameras und lassen Sie sich von anderen korrigieren. Überprüfen Sie Ihre Ausführung so oft wie möglich. Selbst nach vielen Jahren gibt es noch viel zu lernen. Führen Sie nicht einfach irgendwelche Bewegungen aus. Konzentrieren Sie sich auf die perfekte Ausführung, spüren Sie die Körperspannung, fühlen Sie, was geschieht – auch mit geschlossenen Augen. Lassen Sie sich nicht von Äußerem ablenken. Wenn Sie trainieren, dann machen Sie es richtig. Ein Athlet ist stärker als die Summe seiner Körperteile. Werden Sie zu einer Einheit, zur personifizierten Handlung – wie bei gutem Sex. Gutes Training fühlt sich ebenso an, das wusste bereits die »steirische Eiche« Arnold Schwarzenegger.

7. Trainieren Sie mit Körperspannung

Davon hängt die Hebelwirkung in der Bewegung ab: Körperspannung – ein wichtiger Aspekt der Körperbeherrschung. Menschen neigen dazu, alles und jeden beherrschen zu wollen, ohne sich selbst beherrschen zu können. Macht- und Besitzstreben sind ein Auswuchs mangelnder Selbstbeherrschung. Je mehr man sich selbst beherrscht, desto unabhängiger wird man von Äußerem. Hat man dies verstanden, so befindet man sich auf dem Weg von Stärke und Freiheit.

- Das **Körperzentrum:** Damit sind vorrangig Bauch und Po gemeint. Das Zentrum unseres Körpers ist auch das unserer Stärke. Je intensiver Sie diesen Bereich anspannen, desto stabiler werden Ihre Bewegungen. Generell gilt: Je mehr Muskeln Sie in die Bewegung miteinbeziehen, desto stärker werden Sie und desto leichter wird Ihnen die Übung fallen.
- **Arme, Hände, Beine und Füße:** Großes Kraftpotenzial schlummert in Ihren Armen und Beinen. Und zwar nicht nur so, wie Sie vielleicht denken. Ihre Beine können Ihre Arme stärken und umgekehrt. Strecken Sie einmal Ihre Arme aus und halten Sie sie auf Schulterhöhe nach vorn. Spannen Sie sie jetzt so stark wie möglich an und ballen Sie dabei Ihre Fäuste so fest wie Chuck Norris, wenn er wütend wird. Spüren Sie, wie Ihr gesamter Oberkörper als Einheit kontrahiert? So baut man Körperspannung auf! Wenn Sie bei Beinübungen den Oberkörper auf diese Weise anspannen, werden Ihre Beine stärker, und umgekehrt. Bei Armübungen wie dem Liegestütz werden Sie die schwierigen Varianten nur dann schaffen, wenn Sie Ihre Beine (gemeinsam mit Bauch und Po) maximal anspannen.

Darüber hinaus erhöhen Sie die Spannung des Unterkörpers, ebenso wie die Stabilität bei einbeinigen Übungen, wenn Sie mit Ihren Zehen fest in den Boden greifen. Das funktioniert, selbst wenn Sie Schuhe tragen. Greifen Sie auch mit Ihren Händen so fest wie möglich zu. Krallen Sie sich regelrecht in den Boden, Tisch oder das jeweilige Trainingsgerät. Erst wenn Sie das lernen, werden Sie die schwierigen Übungen meistern – und je schwieriger die Übung, desto größer die Hebelwirkung.

Spielerisch trainieren – ganz ohne Plan

Trainingspläne liefern meist starre Vorgaben von Übungen, Reihenfolgen, Gewichten, Sätzen, Pausen und Wiederholungen. Viele Trainer erachten sie als heilig und werden bissig, wenn man die Vorgaben nicht genau einhält. Das ist kleinkariert und starr, alles andere als spielerisch und lebensnah. Die Wahrheit ist: Das sind nichts als quantitative Rahmenbedingungen, die keineswegs den Erfolg versprechen. Nichts als Zahlen – wie sehr man sie mit Leben füllt, wie sehr man es schafft, zu investieren und qualitativ hochwertig vorzugehen, davon hängt es ab, wie erfolgreich man damit ist. Wer das versteht, wird erkennen, wie unbedeutend und austauschbar diese ganzen Pläne sind. Ich trainiere seit Jahren völlig planlos – aber prinzipientreu. Ihnen empfehle ich es ebenso. Bis hierher habe ich Ihnen alle wesentlichen Hebel beschrieben, um spielerisch fit zu werden. Nun folgt die Praxis.

Das wesentliche Minimum: 2-5-4

Sie sollten mindestens zweimal pro Woche Widerstandstraining betreiben. Möglichst noch öfter. Am besten täglich. Denn je seltener die Muskeln gefordert – also geschont – werden, desto weniger werden sie sich entwickeln und desto mehr werden sie abgebaut. Wenn Sie nur das Minimum schaffen, also zweimal wöchentlich, trainieren Sie an weit auseinanderliegenden Tagen, zum Beispiel am Dienstag und Freitag.

Bei jedem Training sollten Sie mindestens fünf der sechs möglichen Bewegungen trainieren. Da sich die beiden Bewegungen der Beine (Beugen und Schreiten) überschneiden und die beteiligten Muskeln ähnlich fordern, ist es sinnvoll, sich immer für eine Bewegung der Beine zu entscheiden und dazu die vier anderen wesentlichen Bewegungen hinzuzunehmen. Also sollte jedes Training folgende Bewegungen enthalten:

- Drücken und Ziehen (mit den Armen)
- Beugen und Strecken (mit der Wirbelsäule)
- Beugen oder Schreiten (mit den Beinen)

Ab Seite 88 werden alle wesentlichen Übungen zu diesen Bewegungen detailliert beschrieben. Daraus suchen Sie sich für jede Trainingseinheit eine (oder mehrere) aus und trainieren jede Bewegung vier Minuten lang, zum Beispiel:

- 4 Minuten Liegestütze
- 4 Minuten Liegezüge
- 4 Minuten Beinheben in Rückenlage
- 4 Minuten Beinheben in Bauchlage
- 4 Minuten Ausfallschritte

Sie können die Übungen aber auch mischen und zum Beispiel für insgesamt acht Minuten abwechselnd Liegestütze und Liegezüge trainieren. Die Anzahl der Wiederholungen bestimmt sich anhand Ihrer Leistungsfähigkeit. Mehr dazu erfahren Sie im nächsten Abschnitt »Clustertraining«.

Je mehr Routine Sie bekommen, desto spielerischer können Sie vorgehen. Sie können auch für vier Minuten abwechselnd die beiden Bewegungen Beugen und Schreiten (mit den Beinen) trainieren oder vier Minuten lang verschiedene Varianten ein und derselben Bewegung, zum Beispiel weite Liegestütze am Tisch, gefolgt von engen Liegestützen am Boden und schließlich asymmetrische Liegestütze am Tisch.

Vergessen Sie die starren Pläne und quantitativen Vorgaben. Die sind nur Beispiele, Rahmenbedingungen. Sie können jederzeit den Rahmen sprengen und wild durcheinander trainieren – solange Sie progressiv, gegen Widerstand, mit den richtigen Übungen, qualitativ hochwertig und mit vollem Einsatz trainieren.

Clustertraining

Das hört sich komplizierter an, als es ist. Das englische »to cluster« bedeutet »bündeln«. Genau so machen wir es mit den Wiederholungen im Training. Große Sätze werden in kleinere Wiederholungsbündel, die Cluster, aufgeteilt. Die Vorteile: Das Verletzungsrisiko wird geringer, das Training effizienter und der Wachstumsreiz intensiver. Wie viele Wiederholungen Sie pro Cluster machen, ist sekundär. Versuchen Sie einfach nur, möglichst viele Wiederholungen pro Cluster und möglichst viele Cluster pro Bewegung, also in je vier Minuten, auszuführen. Für den Erfolg benötigen Sie eine möglichst hohe Trainingsdichte und die definiert sich über die Formel: möglichst viele Wiederholungen in möglichst kurzer Zeit gegen einen möglichst hohen Widerstand. Clustertraining ermöglicht das.

Wenn Sie gerade erst am Beginn Ihrer Trainingskarriere stehen und Ihre Fitness im Keller ist, kann es sein, dass Sie in den vier Minuten vielleicht nur insgesamt 20, 15 oder gar zehn Wiederholungen mit der leichtesten Variante schaffen und die meiste Zeit pausieren müssen; aber das ist kein Problem, selbst wenn Sie nur drei oder gar eine saubere Wiederholung pro Cluster schaffen. Verschnaufen Sie kurz, konzentrieren Sie sich wieder und weiter geht es mit dem nächsten Cluster – bis die vier Minuten um sind.

Die Pausen zwischen den Clustern sollten so kurz wie möglich, aber so lang wie nötig sein, sodass Sie insgesamt möglichst viele Wiederholungen mit möglichst hoher Qualität schaffen. Wie lang die Pausen dann sind und wie viele Wiederholungen Sie schaffen, hängt von Ihrem Anspruch und Ihrer Tagesform ab. Auch hier sind starre Vorgaben fehl am Platze. Lernen Sie lieber, eigenverantwortlich im Einklang mit Ihrem Körper und der momentanen Situation zu trainieren.

Die Vorteile kurzer Pausen

Es ist ein Märchen, dass Muskelspannung durchgehend – über mehrere Wiederholungen – aufrechterhalten werden muss, um etwas zu bewirken. Tatsächlich hat es Vorteile, kurz zu pausieren. Meistens stellen Muskeln ihren Dienst nicht ein, weil sie erschöpfen, sondern weil sie übersäuern und zu ersticken drohen. Die anaerobe Energiegewinnung, das heißt die Energiegewinnung ohne Sauerstoff und mit anfallenden Abfallstoffen wie Milchsäure, ist nur ein Notprogramm des Körpers für intensive Anstrengungen. Kleine Pausen erlauben es dem Muskel, kurz »durchzuatmen«, Abfallstoffe abzutransportieren und weniger schnell zu übersäuern. Daher setzen wir auf Erschöpfungsmanagement in Form des Clustertrainings: Machen Sie nicht wenige große Sätze, sondern viele kleine, unterbrochen von kurzen Pausen. So schaffen Sie insgesamt mehr Wiederholungen und können die Bewegung besser kontrollieren.

Progression ist Pflicht – so geht's

Sie wissen nun, dass Sie nur am Widerstand wachsen. Deshalb sollten Sie den Widerstand und die damit verbundenen Anforderungen regelmäßig erhöhen, solange Sie fitter werden wollen. Ansonsten gewöhnt sich der Körper an das Training und wird sich nicht weiterentwickeln. Ohne Progression folgt die Stagnation. Sie erreichen eine solche Progression auf vielerlei Weisen, zum Beispiel indem Sie:

- mehr Wiederholungen am Stück machen,
- die Pausen verkürzen,
- mehr Wiederholungen insgesamt machen,
- eine schwierigere Übungsvariante trainieren,
- öfter trainieren,
- die Bewegungen kontrollierter ausführen,
- die Körperspannung erhöhen,
- sich stärker konzentrieren.

Die wirksamste Steigerung ist das Training der nächstschwierigeren Variante. Darauf sollten Sie sich konzentrieren. Danach ist die Steigerung der Frequenz am wirkungsvollsten: Je öfter Sie wirksam trainieren, desto stabiler wird es mit Ihrer Fitness bergauf gehen. So erlangen Sie die Einzahlungen auf Ihr Fitnesskonto nicht nur zweimal wöchentlich, sondern vielleicht sogar täglich. So werden Sie reich.

Die weiteren Steigerungsmöglichkeiten sind dennoch nicht zu verachten. Sie alle sind wesentlich und somit wirksam. Es gibt so viel zu lernen und zu verbessern. Denken Sie nicht nur an Wiederholungen, Übungen und Widerstände. Sehen Sie das Training ganzheitlich – mit Leib, Leben und Geist. Alles, was sich auf das Training bezieht und es beeinflusst, lässt sich optimieren oder gar perfektionieren. Denken Sie an den Umkehrpunkt.

Selbst minimale Verbesserungen können die Lawine der Wirksamkeit lostreten. Überlasten Sie sich nicht, aber arbeiten Sie an so vielen Aspekten wie möglich. Entwickeln Sie sich rundum weiter. Jede Ihrer Entscheidungen und Handlungen wirkt sich auf Ihre Entwicklung aus – positiv oder negativ. Die Summe daraus entscheidet, wie viel Sie investieren und wie sehr Sie sich dem Umkehrpunkt nähern oder ihn gar überwinden.

Rein quantitativ betrachtet trainiere ich weniger als viele Athleten und doch bin ich fitter und muskulöser – weil ich den Umkehrpunkt überwunden habe und weiß, welche Hebel für mich die wirksamsten sind. Dafür habe ich Jahre der Erprobung gebraucht. Hoffentlich finden Sie den Weg dorthin schneller. Dafür schreibe ich dieses Buch.

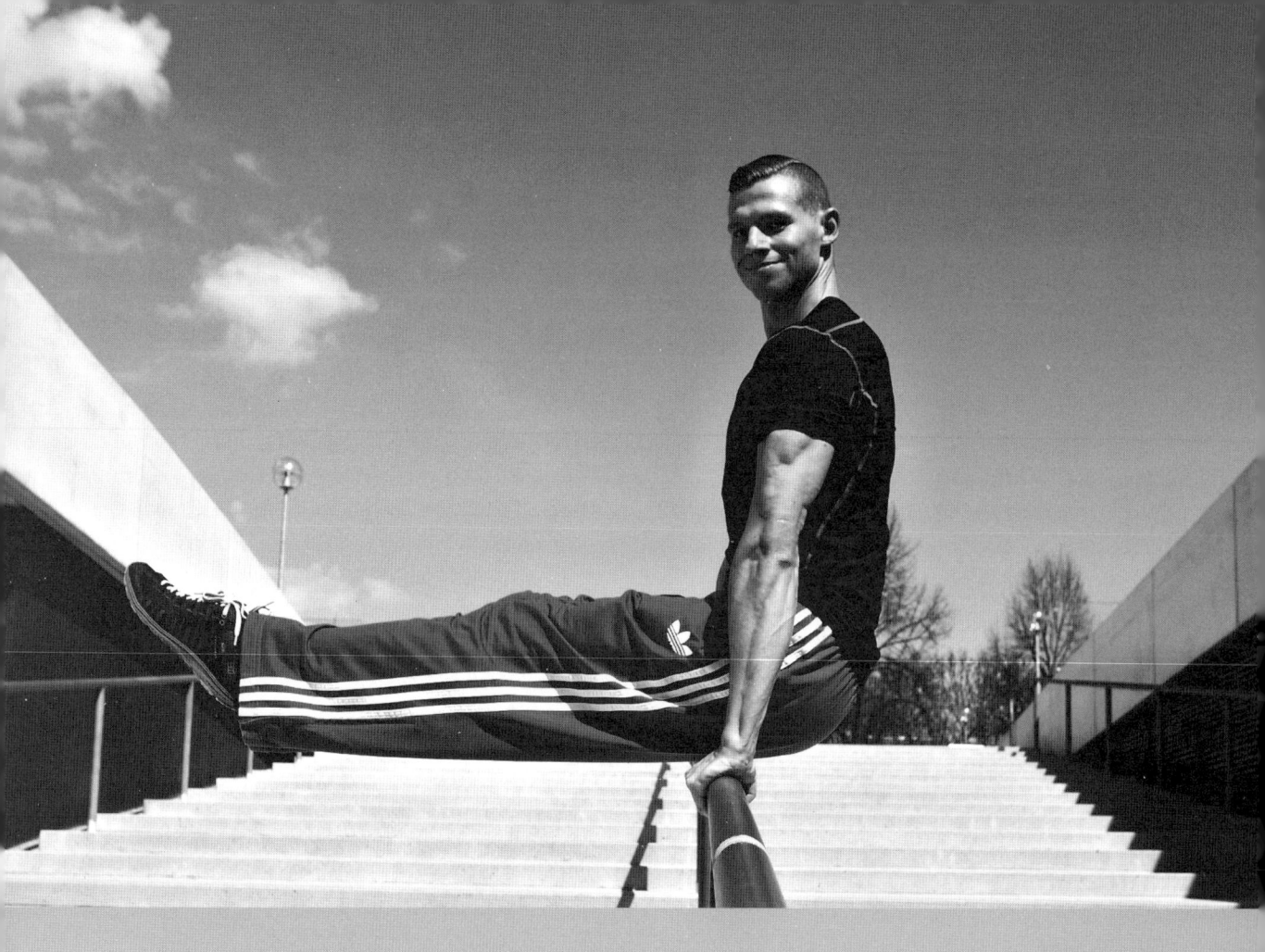

80/20-Fitness
Die Praxis

Endlich ist es so weit. Das Training beginnt. Die folgenden Seiten sind prall gefüllt mit Informationen zu den wesentlichen sechs Bewegungen sowie deren Übungen und Varianten. Unsere Trainingsprinzipien übertragen wir nun direkt auf das Training. Was Sie dabei erreichen, liegt allein an Ihnen. 80/20-Fitness ist kein Zauberprogramm, bei dem Sie Ihre Fitness geschenkt bekommen.

Ich habe nirgends geschrieben, dass es leicht wird. Ich habe nur darauf hingewiesen, was wirksam ist. Damit diese Wirksamkeit jedoch Wirklichkeit wird, müssen Sie vollen Einsatz leisten. Das ist das Kleingedruckte im Vertrag zu Ihrem Fitnesskonto. Nachdem das geklärt ist, wollen wir starten. Hier ein kurzer Überblick.

Teil 1 – Routine

Im ersten Teil stelle ich Ihnen meine Routine vor. Es ist eine simple Bewegungsreihe, die Sie leicht erlernen können. Sie benötigen dafür auch keinerlei Hilfsmittel. Die Positionen und der Ablauf sind an den Sonnengruß aus dem Yoga angelehnt. Ihr gesamter Körper wird dabei gefordert und gedehnt. Ich starte so in den Tag. Vielleicht wäre das auch etwas für Sie? Selbst vor dem Training wärme ich mich damit auf und bereite den Körper auf die folgenden Übungen vor. Doch nicht nur der Körper profitiert davon. Auch der Geist wird frei, konzentriert sich auf den Moment und findet wieder in seinen Körper.

Teil 2 – Freie Übungen

Im zweiten Teil beschäftigen wir uns mit den wirkungsvollsten Übungen und Varianten zu den wesentlichen Bewegungen, die Sie im Alltag und ohne Trainingsgeräte absolvieren können. Auch sie enthalten Schwierigkeitsstufen, sowohl einfachere Varianten für Einsteiger als auch schwierige Varianten für bereits Trainierte. Die Grundbewegung und die wichtigsten Varianten werden ausführlich beschrieben und sind bebildert. Dann gibt es noch Bonusübungen. Aber Vorsicht! Diese erfordern zum Teil sehr viel Training und Kraft.

Davor werde ich Sie noch ein bisschen mit der Anatomie des menschlichen Körpers konfrontieren. Denn nur wenn Sie wissen, welche Muskeln bei welchen Bewegungen aktiv werden, werden Sie auch die Zusammenhänge erkennen und verstehen, wie der Körper insgesamt bewegt wird. Dieses Verständnis ist wesentlich, denn nur was wir geistig durchdringen, vermögen wir auch umfassend zu erfüllen und zu beherrschen. Das wird bei einem so komplexen System wie dem menschlichen Körper und einem durchaus beschränkten Bewusstsein nie vollständig möglich sein, doch die Reise ins eigene Innere ist faszinierend und von mächtiger Hebelwirkung. Jeder Schritt lohnt sich.

Teil 3 – Ringtraining

Im dritten Teil stelle ich Ihnen das Training an Ringen vor, zeige Ihnen die wertvollsten Übungen und warum die Ringe das beste Trainingsgerät sind, das es für unser Vorhaben gibt. Sie potenzieren die Hebelwirkung der freien Übungen und können vom Aufwand-Nutzen-Verhältnis wohl alle anderen denkbaren Trainingsgeräte der Welt toppen. Nichts ist zugleich derart simpel und doch mächtig – wenn man weiß, was man damit anfangen kann.

Teil 4 – Intervalltraining

Der vierte Teil befasst sich mit den Trainingsmöglichkeiten, die uns Stadt und Natur bieten, sowie mit der wirksamsten Vorgehensweise dabei: der Intervallbelastung. Hier gibt es schier unbegrenzte Möglichkeiten, wie Sie das freie oder bebaute Gelände zur größten Sporthalle der Welt machen können: Nutzen Sie Treppen, Mauern, Geländer als Hürden, laufen Sie bergauf, bergab. Lassen Sie Ihre Fantasie sprudeln bei der Wahl Ihres Outdoortrainings. Gehen Sie mal wieder schwimmen – aber machen Sie es richtig.

Am Ende dieses Teils zeige ich Ihnen noch, wie Sie die verschiedenen Übungen und Trainingsweisen kombinieren, um das Beste aus Ihren Möglichkeiten herauszuholen.

Teil 1
Routine

Diesen Übungskomplex können Sie immer und überall durchführen – zum Aufwärmen oder als kleines Training zwischendurch. Er bietet Schwierigkeitsstufen und beansprucht den ganzen Körper.

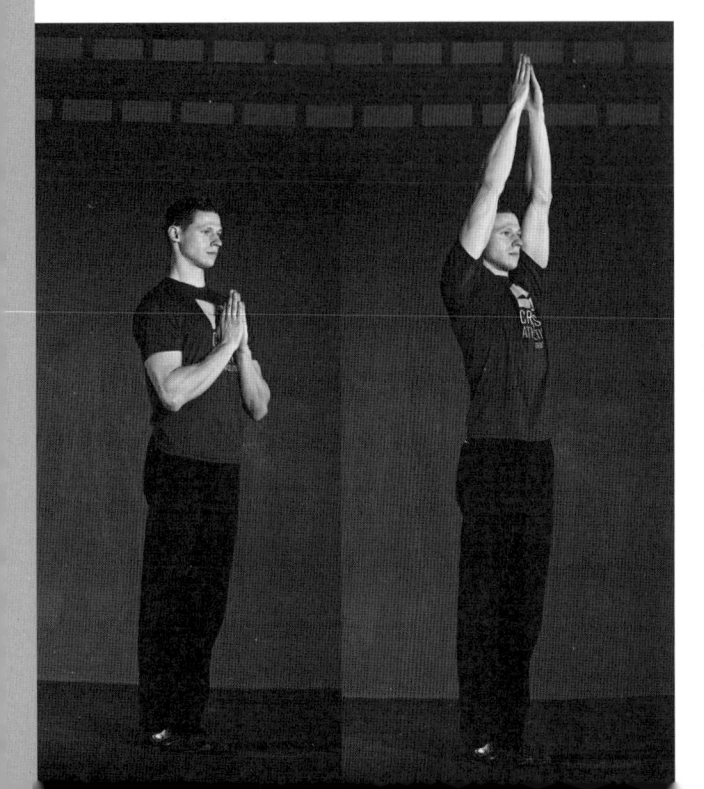

1. Strecken
- Stellen Sie sich aufrecht hin. Die Füße sind geschlossen, die Hände in Gebetsstellung vor Ihrer Brust.

- Führen Sie die Hände über den Kopf. Strecken Sie dabei den gesamten Körper so weit wie möglich.

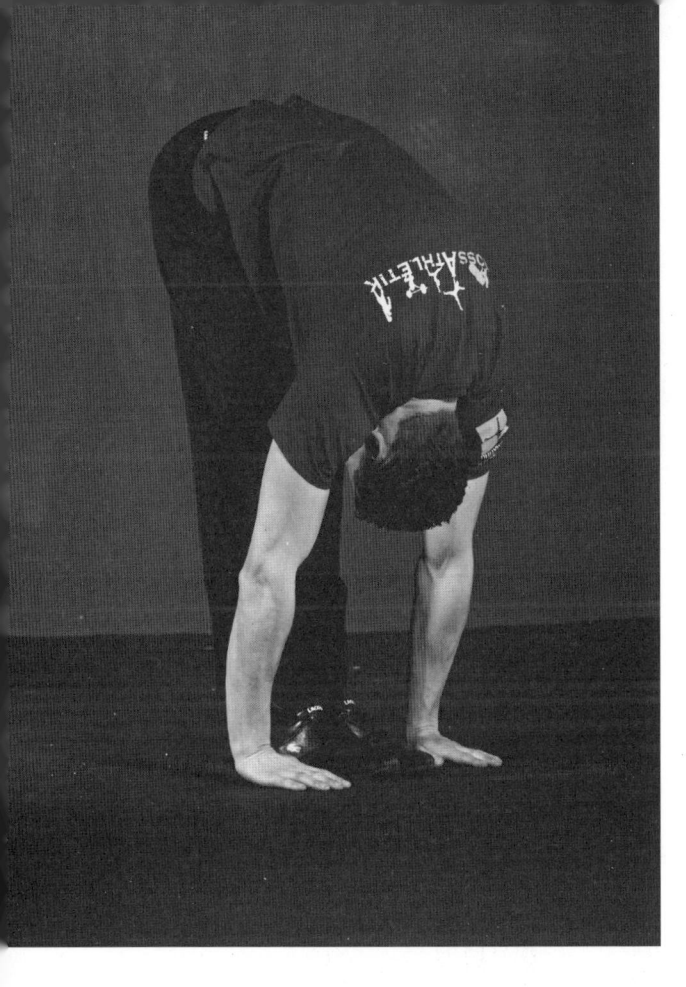

2. Neigen

Neigen Sie den Oberkörper. Öffnen Sie dabei die Arme über die Seiten und führen Sie sie nach unten. Versuchen Sie, Ihre Füße zu berühren oder gar den Boden. Die Beine bleiben gestreckt. Krümmen Sie nicht nur die Wirbelsäule, kippen Sie auch das Becken nach vorn und bewegen Sie Ihren Oberkörper möglichst nah an die Beine heran.

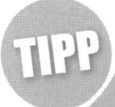

TIPP

Öffnen Sie Ihre Gelenke

Um die passiven Strukturen wie Gelenke oder Bandscheiben mit Nährstoffen zu versorgen, gibt es zwei Möglichkeiten: eine größtmögliche Be- und Entlastung sowie das Öffnen der Gelenke. Dazu eine kleine Übung: Stellen Sie sich seitlich an eine Wand, und zwar so weit entfernt, dass Ihr seitlich ausgestreckter Arm sie mit den Fingerspitzen fast berührt. Nun versuchen Sie, von der Schulter bis in die Fingerspitzen alle Gelenke weitestgehend zu öffnen. Das heißt, Sie strecken sich, so gut es geht, aber ohne den Oberkörper zur Seite zu neigen. Sie werden überrascht sein, wie Ihr Arm plötzlich länger wird und die Wand berührt. Mit etwas Übung können Sie diese Fähigkeit auf alle Gelenke ausweiten. Genau das erwarte ich von Ihnen, wenn ich schreibe: den Körper strecken. Wachsen Sie über sich hinaus! Von den Füßen über das Knie, die Hüfte, Wirbelsäule, Schulter, den Ellenbogen und die Hand bis zu den Fingerspitzen. War die Decke vorher noch eine Handbreit entfernt, so werden Sie sie nun erreichen.

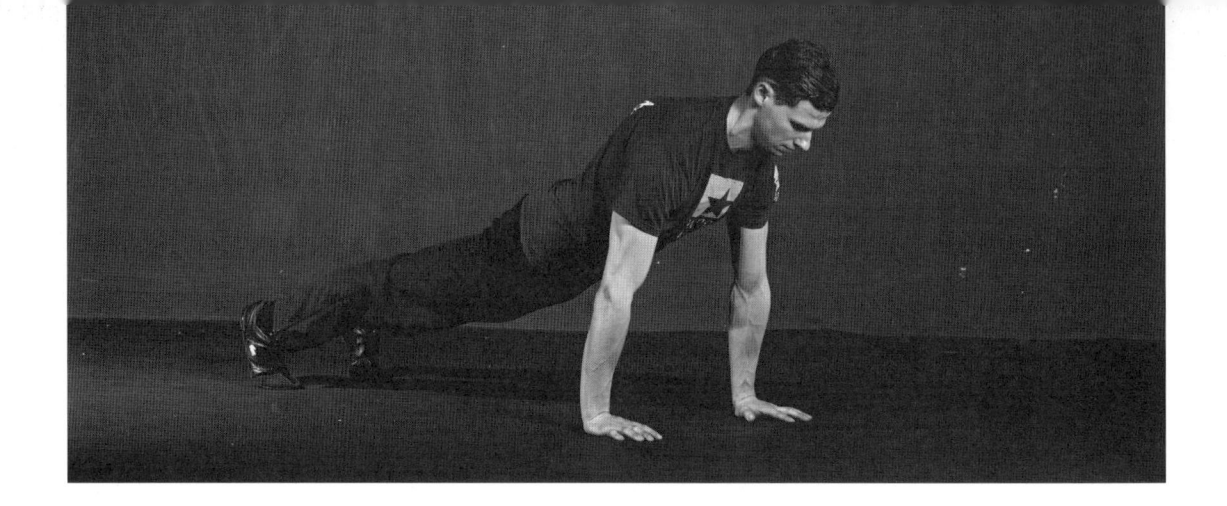

3. Stützen

Setzen Sie die Hände knapp vor Ihren Füßen schulterbreit auf den Boden auf. Steigen Sie mit den Füßen nach hinten und nehmen Sie die Stützposition ein – wie beim Liegestütz mit gestreckten Armen. Zwischen dem üblichen Stütz und dem Stütz, wie ich ihn von Ihnen erwarte, gibt es einen beträchtlichen Unterschied. Denken Sie an die Qualität der Ausführung und die Bedeutung der Körperspannung: Spannen Sie Hände, Füße, Arme, Beine, Po und Bauch maximal an. Versenken Sie die Schultern im Körper und halten Sie diesen stabil wie ein Brett! Lassen Sie einen Freund oder Trainingspartner diese Körperbereiche mit der Handkante abklopfen, um sie auf ausreichend Spannung zu testen.

4. Senken

Senken Sie das Becken. Strecken Sie dabei den gesamten Körper durch, vor allem die Hüften und den Rücken. Öffnen Sie den Brustkorb und die Wirbelsäule. Ziehen Sie die Wirbel auseinander. Bewegen Sie das Becken zum Boden und den Kopf nach oben. Folgen Sie dem Blick in Richtung Decke. Die Fußspitzen bleiben aufgestellt und die Schultern im Körper versenkt.

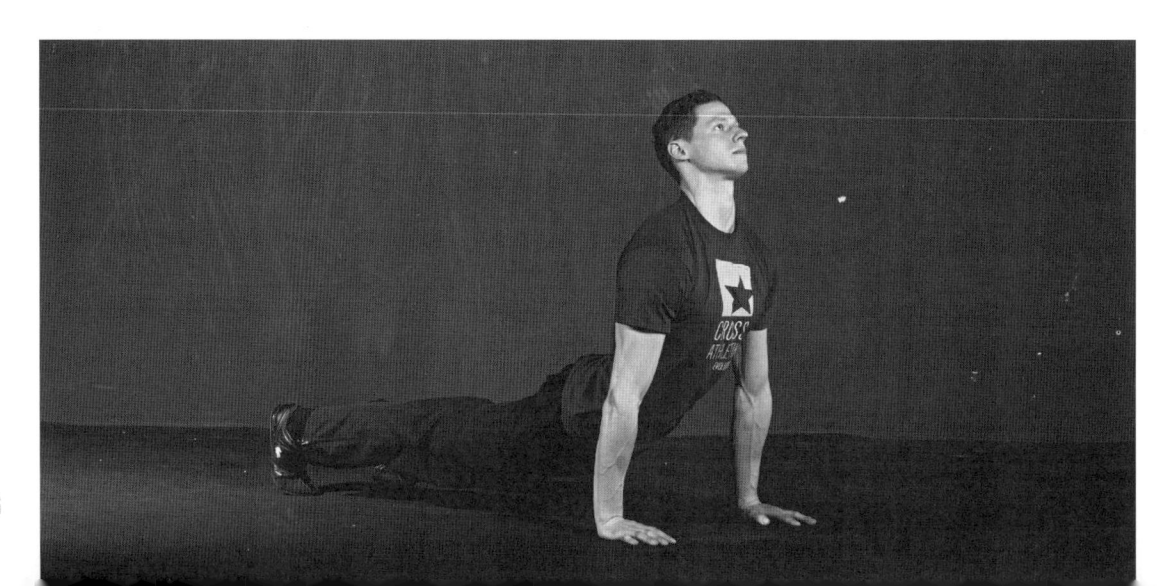

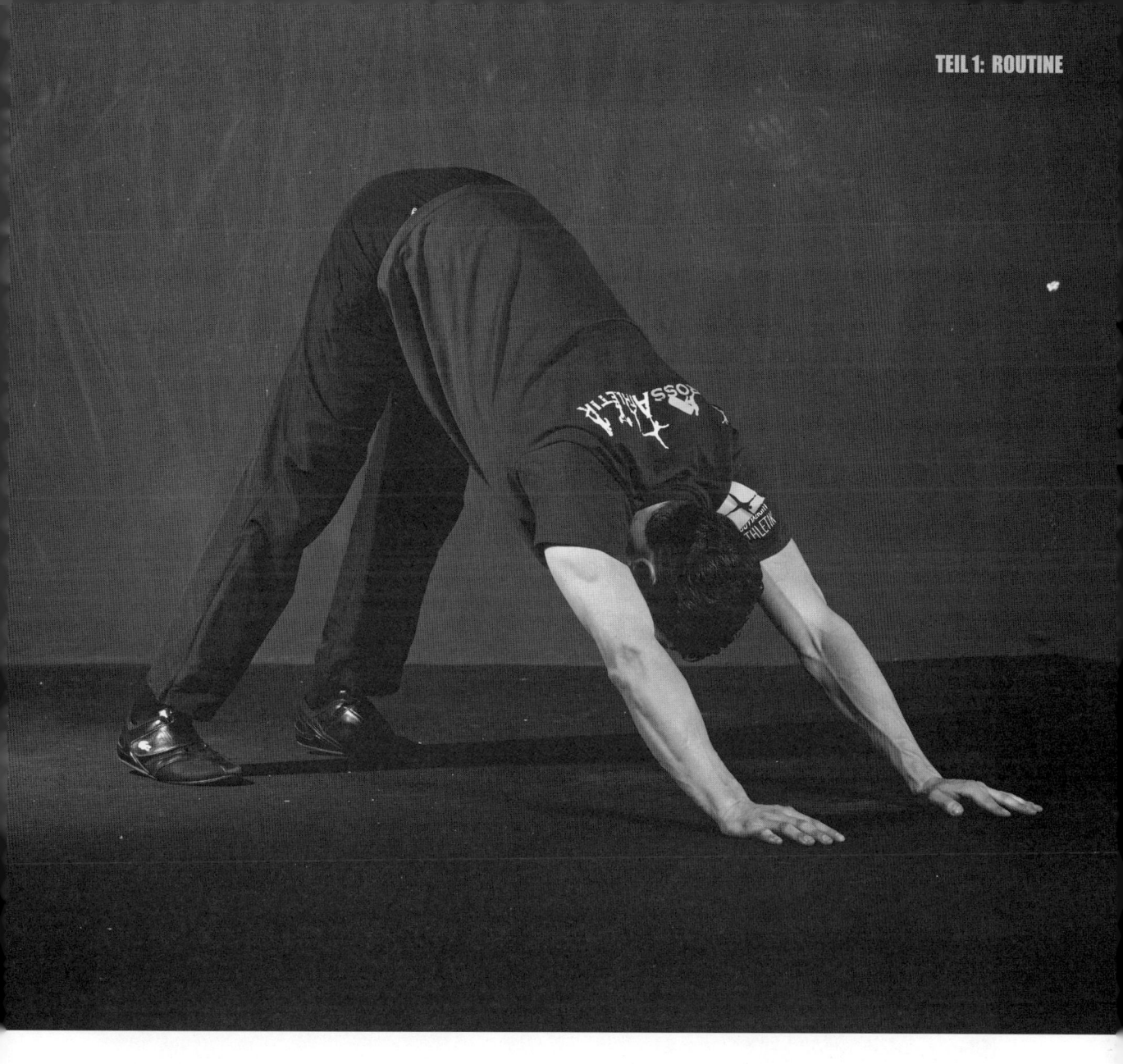

5. Heben

Kehren Sie die Bewegung um. Heben Sie den Po möglichst weit in Richtung Decke und bewegen Sie den Kopf nach unten, zwischen die gestreckten Arme. Lösen Sie dabei die Schultern aus der Versenkung und strecken Sie auch den Schultergürtel in Richtung Kopf. Kippen Sie das Becken nach vorn, statt den Rücken einzurunden. Arme, Kopf und Rücken bilden eine Linie. Halten Sie die Beine möglichst gestreckt und versuchen Sie, die Fersen in Richtung Boden zu drücken.

80/20-FITNESS

6. Wechsel

Wechseln Sie je nach Lust und Leistungsfähigkeit mehrmals zwischen dem Senken und Heben. Die Arme bleiben gestreckt. Zum Abschluss kehren Sie in den Stütz zurück. Nun bewegen wir uns das erste Mal aktiv. Denken Sie – neben dem Aufbauen der Körperspannung und der Ausführung über den vollen Bewegungsumfang – an eine tiefe und kraftvolle Atmung im Einklang mit der Bewegung: Atmen Sie tief ein, wenn Sie das Becken senken, und kraftvoll aus, wenn Sie den Po heben.

Beim Wechsel geht es nicht unbedingt darum, an eine Leistungsgrenze zu kommen. Es geht vor allem darum, die Muskeln zu aktivieren, die Gelenke zu öffnen und die beteiligten Strukturen zu dehnen.

Variante 1

Einarmiger Wechsel: Nun begegnen Sie das erste Mal einer asymmetrischen Belastung. Sie bedarf einiges an Körperbeherrschung, denn wir nutzen nur einen Arm. Positionieren Sie die aktive Hand möglichst mittig. Halten Sie die passive Hand am Oberschenkel. Heben und Senken Sie das Becken wie gewohnt – ohne den Oberkörper zu verdrehen. Danach wird Ihnen der beidarmige Wechsel federleicht vorkommen.

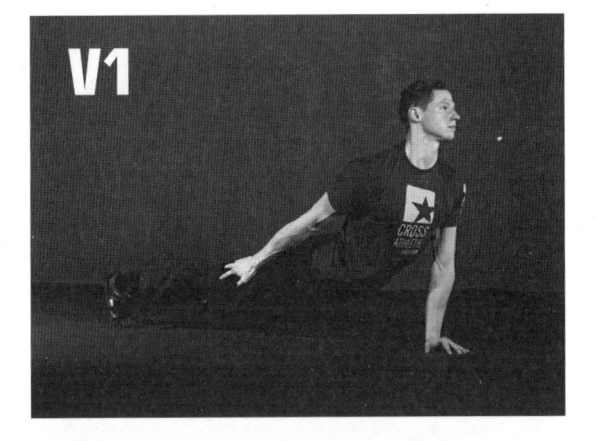

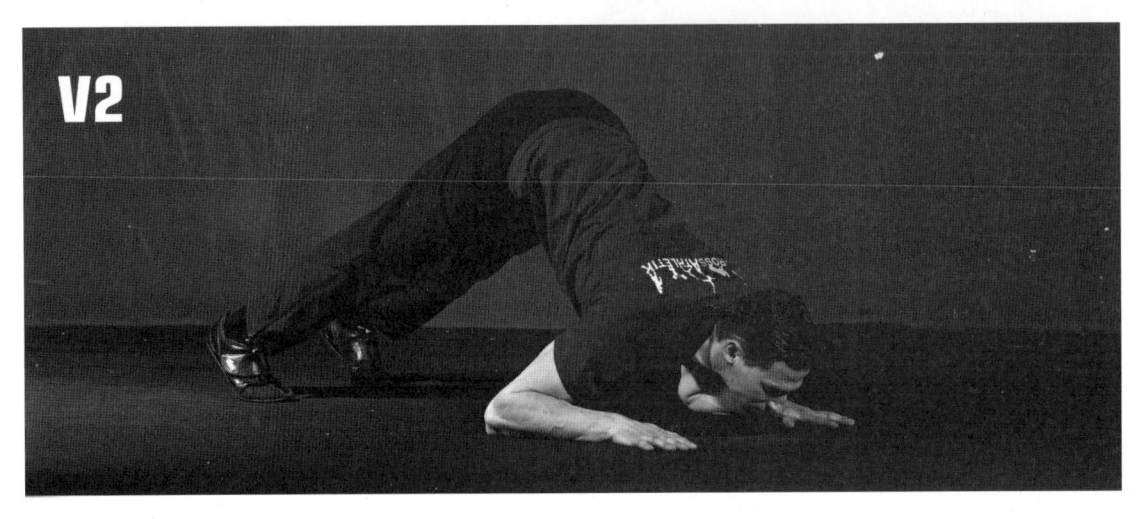

Variante 2

Durchtauchen: Bei dieser Variante des Wechsels winkeln Sie beim Senken die Arme an und gleiten in einer fließenden Bewegung mit Kopf und Brust knapp über dem Boden entlang – als ob Sie unter einem Zaun durchtauchen wollten. Die Arme werden körpernah geführt und wieder gestreckt, wenn Sie nach oben kommen. Die Unterarme berühren am tiefsten Punkt den Boden.

Bewegen Sie sich anschließend mit gestreckten Armen zurück oder – als weitere Steigerung – kehren Sie die Bewegung um: Winkeln Sie wieder die Arme an, tauchen Sie nach hinten durch und drücken Sie den Körper in die Ausgangsposition.

7. Ausfallschritt

Nach dem Wechsel kehren Sie in den Stütz zurück und spannen den gesamten Körper erneut maximal an. Bewegen Sie dann den rechten Fuß nach vorn und setzen Sie ihn außen neben der rechten Hand ab. Senken Sie das Becken nach unten und richten Sie den Oberkörper auf, so weit es geht. Erheben Sie Ihr Haupt. Die Hände bleiben auf dem Boden. Konzentrieren Sie sich vor allem auf die Dehnung in der Hüfte und den Oberschenkeln.

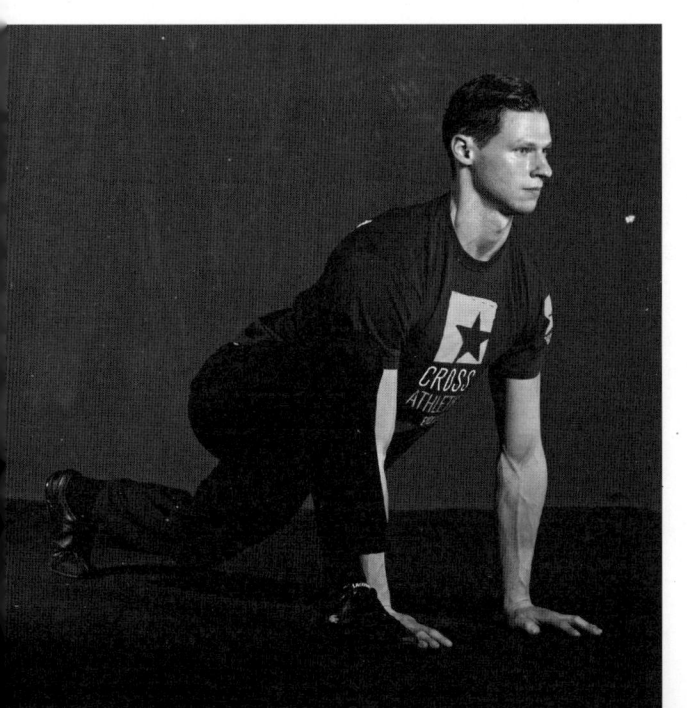

Kehren Sie darauf in den Stütz zurück. Führen Sie den Ausfallschritt nun mit dem linken Bein aus. Wiederholen Sie diesen Ablauf mehrere Male, je nach Lust und Leistungsfähigkeit.

Variante

Gesprungene Ausfallschritte: Gehen Sie zwischen den Ausfallschritten nicht in den Stütz, sondern springen Sie direkt in den nächsten Ausfallschritt. Halten Sie das Becken möglichst tief und stabil. Nur die Beine bewegen sich blitzschnell – vor und zurück.

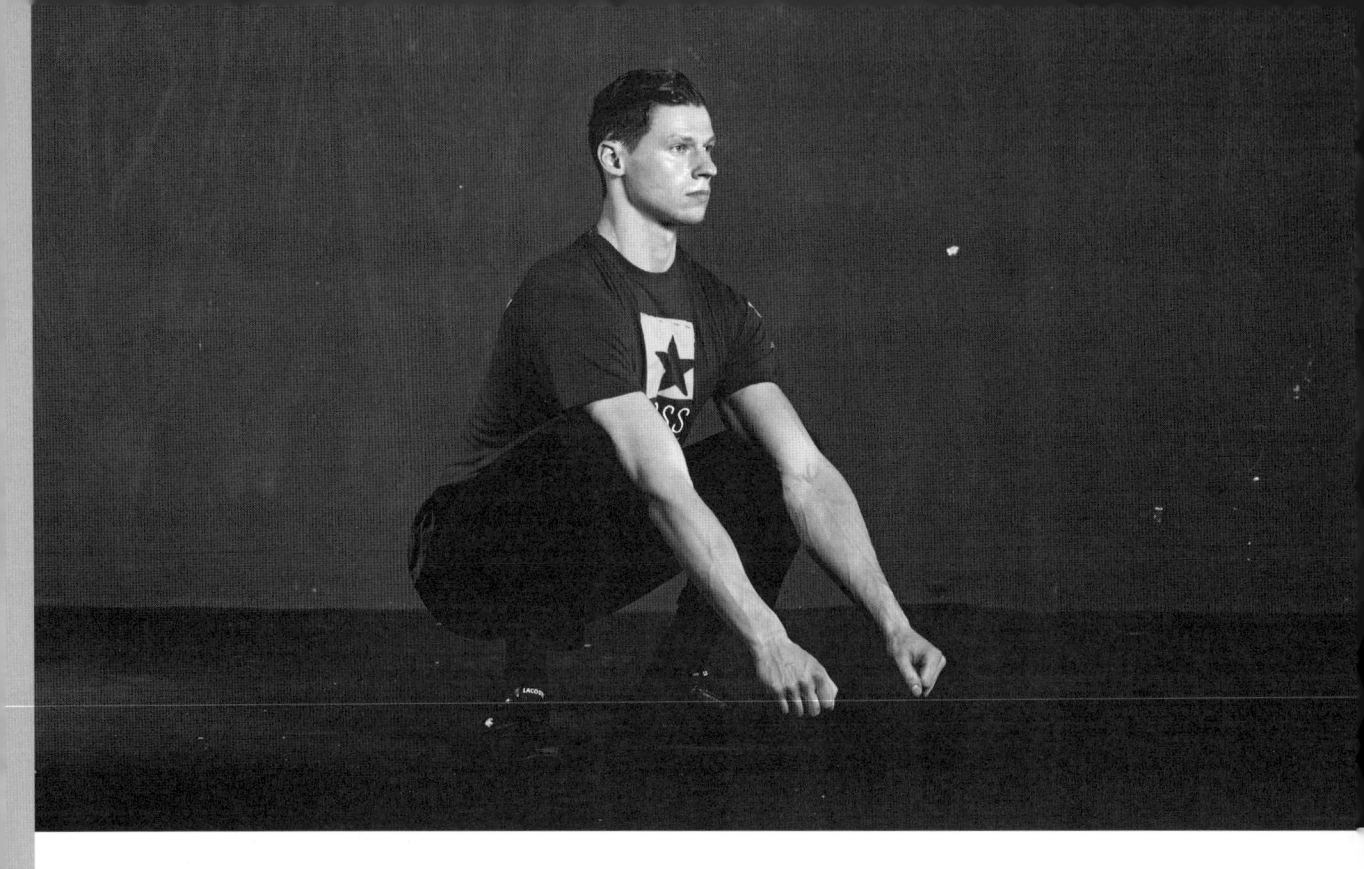

8. Hocke

Wenn Sie sich im Ausfallschritt befinden und keine weiteren Wiederholungen ausführen wollen, dann bewegen Sie auch den anderen Fuß nach vorn neben die entsprechende Hand. Beugen Sie die Knie und nehmen Sie eine tiefe Hocke ein. Versuchen Sie, die Fersen fest auf dem Boden zu lassen. Richten Sie dabei den Oberkörper weitestmöglich auf. Die Hände lösen sich dabei vom Boden.

> **TIPP**
>
> ### Stabile Schultern sind starke Schultern
>
> Unsere Schultergelenke sind besonders beweglich und deswegen auch besonders anfällig für Überlastungen und Verletzungen. Um sie beim Training zu schützen, sollten wir sie stabilisieren. Dies gelingt, indem wir sie im Körper versenken – weg von den Ohren, möglichst nah in Richtung Füße. Hier sind sie am sichersten und am stärksten, denn Stabilität ist die Mutter aller Bewegung.

9. Aufrichten

Nehmen Sie die Hände vor der Brust zusammen und richten Sie sich komplett auf. Atmen Sie dabei kraftvoll ein und führen Sie die Arme über den Kopf. Strecken Sie sich ein letztes Mal voll durch. Senken Sie die Arme über die Seiten ab. Atmen Sie dabei tief aus – und lächeln Sie.

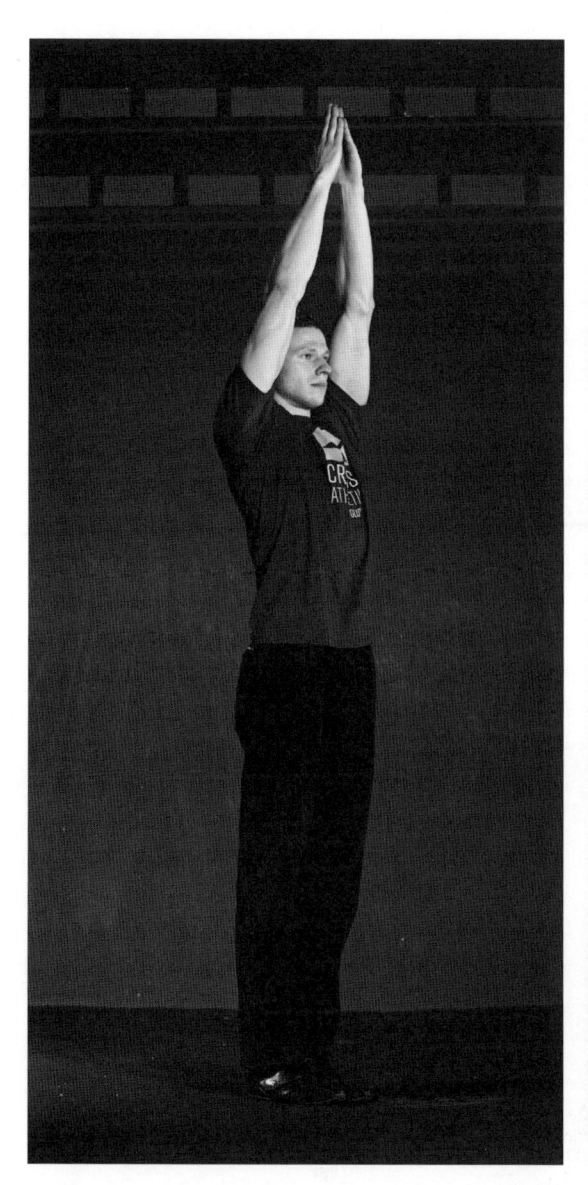

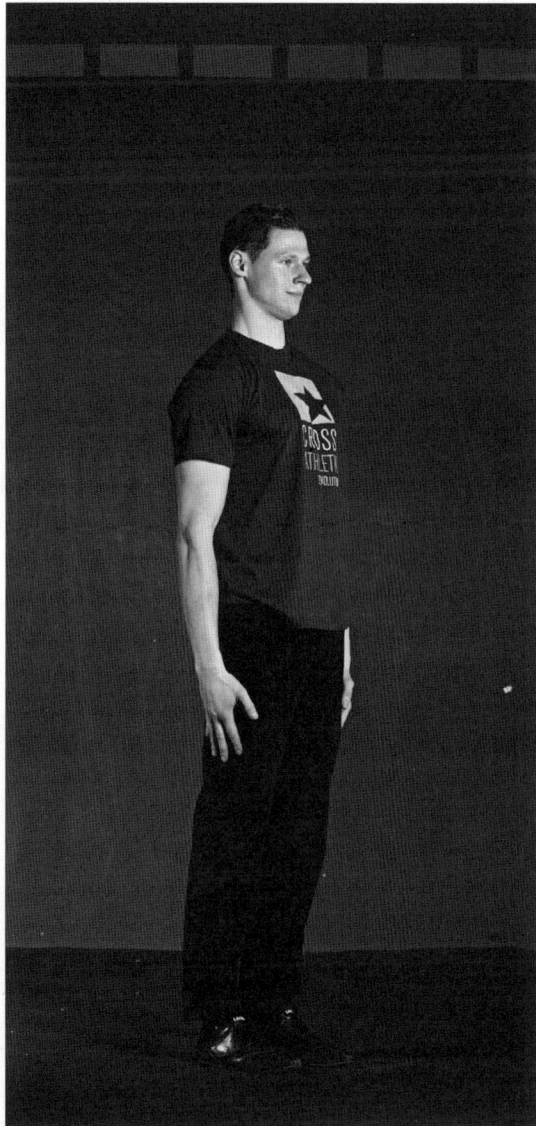

Teil 2
Freie Übungen

Die folgenden Übungen und Varianten können Sie überall ausführen – ob zu Hause, im Büro oder Hotel. Insbesondere wenn Sie nicht mehr zur Verfügung haben als Ihren Körper und vielleicht einen Tisch, ein stabiles Sofa oder eine Tür. Turnschuhe sind kein Muss. Trainieren Sie barfuß, solange die Umstände es zulassen, und möglichst im Freien, auf der Terrasse oder im Garten. Je natürlicher das Training, desto besser.

Bevor ich Ihnen die Übungen und Varianten vorstelle, möchte ich, dass Sie sich zuerst noch etwas mit der Anatomie des Körpers beschäftigen. Das ist wichtig, um zu verstehen, welche Muskeln Sie trainieren, wo sie sich befinden und vor allem, wie sie zusammenarbeiten.

So arbeiten die Muskeln zusammen

Der menschliche Körper umfasst über 600 Muskeln. Auf den folgenden Seiten zeige ich Ihnen, welche Muskeln bei welchen Bewegungen aktiv werden, wo sie liegen und wie sie zusammenarbeiten. Dabei konzentriere ich mich auf die Hauptmuskeln, die den wesentlichen Teil der Bewegung vorantreiben. Da man nur mit dem Körper wirklich gut lernt, werden wir uns dabei etwas bewegen.

Das Drücken mit dem Oberkörper

Führen Sie bitte einen geraden Faustschlag mit der Linken aus, wobei Sie den Arm möglichst körpernah führen. Sie starten mit der erhobenen Faust und dem angewinkelten Ellenbogen am Körper. Nun bewegen Sie die Faust gerade nach vorn und schauen, was passiert. Der Arm streckt sich; diese Aufgabe übernimmt der Trizeps, der dreiköpfige Muskel an der Unterseite Ihres Oberarms. Und der Oberarm hebt sich;

diese Aufgabe übernimmt der vordere Teil des Schultermuskels.

Führen Sie nun einen Schwinger aus, wobei Sie mit einem weit ausgestellten Arm starten, und legen Sie Ihre freie Hand auf die Brust der aktiven Seite, dann werden Sie spüren, wie der große Brustmuskel arbeitet, um den Arm wieder zum Körper zu bewegen. Je weiter Sie also beim Drücken den Arm abspreizen, desto stärker drücken Sie mit dem Brustmuskel, und je enger Sie ihn führen, desto mehr belasten Sie den Trizeps und vorderen Teil des Schultermuskels.

Unter dem großen Brustmuskel versteckt liegt der kleine Brustmuskel, M. pectoralis minor. Er zieht die Schulter nach vorn unten und sollte bei allen Drückübungen aktiviert werden, um die Schulter möglichst fest im Körper zu verankern; dann ist sie am stärksten, stabilsten und somit sichersten. Dies gilt ebenso für den vorderen Sägemuskel. Er sitzt fächerförmig auf unserem Brustkorb, stabilisiert die Schulterblätter an ebendiesem und ist unerlässlich für eine stabile Drückbewegung oder Faustschläge, weshalb er auch als Boxermuskel bezeichnet wird. Stellen Sie sich vor, wie Sie Ihre Schulterblätter an den Brustkorb saugen. Diese Bewegung lässt sich im Einklang mit dem Verankern der Schultern – zur Aktivierung des kleinen Brustmuskels – ausführen und sollte bei allen Drückbewegungen durchgeführt werden, um die Streckung zu vollenden.

Das Beugen der Wirbelsäule

Setzen Sie sich bitte aufrecht hin und rollen Sie Ihren Oberkörper ein wie ein Igel. Der Rücken rundet sich, Kopf und Brustkorb wandern in Richtung Becken. Legen Sie dabei eine Hand auf Ihren Bauch und spüren Sie die Muskelarbeit. Da arbeitet der gerade Bauchmuskel – für viele der Nabel der Welt, tatsächlich ein eher oberflächlicher Muskel. Darunter und danebenwirken viele weitere Bauchmuskeln, beispielsweise die äußeren schrägen Bauchmuskeln, die Ihren Rumpf umfassend stärken, stabilisieren und beweglich machen. Die werden Sie mit einfachen Sit-ups nie erreichen, weshalb wir beim Training zu wirksameren Hebeln greifen werden, wie dem Beinheben in Rückenlage (Seite 99) oder dem Vorstrecken an den Ringen (Seite 134). Nur solche Übungen vermögen Ihren Rumpf umfassend zu fordern, statt bloß an der Oberfläche zu wirken.

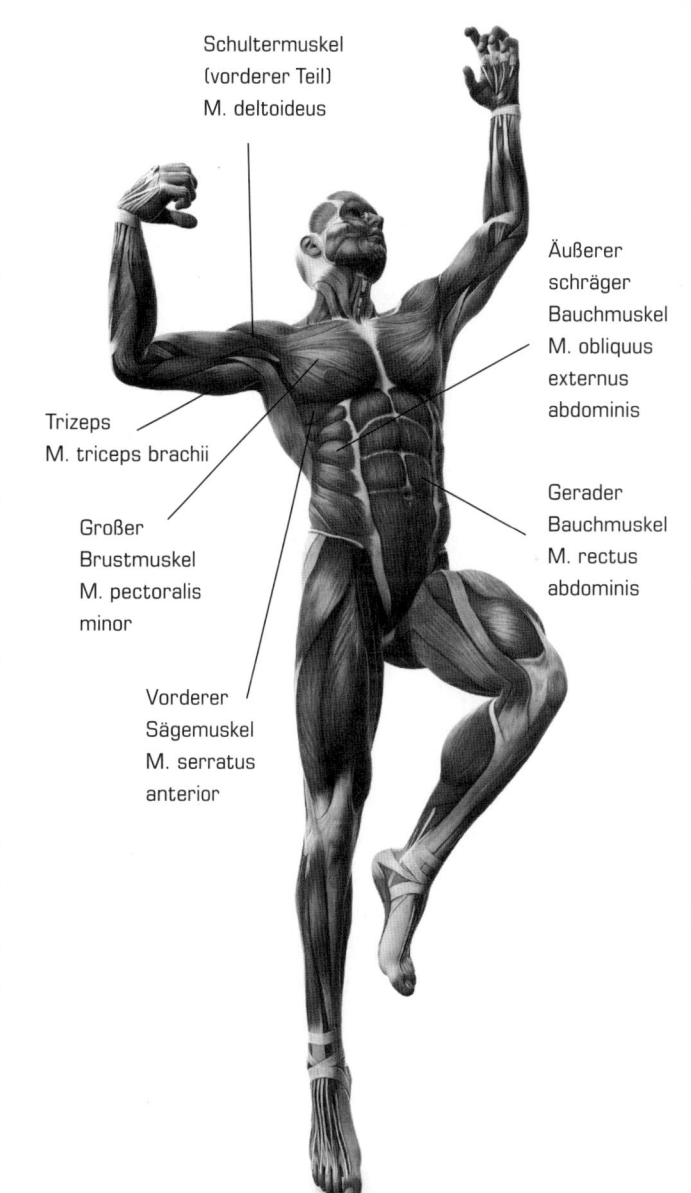

Das Ziehen mit dem Oberkörper

Die Gegenbewegung zum Drücken aktiviert die Antagonisten, die Gegenspieler, der vorher erwähnten Drückmuskulatur. Bitte strecken Sie Ihren Arm einmal aus, so wie er sich am Ende Ihrer linken Geraden gestreckt vor dem Körper befindet. Wenn Sie ihn nun körpernah zurückziehen, dann arbeiten hier vor allem der Bizeps (Bild 3, Seite 86), der breite Rückenmuskel und der hintere Teil des Schultermuskels.

Der Bizeps winkelt den Arm an, der breite Rückenmuskel zieht ihn von vorn oben an den Körper heran und der hintere Teil des Schultermuskels unterstützt ihn dabei. Je weiter Sie den Arm vom Körper abspreizen und quasi den Schwinger rückwärts ausführen, desto weniger arbeitet der breite Rückenmuskel mit und umso stärker arbeiten der hintere Teil des Schultermuskels sowie der Trapezmuskel als Antagonisten der Brustmuskeln. Je weiter Sie also die Zugbewegung ausführen, desto weniger arbeitet der breite Rückenmuskel mit und desto schwächer werden Sie auch beim Ziehen. Im Gegensatz zum Drücken, bei dem Sie umso stärker werden, je mehr Sie den Brustmuskel aktivieren, indem Sie die Arme abgespreizt vom Körper führen.

Der Trapezmuskel sitzt zwischen den Schulterblättern und bewegt diese nach hinten beziehungsweise aufeinander zu. Unterstützt wird er von den darunter arbeitenden Rautenmuskeln, M. rhomboideus major und minor. Diese Muskeln gehören zu einer vollständigen Zugbewegung dazu wie ihre Antagonisten, der kleine Brustmuskel und der vordere Sägemuskel, zur Drückbewegung. Also ziehen Sie die Arme nicht nur zum Körper, sondern auch möglichst weit hinter den Körper, wobei Sie versuchen, die Ellenbogen und Schulterblätter möglichst nah aufeinander zuzubewegen. Erst diese aktiven Schulterbewegungen führen zu einem starken, stabilen und geschmeidigen Schultergürtel. So trainieren Sie mit dem gesamten Körper, statt nur die Arme zu bewegen.

Wenn Sie das Ziehen supiniert und eng am Körper ausführen, dann beugt vor allem der Bizeps den Arm. Je mehr Sie den Unterarm pronieren und die Arme beim Ziehen abspreizen, desto stärker lösen der Armbeuger sowie der Oberarmspeichenmuskel ihn ab.

Das Strecken der Wirbelsäule

Bei den Rückenstreckern handelt es sich um ein komplexes Muskelnetzwerk mit Sehnen, Bändern, Nerven und Muskelfasern, die sich an der ganzen Wirbelsäule mit ihren Wirbelkörpern, Bandscheiben, Gelenken und Rippen entlangziehen. Im Allgemeinen spricht man vom M. erector spinae. All diese Muskeln, Bänder und Sehnen arbeiten im Verborgenen unter den oberen Rückenmus-

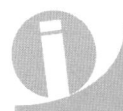

Supination und Pronation

Diese Begriffe bezeichnen eine Rotation der Unterarme: Bei der Supination werden die Arme nach außen gedreht, sodass die Daumen ebenfalls nach außen weisen, bei der Pronation werden die Arme nach innen gedreht, sodass die Daumen zueinander zeigen.

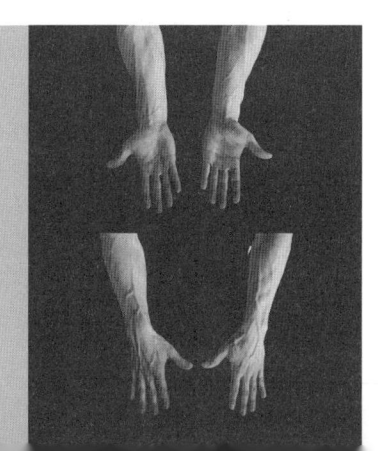

keln und sind die Antagonisten der Bauchmuskulatur. Sie schützen, stützen und strecken die Wirbelsäule, stabilisieren das Becken, richten den Brustkorb auf und halten den Kopf aufrecht. Wir können dieses komplexe System umfassend trainieren, wenn wir mit ausreichend Widerstand in die Überstreckung des Körpers gehen, wie wir es beim Beinheben in Bauchlage (Seite 103) oder beim Rückstrecken an den Ringen (Seite 138) machen. Probieren Sie es mal im Sitzen aus: Setzen Sie sich aufrecht hin, strecken Sie den Kopf möglichst weit zur Decke, öffnen Sie den Brustkorb, entspannen Sie die Bauchmuskeln und dann überstrecken Sie sich möglichst weit, aber kontrolliert ins Hohlkreuz – vom Scheitel bis zum Becken. Dabei ziehen Sie die Wirbel weit auseinander, statt sie zu stauchen.

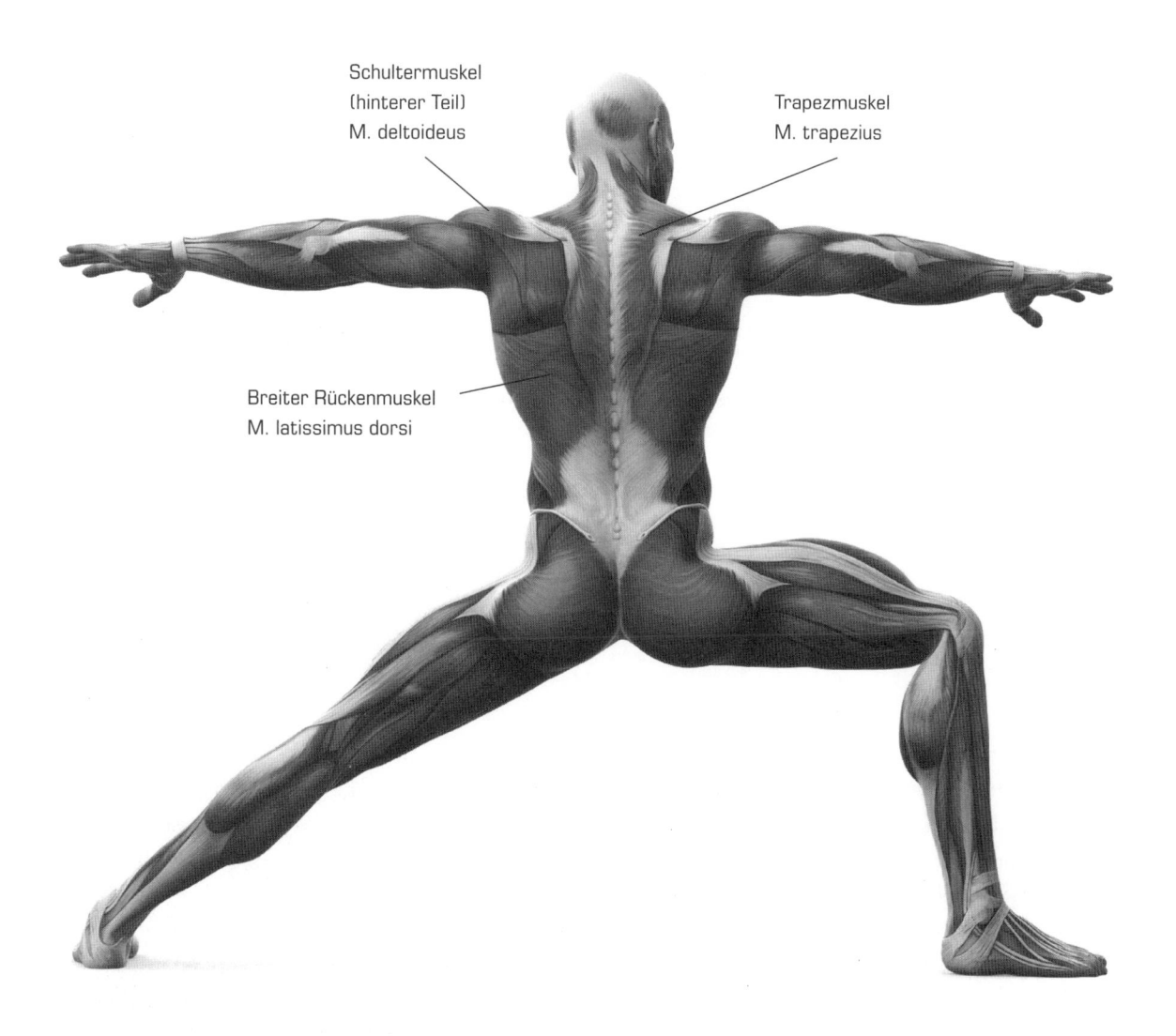

Schultermuskel (hinterer Teil)
M. deltoideus

Trapezmuskel
M. trapezius

Breiter Rückenmuskel
M. latissimus dorsi

Bizeps
M. biceps brachii

Armbeuger
M. brachialis

Oberarmspeichenmuskel
M. brachioradialis

Großer Gesäßmuskel
M. gluteus maximus

Quadrizeps
M. quadriceps femoris

Beinbizeps
M. biceps femoris

Zwillingswadenmuskel
M. gastrocnemius

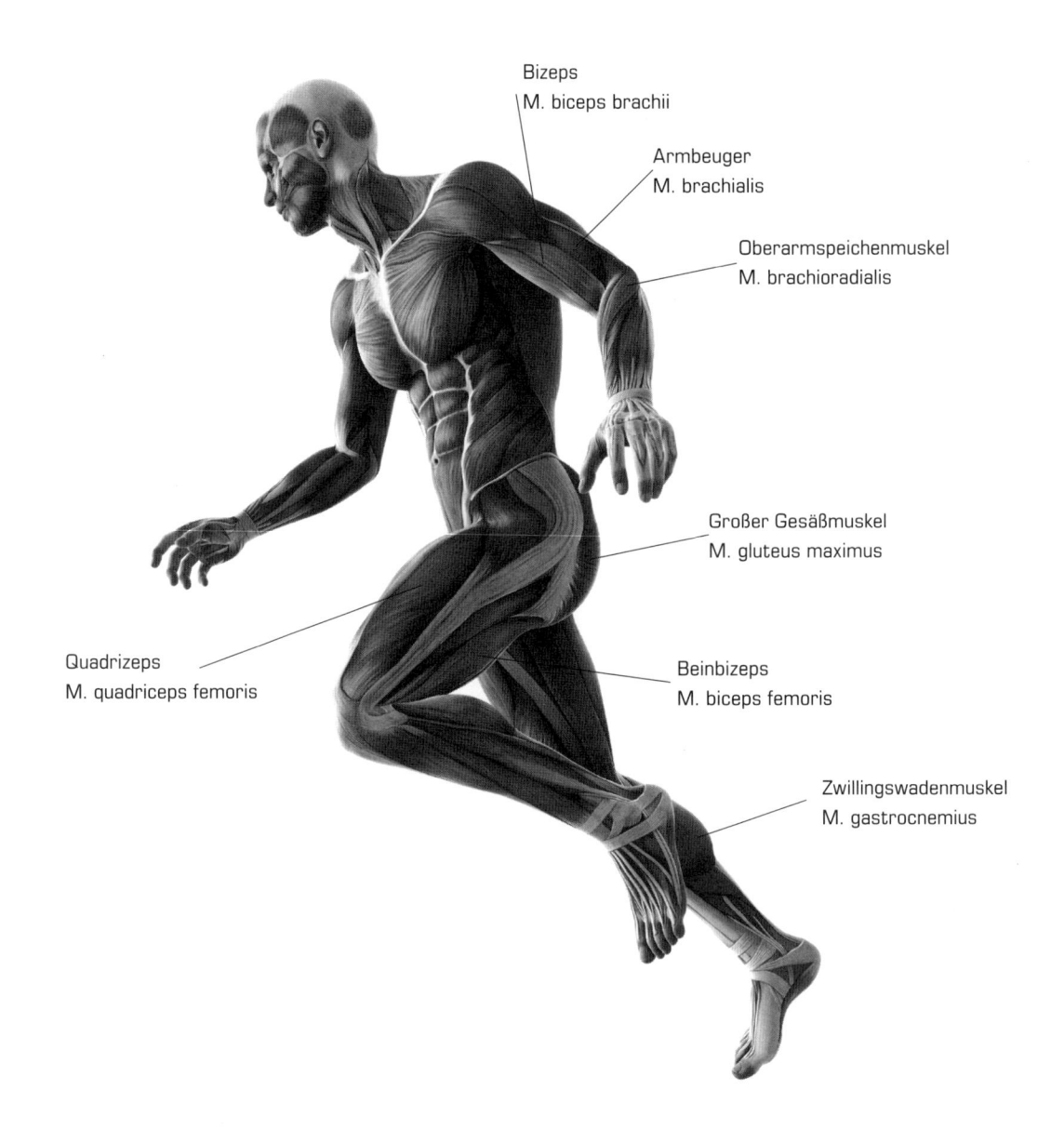

Das Schreiten und Beugen mit dem Unterkörper

Ausfallschritte und Kniebeugen beanspruchen den Unterkörper auf eine ähnliche, aber nicht vergleichbare Weise. Das Zusammenspiel der beteiligten Muskeln ist dabei überaus komplex, deswegen bedarf es einiger Mühen, um gehen zu lernen. Müssten wir all diese Muskeln bewusst steuern, so würden wir dauernd über unsere Füße stolpern und kaum einen Schritt vorankommen. Glücklicherweise übernimmt diese Aufgabe unser Zentralnervensystem, deshalb ist es hier auch weniger wichtig, alle beteiligten Muskeln zu kennen. Merken Sie sich vor allem den Quadrizeps, den vierköpfigen Oberschenkelstrecker auf der Vorderseite Ihres Oberschenkels, den Beinbizeps beziehungsweise Beinbeuger auf der Rückseite Ihres Oberschenkels sowie den großen Gesäßmuskel an Ihrem Allerwertesten. Letzterer richtet das Becken auf, stabilisiert es und zieht die Beine nach hinten beziehungsweise stößt den Körper nach vorn ab, wenn die Füße oder der Fuß sich auf dem Boden befinden.

Quadrizeps und Beinbizeps sind Antagonisten – der erste streckt das Bein, der zweite beugt es wieder. Der größte Muskel des Unterschenkels ist der Zwillingswadenmuskel. Wenn er kontrahiert, wird der Fuß nach unten gestreckt. So können wir uns auf die Zehenspitzen stellen, gehen, springen und sprinten. Oberschenkel, Unterschenkel sowie die Hüft- und Gesäßregion verfügen über viele weitere Muskeln. Wenn Sie sich jedoch an die wesentlichen Übungen der folgenden Übungskapitel halten, werden Sie diese alle umfassend, im natürlichen Rahmen und ausgewogen trainieren. Wenn Sie die Übungen dann auch noch mit dem Sprinten aus dem Intervalltraining (Seite 146) kombinieren, ist Ihr Unterkörper rundum versorgt.

TIPP

Bilden Sie Ihre anatomischen Kenntnisse weiter

Die soeben vorgestellten Muskeln bilden nur einen Bruchteil Ihrer Gesamtmuskulatur. Jeder sollte sie kennen, der ernsthaft in die Entwicklung seines Körpers eingreifen will. Unter, neben und mit diesen Muskeln arbeiten unzählige weitere. So ist die sogenannte Rotatorenmanschette (ein Verbund von vier Muskeln) an jeder Oberkörperübung beteiligt. Sie befindet sich rechts und links neben beziehungsweise unter dem Trapezmuskel auf dem Schulterblatt, verbindet dieses mit dem Oberarm und stärkt, stabilisiert und rotiert unsere Arme im Schultergelenk.

Auch die Muskulatur unserer Oberschenkelrückseite umfasst deutlich mehr Muskeln als nur den Beinbizeps. Zusammen wird die gesamte Muskelgruppe dort als ischiocrurale Muskulatur bezeichnet. Ihr ganzer restlicher Bewegungsapparat, der Bauch, Po, ja sogar die Unterarme und Unterschenkel sind komplexe Netzwerke aus Muskeln, Sehnen, Bändern, Knochen und Gelenken. Je mehr Sie insgesamt darüber in Erfahrung bringen, den Nutzen erkennen und die Zusammenhänge verstehen, umso mehr Bewusstsein und somit Einfluss auf Ihre Entwicklung werden Sie erlangen.

Liegestütz

Etwas vom Körper wegzudrücken oder den Körper selbst von etwas wegzudrücken ist eine der natürlichsten Bewegungen überhaupt. Liegestütze sind wohl die bekannteste aller Fitnessübungen. Das Pendant im Hanteltraining ist das Bankdrücken. Richtig ausgeführt ist der Liegestütz wertvoller für unsere körperliche Entwicklung. Wir drücken den gesamten Körper hoch, statt nur unsere Arme, und setzen so Wachstumsreize, wie sie beim Bankdrücken nicht möglich wären.

Beteiligte Muskulatur

Der Schwerpunkt der Belastung liegt bei der Drückmuskulatur des Oberkörpers: Trizeps, vorderer Schultermuskel und großer Brustmuskel. Aktiv arbeiten auch der kleine Brustmuskel mit, wenn wir die Schultern in die Bewegung miteinbeziehen, sowie der vordere Sägemuskel, wenn wir die Schulterblätter aktiv bewegen.

Damit der untere Rücken nicht ins Hohlkreuz fällt, muss die gesamte Bauchmuskulatur maximal angespannt werden.

Zur Verstärkung aktivieren wir unsere Gesäßmuskeln. Wenn wir sie ebenfalls maximal anspannen und die Hüfte voll strecken, wird die Drückbewegung noch stabiler. Schließlich strecken wir auch die Beine voll durch und spannen den gesamten Unterkörper an. Selbst der Rücken ist gefordert. Der ganze Körper arbeitet mit.

Ausführung Grundbewegung

1. Platzieren Sie die Hände mit über schulterbreitem Abstand auf dem Boden. Die Füße sind etwa hüftbreit auseinander. Die Arme sind gestreckt, der Nacken lang, die Schultern versenkt. Ihr Körper ist stabil wie ein Brett und bildet eine gerade Linie von den Fersen bis zum Scheitel.

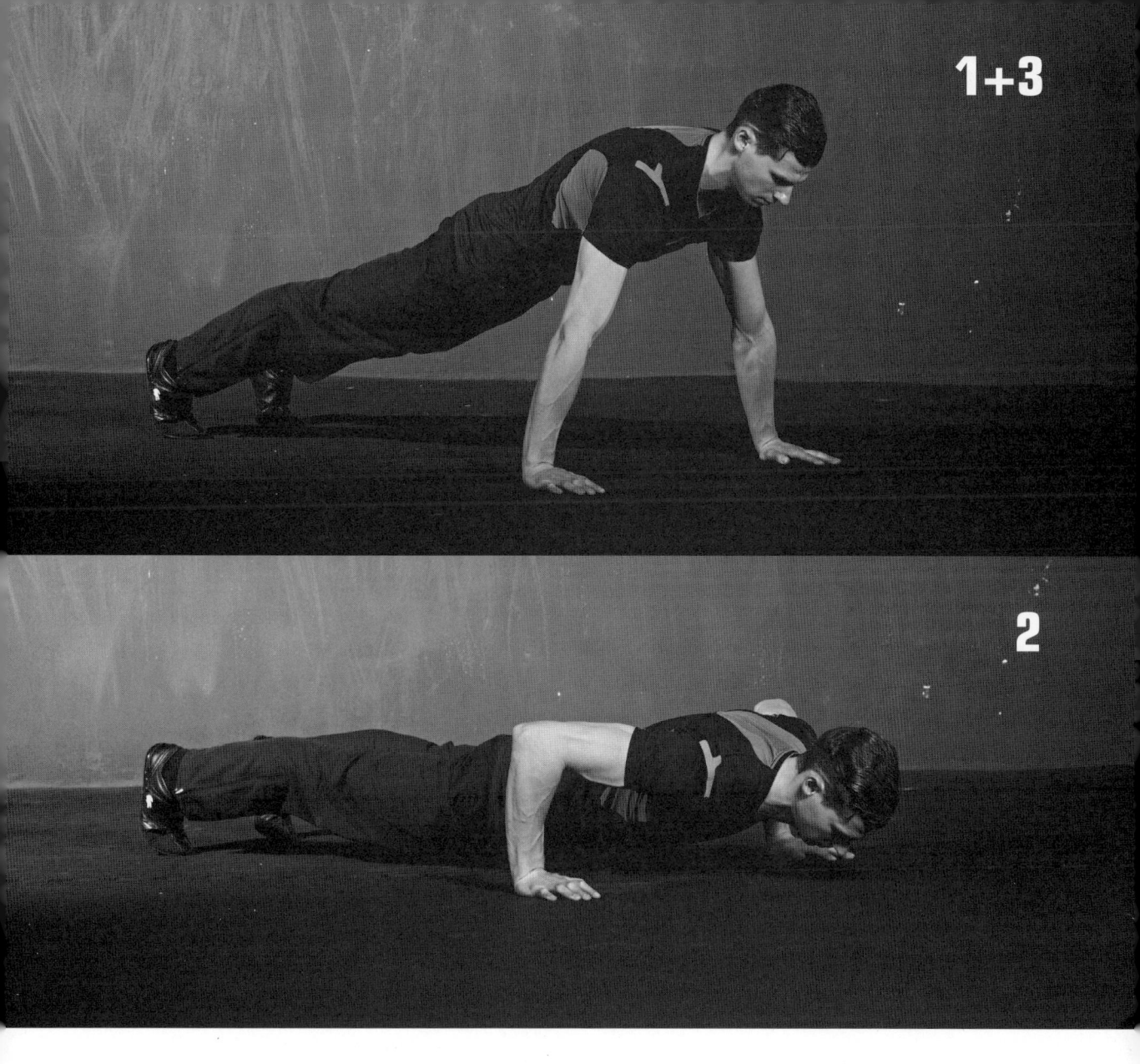

2. Beugen Sie die Ellenbogen und senken Sie Ihren Körper fast bis zum Boden. Die Ellenbogen bewegen sich dabei leicht in Richtung Becken und bleiben nicht auf Höhe des Schultergürtels. Am tiefsten Punkt stehen die Unterarme senkrecht zum Boden.

3. Drücken Sie sich anschließend wieder hoch. Aktivieren Sie dabei den vorderen Sägemuskel und den kleinen Brustmuskel, indem Sie beim Strecken der Arme die Schulterblätter an den Brustkorb saugen und am höchsten Punkt der Bewegung die Schultern nach vorn unten ziehen.

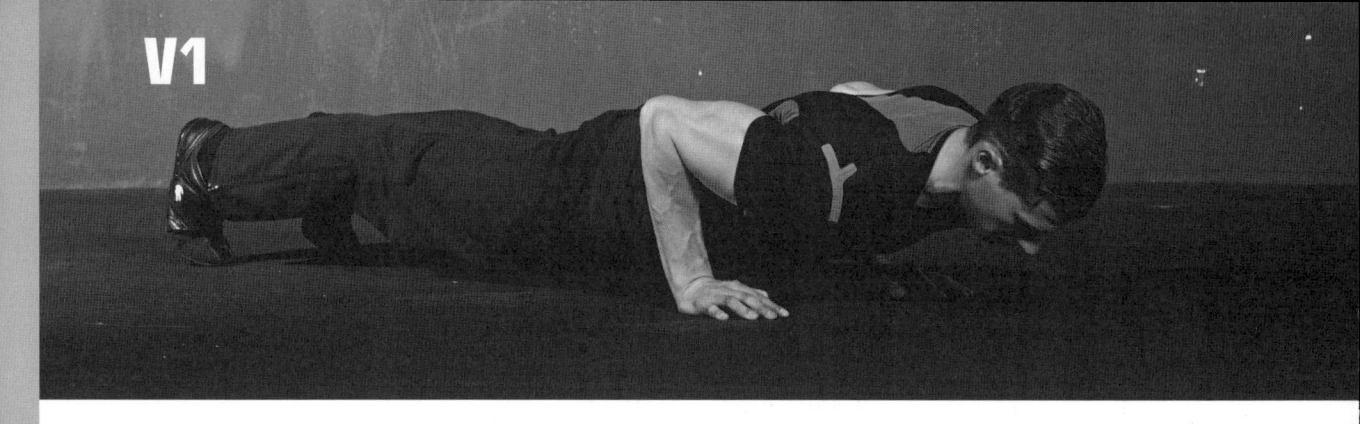

Vollendung

Es gilt, aus dem Rücken zu drücken. Aktivieren Sie den breiten Rückenmuskel beim Hochdrücken, indem Sie die Arme leicht nach außen rotieren und die Ellenbogen näher an den Körper führen. Dadurch steigt die Rückenspannung und Sie können sich regelrecht hochschrauben. Probieren Sie die Rotation aus, indem Sie die Hände auf einem Tisch platzieren und die gestreckten Arme so eindrehen, dass die Ellenbogen zur Tischplatte zeigen. Spüren Sie, wie sich der Rücken anspannt? Nutzen Sie diese zusätzliche Kraft.

Variante 1

Enger Liegestütz: Platzieren Sie Ihre Hände nur etwa schulterbreit und führen Sie den Liegestütz aus. Die Arme bewegen sich dabei körpernah, wodurch besonders der Trizeps und die vordere Schulter gefordert werden.

Variante 2

Asymmetrischer Liegestütz: Arbeiten Sie mit weitem Handabstand. Senken Sie den Körper jeweils abwechselnd zu einer Seite hin ab und drücken Sie ihn wieder in die Ausgangsposition. Achten Sie darauf, den gesamten Körper – stabil wie ein Brett – zu der jeweiligen Hand zu bewegen und nicht nur mit dem Oberkörper dorthin einzuknicken. Blicken Sie zur passiven Hand, um den Körper tiefer absenken und den Bewegungsumfang erweitern zu können.

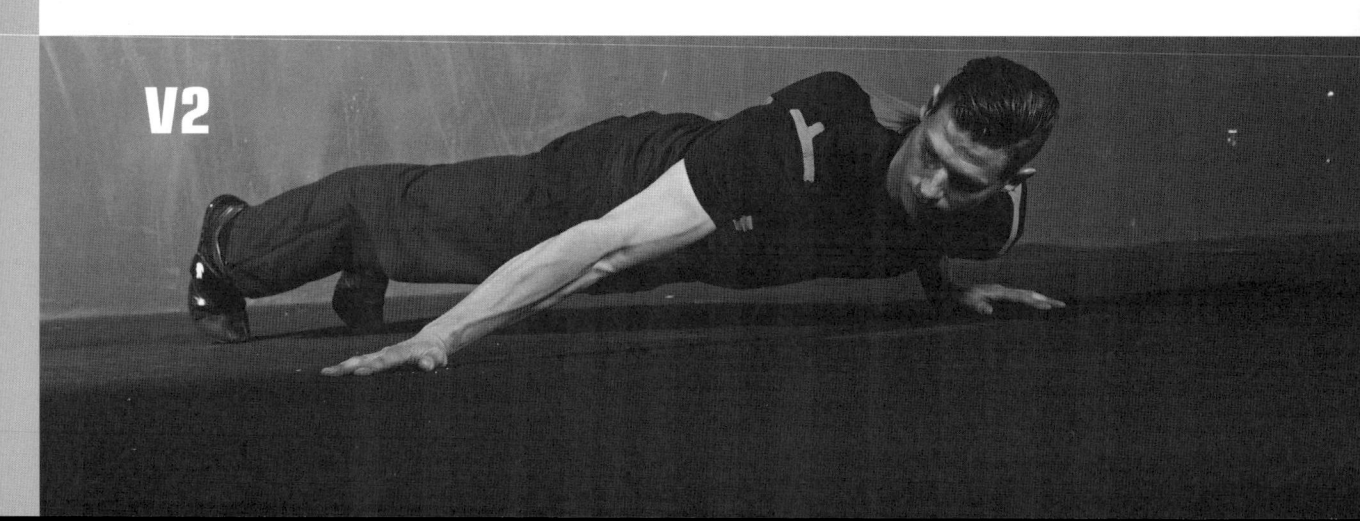

Einsteigervariante

Liegestütz am Tisch: Führen Sie die Liegestützvarianten am Tisch durch, wenn Ihnen diejenigen am Boden nicht sauber gelingen. Denkbar wären sie auch an der Wand, auf einer Treppe oder im Türrahmen. Nutzen Sie diese Möglichkeit auch, um die bewusste Aktivierung der Muskeln unter erleichterten Umständen zu üben. Einen Punkt an der gegenüberliegenden Wand zu fixieren erleichtert die Konzentration.

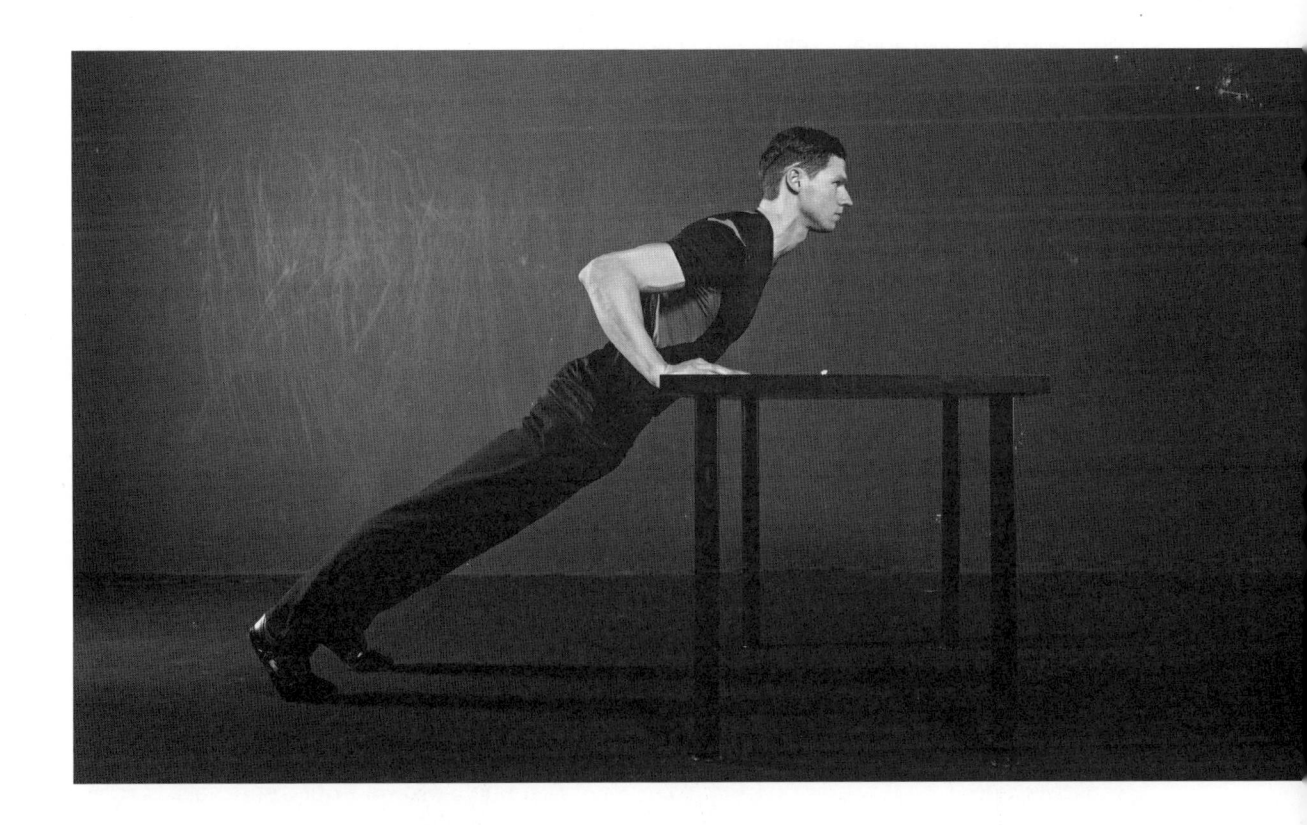

Drücken und Ziehen

Was viele nicht wissen: Starkes Drücken kommt aus dem Rücken! Beim oberen Rücken handelt es sich um die gegenteilige, antagonistisch arbeitende Muskulatur: die Zugmuskulatur. Drücken und Ziehen sind zwar gegenteilige Bewegungen, unterstützen sich aber gegenseitig. Die Zugmuskulatur lässt sich nutzen, um die Drückbewegung zu stabilisieren, und umgekehrt.

Bonusübung

Einarmiger Liegestütz: Als spielerische Abwechslung und zur Vorbereitung auf den einarmigen Liegestütz können Sie den engen Liegestütz mit Schulterklopfen trainieren. Dabei heben Sie während des Hochdrückens eine Hand vom Boden ab, bewegen sie zur gegenüberliegenden Schulter und berühren sie kurz. Ziehen Sie diesen Moment der Instabilität immer mehr in die Länge, bis Sie schlussendlich fast den einarmigen Liegestütz schaffen. Den einarmigen Liegestütz selbst, mit geradem Körper, beckenbreitem Beinabstand und körpernah geführtem Arm, schafft kaum jemand. Ein gewaltiger Kraftakt, der große Körperbeherrschung voraussetzt. Ein schönes Ziel.

Checkliste

- ✓ Maximale Körperspannung: nur die Arme und der Schultergürtel bewegen sich, der restliche Körper ist gerade und stabil wie ein Brett, die Schultern versenkt.

- ✓ An der höchsten Stelle die Schulter nach vorn unten bewegen und die Schulterblätter an den Brustkorb saugen, um den kleinen Brustmuskel und den vorderen Sägemuskel zu aktivieren.

- ✓ Aus dem Rücken drücken: mit den Armen nach oben schrauben, um stabiler und stärker zu werden.

- ✓ Über den vollen Bewegungsumfang trainieren.

- ✓ Tief und kraftvoll atmen: beim Absenken einatmen, beim Drücken ausatmen.

- ✓ Am höchsten und tiefsten Punkt kurz verharren.

Liegezug

Der Liegezug ist die Gegenbewegung zum Liegestütz. Er zieht den Körper an etwas heran. Für eine gesunde Entwicklung sollten beide Bewegungen ausgewogen trainiert werden. Wer vorwiegend Liegestütze trainiert, dessen Drückmuskulatur wird überproportional ausgebildet. Dadurch verstärkt sich die Grundspannung der Muskulatur – in diesem Fall der Brust –, wodurch die Schultern nach vorn gezogen werden und der obere Rücken sich einrundet. Ebenso gerät die Schultermuskulatur aus dem Gleichgewicht, wodurch Probleme in der Rotatorenmanschette drohen. Daher ist der Liegezug ebenso wichtig wie der Liegestütz.

Beteiligte Muskulatur

Liegezüge trainieren vor allem den breiten Rückenmuskel, der für die V-Form des Oberkörpers verantwortlich ist, den Trapezmuskel, der die Schulterblätter zusammenzieht, und den hinteren Teil des Schultermuskels, der unterstützend mitwirkt. Bei den Armen arbeiten primär der Bizeps und der Oberarmbeuger mit. Weitere Muskeln wie die der Rotatorenmanschette und der Rautenmuskulatur sind ebenfalls gefordert. Wenn Sie die anderen Muskeln zusätzlich maximal anspannen, trainieren Sie auch den gesamten restlichen Rumpf, die Bauch-, Rückenstrecker-, Gesäß- und Beinmuskulatur.

1+3

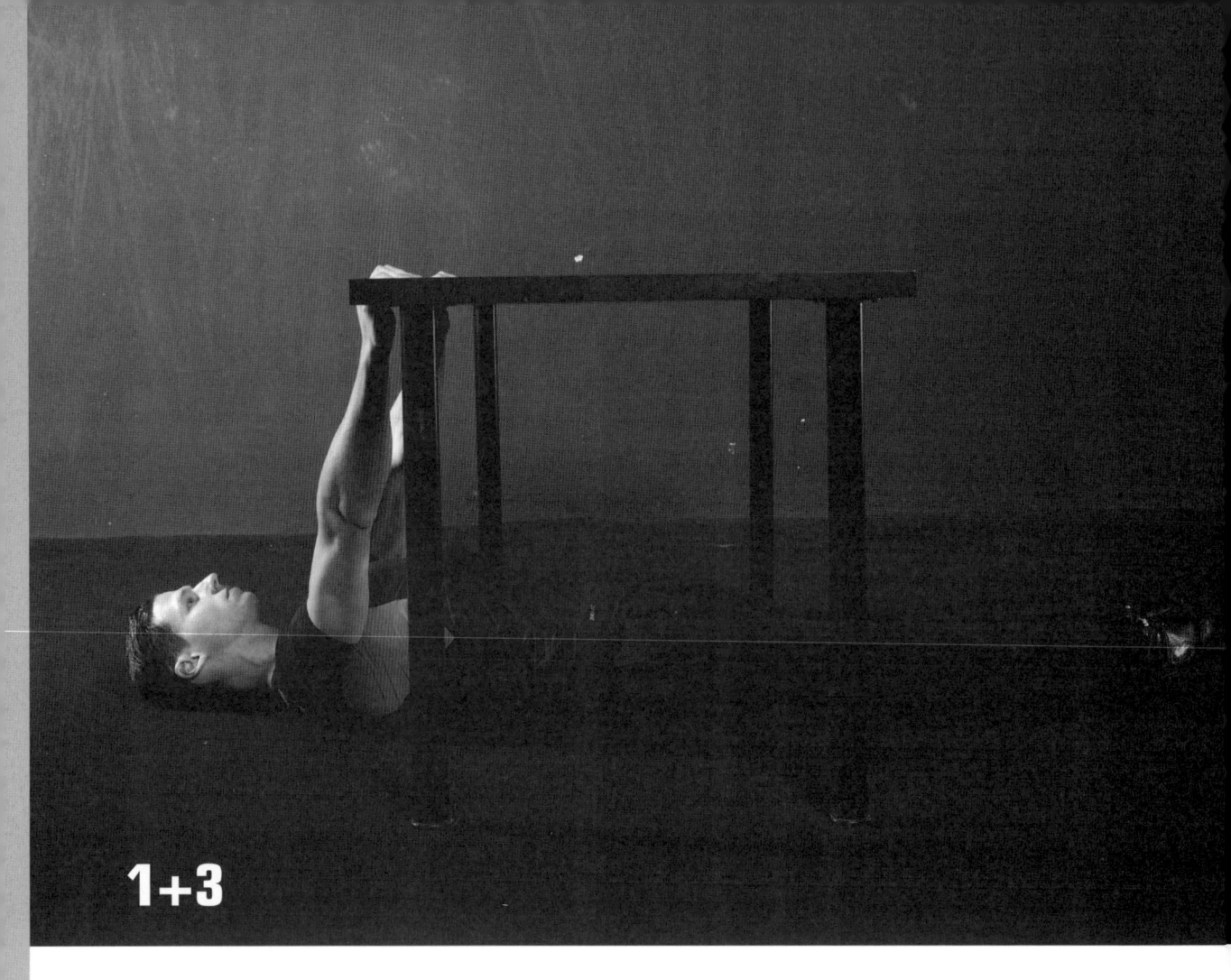

Ausführung Grundbewegung

1. Legen Sie sich so unter einen stabilen Tisch, dass Sie mit gestreckten Armen die Tischkante mit einem mehr als schulterbreiten Handabstand greifen können. Ihr Kopf und Schultergürtel ragen dabei über die Tischkante hinaus. Die Schultern sind versenkt. Ihr Körper ist stabil wie ein Brett und bildet eine gerade Linie von den Fersen bis zum Scheitel.

2. Ziehen Sie sich bis zur Tischkante nach oben. Die Ellenbogen zeigen dann nach außen. Bewegen Sie dabei nicht einfach nur die Arme, sondern auch die Schultern und Schulterblätter aktiv mit. Verharren Sie kurz am höchsten Punkt.

3. Senken Sie Ihren Körper kontrolliert wieder ab – in die volle Dehnung der Rücken-, Arm- und Schultermuskulatur.

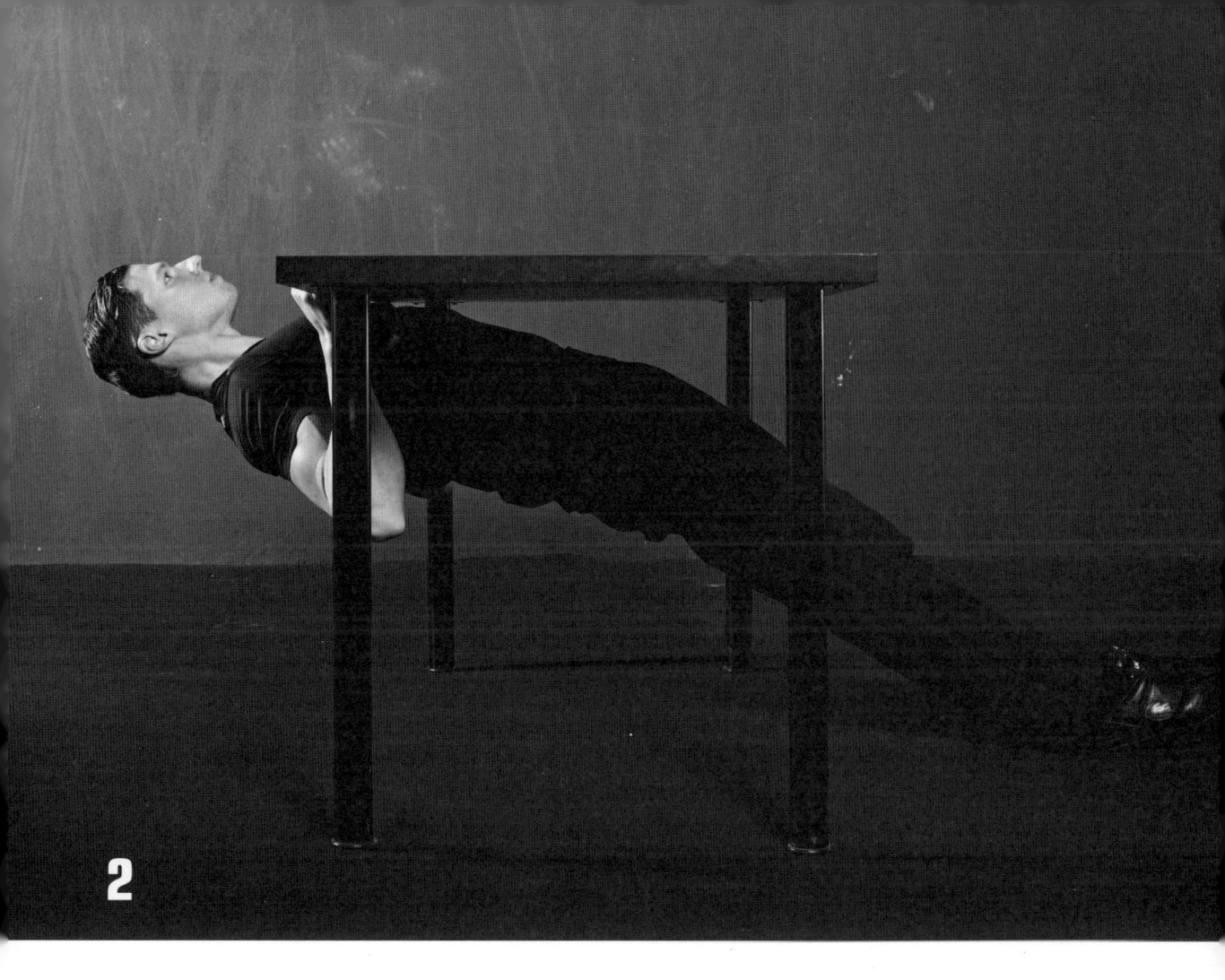

Vollendung

Die Kontraktion in der Rückenmuskulatur verstärken Sie, indem Sie am höchsten Punkt der positiven Phase zusätzlich ins Hohlkreuz gehen. Um die Trapez- und Rautenmuskulatur, als Gegenspieler des kleinen Brustmuskels und vorderen Sägemuskels, verstärkt zu aktivieren, sollten Sie in der negativen Phase, beim Herablassen, die Schultern nach vorn ziehen lassen und sie am höchsten Punkt der positiven Phase nach hinten und aufeinander zu ziehen. Je mehr Sie dies trainieren, desto besser werden Sie Ihre Schulterblätter kontrollieren lernen und auch beim Liegestütz stärker werden.

Wie beim Liegestütz werden Sie in der Ausführung stärker, wenn Sie die Arme während der Zugbewegung leicht nach außen rotieren, wobei die Ellenbogen sich dem Körper nähern. Beim Liegezug knicken viele in der Hüfte ein. Also achten Sie stets darauf, dass die Gesäßmuskulatur maximal angespannt und die Hüfte voll gestreckt ist.

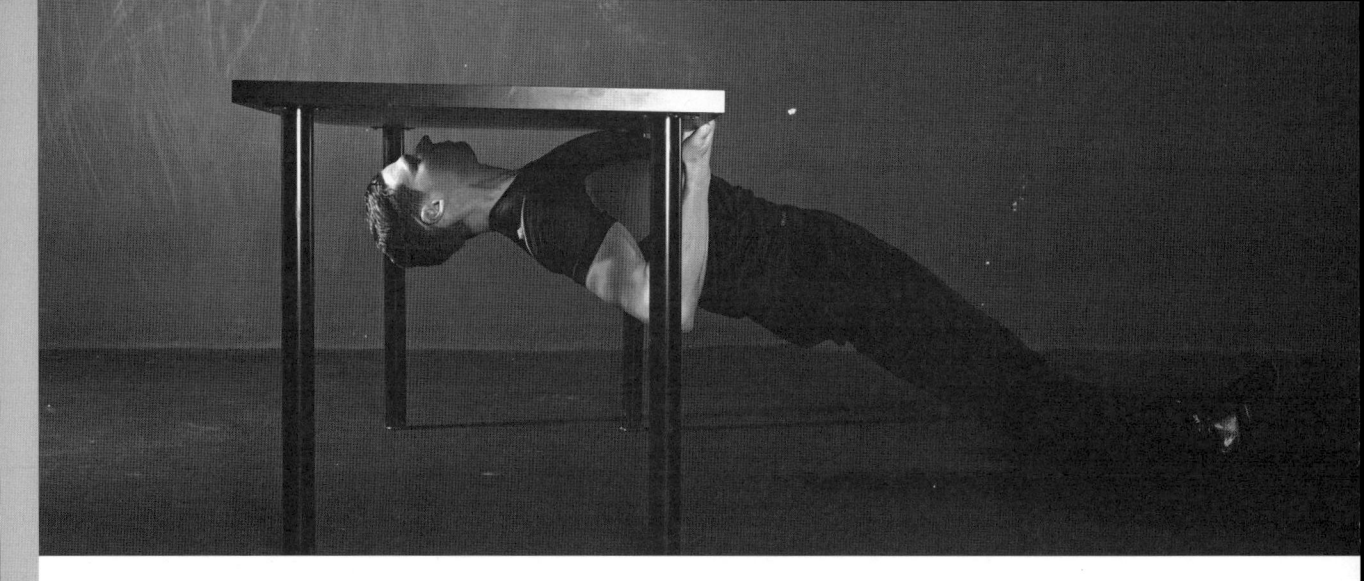

Variante 1

Enger Liegezug: Greifen Sie die Tischkante mit schulterbreitem Handabstand und ziehen Sie sich hoch, wobei sich die Arme körpernah bewegen. Der Schwerpunkt der Belastung liegt dabei auf dem breiten Rückenmuskel. Wenn Sie verstärkt den Bizeps miteinbeziehen wollen, können Sie sich auch mit dem Kopf unter den Tisch legen und die Tischkante supiniert greifen, das heißt im Untergriff, mit den Daumen nach außen.

Variante 2

Asymmetrischer Liegezug: Greifen Sie die Tischkante mit weitem Handabstand. Ziehen Sie sich abwechselnd zu je einer Seite hoch. Achten Sie darauf, den Körper stabil und gerade zu halten. Wir wollen nicht nur den Oberkörper, sondern den gesamten Körper zur Seite ziehen.

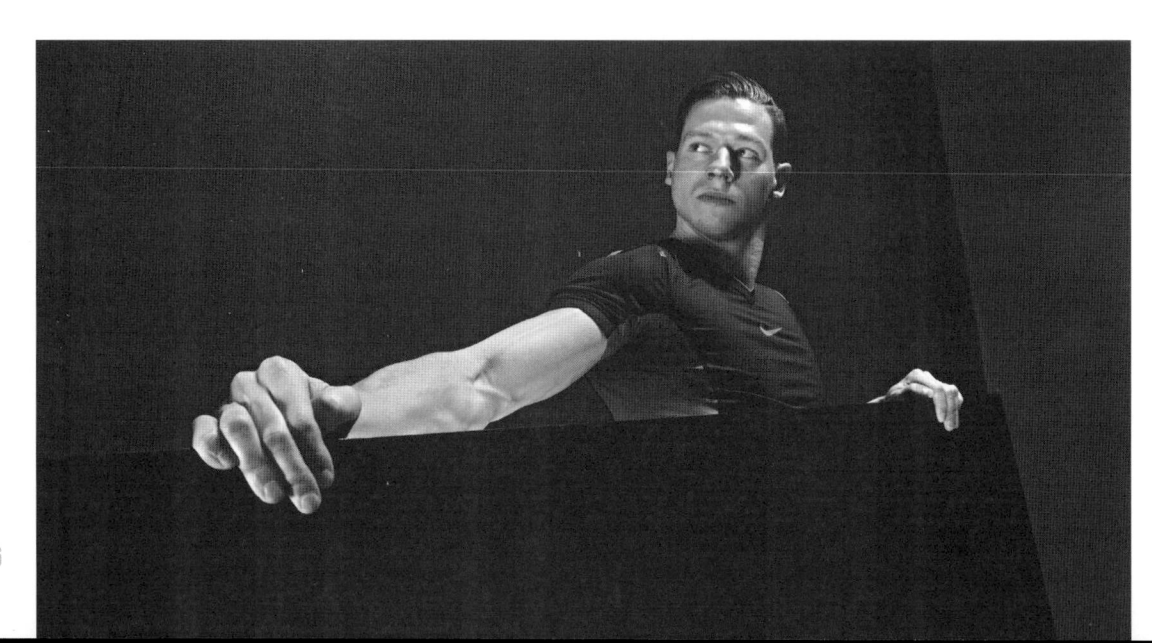

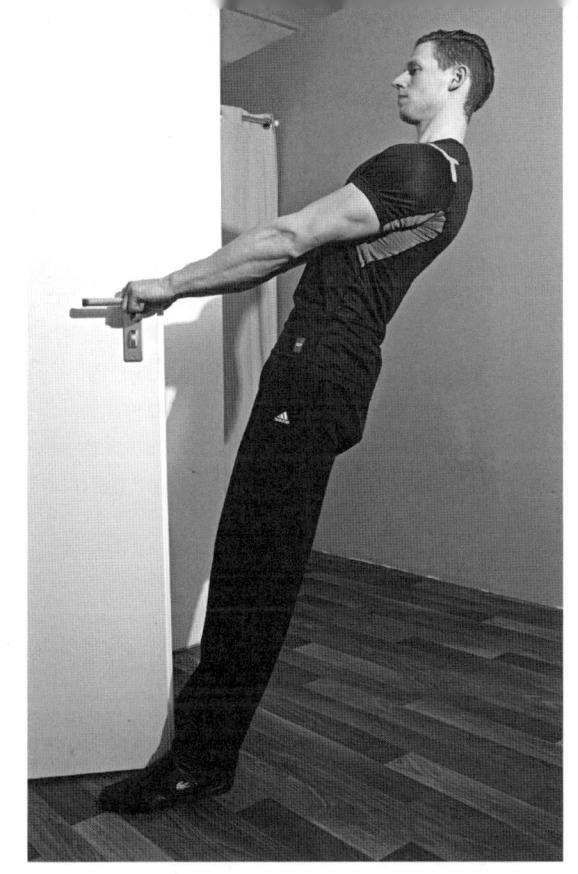

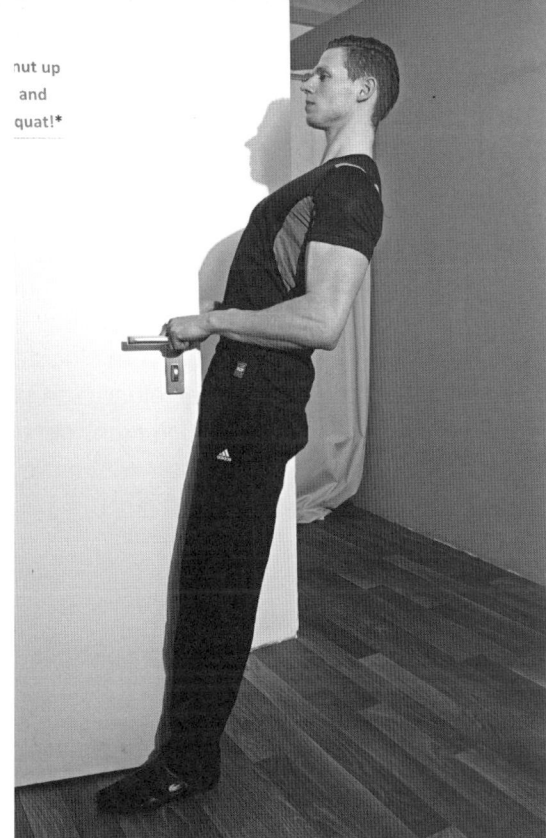

Einsteigervariante

Liegezug an der Tür: Sie können den Liegezug auch stehend an einer Tür ausführen. Greifen Sie dafür entweder den Türrahmen oder die Klinke. Um den Bewegungsumfang zu erweitern, können Sie ein Seil oder Handtuch um die Klinke legen und sich daran zur Tür ziehen. Alternativ können Sie die Liegezüge an der Tür auch einarmig ausführen, um die Belastung zu steigern.

TIPP: Wie beweglich sind Ihre Schulterblätter?

In dieser Region sind viele sehr steif, fast schon verknöchert. Die Beweglichkeit können Sie ganz einfach testen: Strecken Sie die Arme auf Schulterhöhe nach vorn aus und schieben Sie die Schultern nach vorn. Nun ziehen Sie die Schultern nach hinten, sodass sich die Schulterblätter einander nähern, ohne die Arme anzuwinkeln. Vielen gelingt das kaum. Bei mir bringt das einen zusätzlichen Bewegungsumfang von über 20 Zentimeter. Jeder Zentimeter mehr setzt einen etwas besseren Wachstumsreiz und macht den Bewegungsapparat geschmeidiger.

Bonusübung

Einarmiger Liegezug: Wie beim Liegestütz können Sie den Liegezug auch spielerisch mit Schulterklopfen trainieren, indem Sie am höchsten Punkt der Bewegung eine Hand vom Tisch lösen, um damit die gegenüberliegende Schulter anzutippen. Gestalten Sie diese Bewegung immer umfassender, um sich dem einarmigen Liegezug zu nähern. Der ist nicht minder schwierig als der einarmige Liegestütz. Jeder, der Ihnen weismachen will, dass Liegestütze und Liegezüge nicht genug Widerstand liefern würden, soll Ihnen erst einmal die einarmigen Varianten sauber vorführen und wird dann sehen, dass er es nicht schafft.

Checkliste

- Maximale Körperspannung: nur die Arme und der Schultergürtel bewegen sich, der restliche Körper ist gerade und stabil wie ein Brett, die Schultern versenkt.

- An der höchsten Position die Schulterblätter nach hinten unten und zusammenziehen, um den Trapezius und die Rautenmuskeln zu aktivieren, die Gegenspieler des großen und kleinen Brustmuskels sowie des vorderen Sägemuskels.

- Zur Verstärkung der Zugbewegung die Arme leicht nach außen rotieren und die Ellenbogen in Richtung Körper bewegen.

- Über den vollen Bewegungsumfang trainieren.

- Stets darauf achten, dass die Gesäßmuskulatur maximal angespannt und die Hüften voll gestreckt sind.

- Tief und kraftvoll atmen: beim Absenken einatmen, beim Hochziehen ausatmen.

- Am höchsten und tiefsten Punkt kurz verharren.

TEIL 2: FREIE ÜBUNGEN

Beinheben in Rückenlage

Das ist die beste Übung für die Bauchmuskulatur. Bei keiner anderen Bauchübung – keinem Sit-up oder Crunch – erreichen Sie ähnlich hohe Widerstände, da sie schnell zu leicht werden und in Ausdauertraining ausarten. Und das führt kaum noch zu Muskelwachstum. Bauchmuskeln bestehen zu einem gewichtigen Anteil aus schnell zuckenden Muskelfasern und sollten deswegen auch mit hohen Widerständen trainiert werden. Nur so erreichen Sie auch die tiefer liegenden Bauchmuskeln, die durch zu leichtes und oberflächliches Training kaum belastet werden, aber für Stabilität und einen gesunden Rücken umso wichtiger sind.

Beteiligte Muskulatur

Diese Übung stärkt den gesamten Rumpf, vor allem jedoch die Bauchmuskeln. Der bekannteste unter diesen ist der gerade Bauchmuskel. Er sorgt für den Waschbrettbauch, ist aber nur die oberste Schicht des Eisbergsalats. Daneben und darunter arbeiten der quer verlaufende Bauchmuskel sowie die äußeren und inneren schrägen Bauchmuskeln. Selbst die tiefer liegenden Lendenmuskeln können zur Bauchregion gezählt werden. Sie alle werden bei dieser Übung trainiert. Wichtig ist es, den ganzen Körper in die Übung miteinzubeziehen, um die gesamte Rumpfstabilität zu trainieren.

1+3

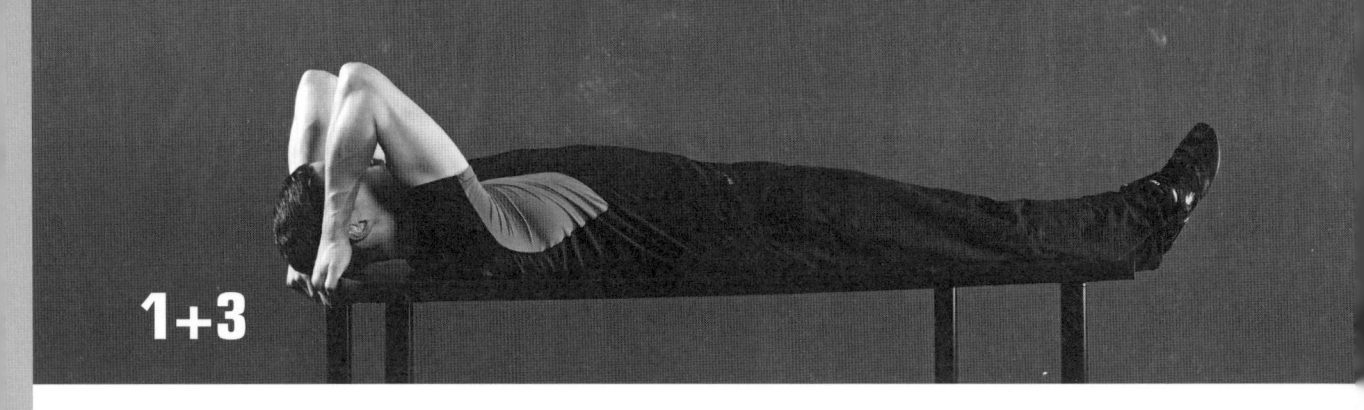

Ausführung Grundbewegung

1. Legen Sie sich mit dem Rücken auf einen stabilen Tisch, sodass Sie mit dem Kopf kurz vor der Tischkante aufliegen. Greifen Sie mit den Händen hinter sich an die Tischkante und fixieren Sie so Ihren Schultergürtel möglichst fest auf dem Tisch. Alternativ legen Sie sich auf den Boden und halten sich von unten an einer schweren und stabilen Sofa- oder Schrankkante fest. Die Beine sind gestreckt.

2. Bauen Sie nun Körperspannung auf, indem Sie die gesamte Rumpfmuskulatur, insbesondere die Bauchmuskeln, fest anspannen. Heben Sie zuerst die gestreckten Beine an und bewegen Sie sie in Richtung Decke, dann nehmen Sie das Becken mit und schließlich noch den Oberkörper Wirbel für Wirbel bis hin zum Schultergürtel. Schieben Sie die Beine so weit wie möglich nach oben, ohne dabei Druck auf den Kopf auszuüben. Ihr Körper ähnelt jetzt einer Kerze, gestreckt bis in die Zehenspitzen. Verweilen Sie kurz in dieser Position.

3. Beim Zurückbewegen kehren Sie die Bewegung wieder um. Senken Sie den Oberkörper Wirbel für Wirbel ab, bis das Becken wieder auf dem Tisch liegt, und dann folgen die Beine.

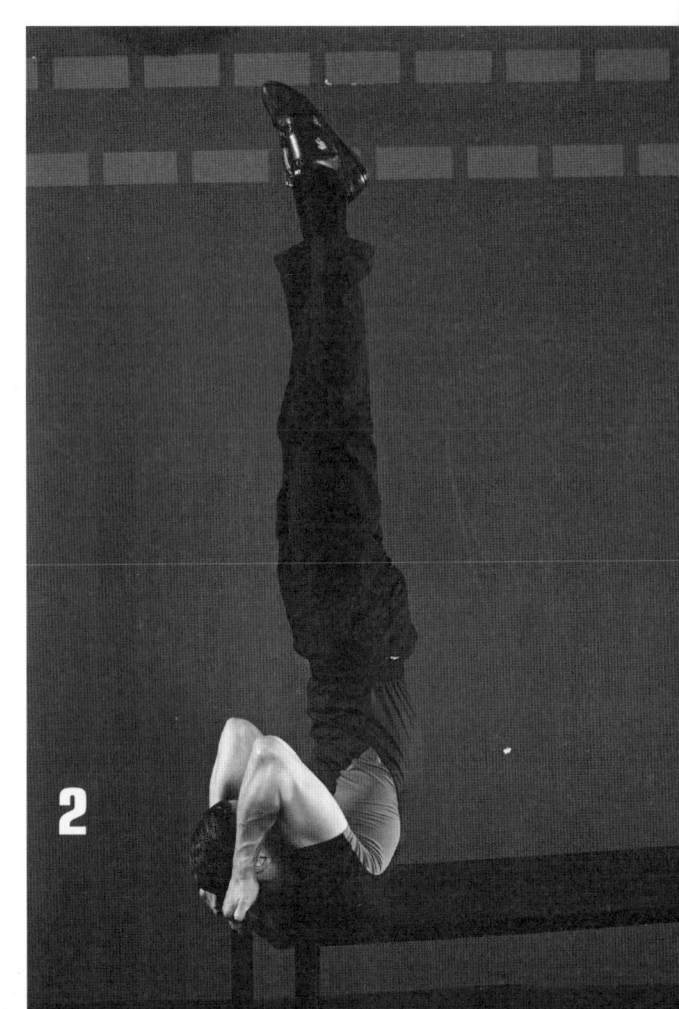

2

Vollendung

An der Spitze der Bewegung wird der Widerstand geringer, deswegen sollten Sie möglichst viel Intensität durch innere Spannung aufbauen.

In dem Abschnitt, in dem sich nur die Beine bewegen, ist der Rumpf gerade zu halten wie ein Brett. Drücken Sie den unteren Rücken fest gegen den Tisch. Erst wenn Sie die Beine auf dem Tisch ablegen, können Sie auch den unteren Rücken entspannen und ins Hohlkreuz fallen. Das erweitert den Bewegungsumfang der Bauchmuskulatur und somit die Trainingswirkung. Dann ist es gut. Davor ist es schwach.

Sobald Sie die Grundbewegung meistern, sollten Sie sie Schritt für Schritt in die Bonusübung wandeln und vom Beinheben zum Körperheben übergehen. Aber Vorsicht: Bei fordernden Rumpfübungen droht die Gefahr der Pressatmung. Dies bedeutet, dass der Atemfluss ins Stocken gerät und sich im Inneren des Körpers starker Druck aufbaut, der einerseits die Stabilität steigert, aber andererseits zu gesundheitlichen Problemen führen kann. Halten Sie sich deshalb auch bei schwierigen Übungen an unsere Regeln der Atmung von Seite 67.

Einsteigervariante

Einrollen: Beginnen Sie wie bei der Grundbewegung mit gestreckten Beinen. In der Bewegung strecken Sie diese aber nicht zur Decke. Sie winkeln sie an und ziehen Sie möglichst nah zu Ihrem Gesicht. Rollen Sie sich ein und heben Sie auch das Becken so weit wie möglich an. Halten Sie kurz die Endposition und spannen Sie die Bauchmuskulatur maximal an. Zurück geht es genauso – nur umgekehrt.

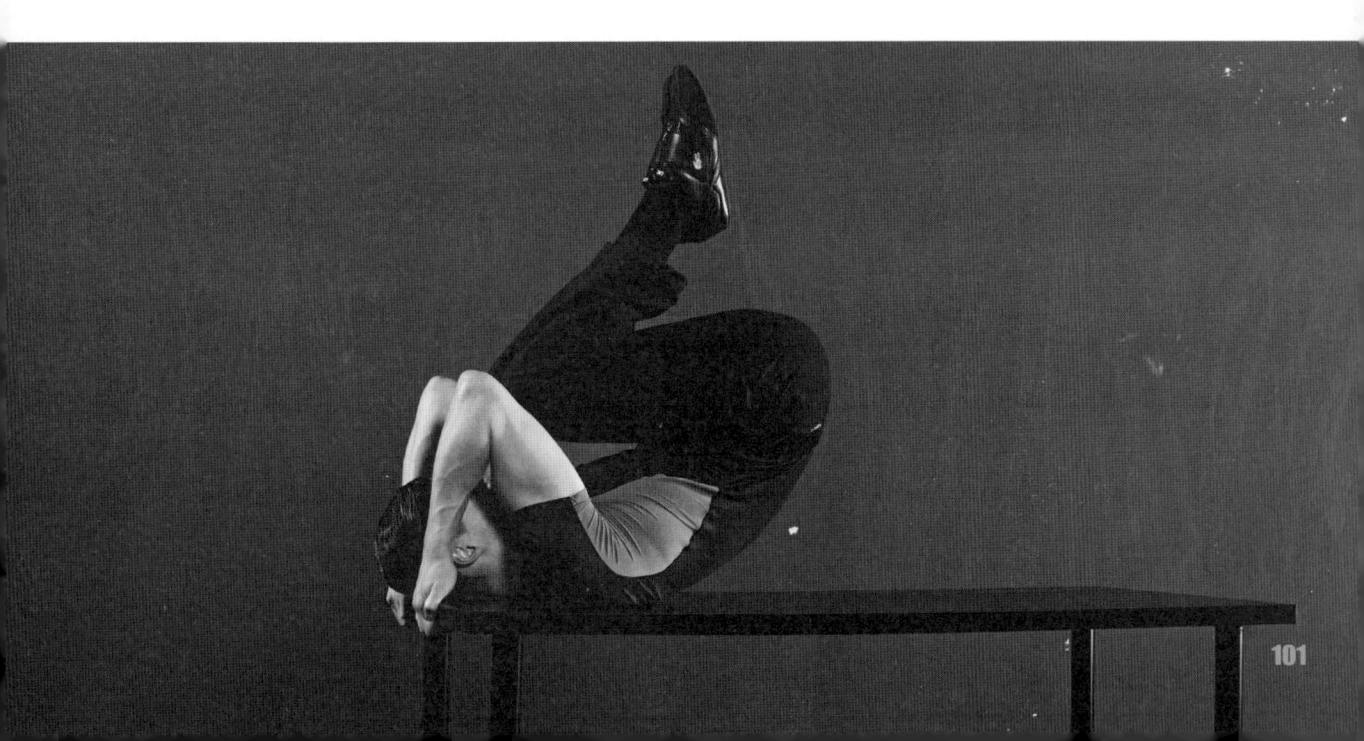

Bonusübung

Körperheben: Diese Variante erfordert viel Training und überdurchschnittliche Körperbeherrschung. Dabei heben und senken Sie den gesamten gestreckten Körper in die Kerze und zurück, ohne dabei ins Hohlkreuz zu fallen oder die Beine abzulegen. Zur Erleichterung können Sie ein Bein heranziehen und den Körper zwischen den Wiederholungen ablegen.

Hier arbeitet die gesamte Rumpfmuskulatur intensiver, umfassender und ganzheitlicher als bei allen anderen Übungen, die Sie sich für diese Region vorstellen können. Sie wird derart extrem gefordert, dass sie einen enormen Trainingseffekt erfährt. So entwickelt sich ein granitharter Bauch, der rundum stabil ist.

Checkliste

- ✔ Den Schultergürtel fest fixieren.
- ✔ Über den Kopf keinerlei Druck ausüben.
- ✔ Zwischen den Auf-und-ab-Bewegungen kurz pausieren, um Schwung zu minimieren.
- ✔ Die Bauchmuskulatur maximal anspannen.
- ✔ Während sich die Beine bewegen, nicht ins Hohlkreuz fallen.
- ✔ Vor dem Anheben einatmen, beim Anheben aus-, beim Absenken wieder einatmen.
- ✔ Pressatmung vermeiden.

TEIL 2: FREIE ÜBUNGEN

Beinheben in Bauchlage

Diese Übung ist die Gegenbewegung zum Beinheben in Rückenlage und ebenso von Bedeutung. Gemeinsam stärken und stabilisieren die beiden Übungen die Bewegungsmöglichkeiten der Wirbelsäule. Zusätzlich sorgt sie für eine aufrechte Haltung. Viele Menschen haben ihre schlechte Haltung nicht, weil sie sich hängen lassen, sondern weil ihre Rückenmuskeln verkümmert sind. Wer diese trainiert, hat im Rücken eine höhere Grundspannung, wodurch sich der Körper automatisch aufrichtet. Wollen Sie also einen starken Bauch und einen gesunden Rücken, dann trainieren Sie beide Regionen gleichmäßig.

Beteiligte Muskulatur

Der Schwerpunkt liegt hier bei den Muskeln auf der Rückseite Ihres Körpers, vor allem beim Po und den Rückenstreckern. Diese sorgen dafür, dass wir aufrecht gehen, stabil sprinten und kraftvoll heben können. Sie sind die Gegenspieler der Bauch- und Hüftbeugermuskulatur. Zu viel sitzen bringt diesen komplexen Muskelapparat aus dem Gleichgewicht. Es zwängt den Körper in eine unnatürliche Haltung, an die er sich anpasst, wodurch die Rücken-, Hüft- und Gesäßmuskeln aus dem Gleichgewicht geraten, verkümmern und verkürzen. Rückenschmerzen sind die Volkskrankheit Nummer eins in Deutschland. Wer hat sie nicht (schon einmal gehabt)? Weniger sitzen und viel Beinheben sind wirksame Hebel zur Behandlung und Prävention.

Ausführung Grundbewegung

1. Stellen Sie sich direkt vor einen Tisch, sodass Ihre Hüften die Tischkante berühren. Legen Sie den Oberkörper auf den Tisch und halten Sie sich mit beiden Händen rechts und links an der Tischkante fest. Die Beine lassen Sie nach unten hängen.

2. Bauen Sie Körperspannung in Oberkörper und Beinen auf und heben Sie die Beine so weit wie möglich nach hinten oben an, mit den Fußspitzen in Richtung Decke. Halten Sie die Beine kurz an der höchsten Stelle der Bewegung. Gehen Sie dabei ins Hohlkreuz und spannen Sie den gesamten Rücken sowie den Po maximal an. Wenn Sie die Beine zusammendrücken, erhöhen Sie die Spannung zusätzlich.

3. Kehren Sie in die Ausgangsposition zurück, indem Sie das Becken und die Beine kontrolliert absenken.

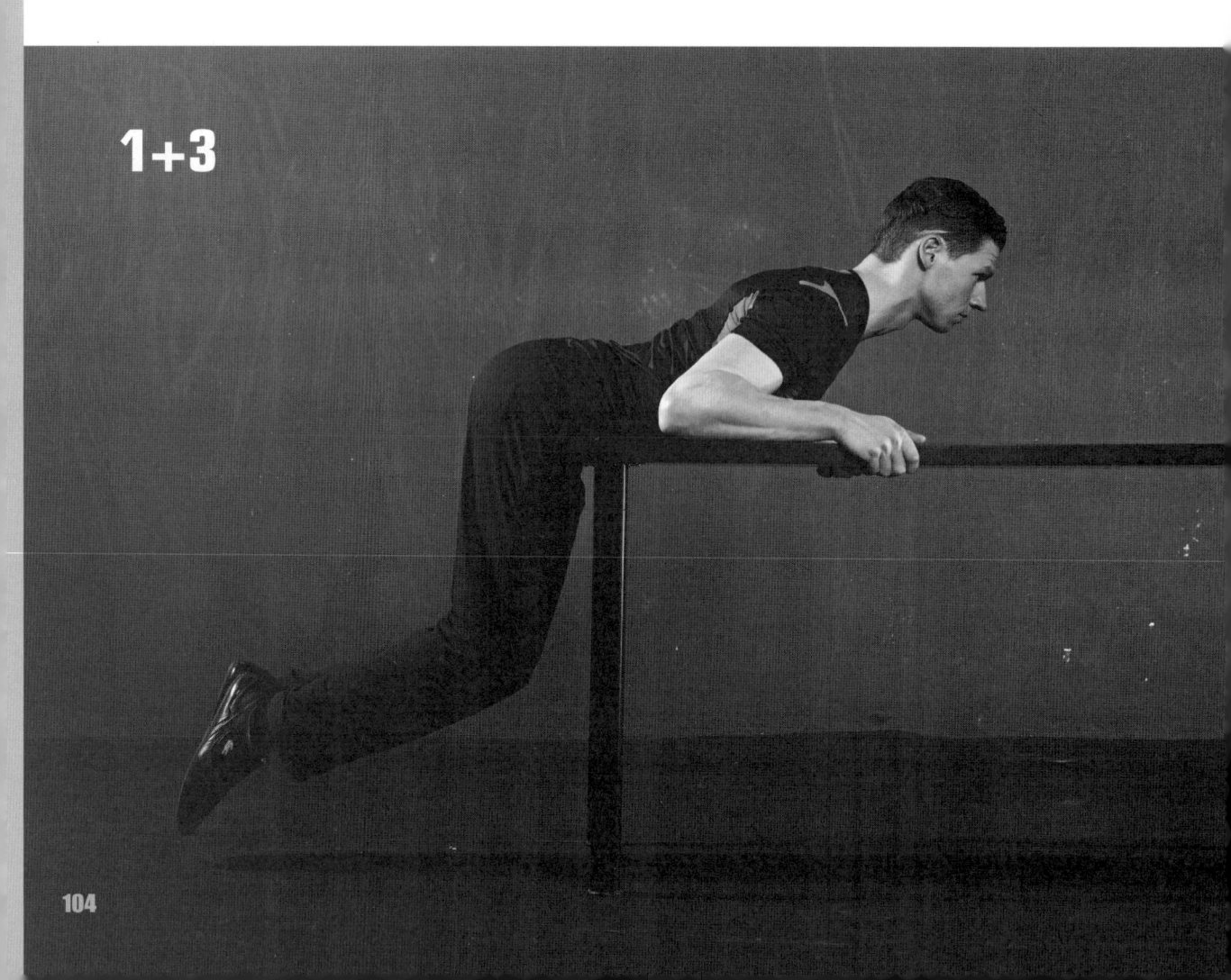

1+3

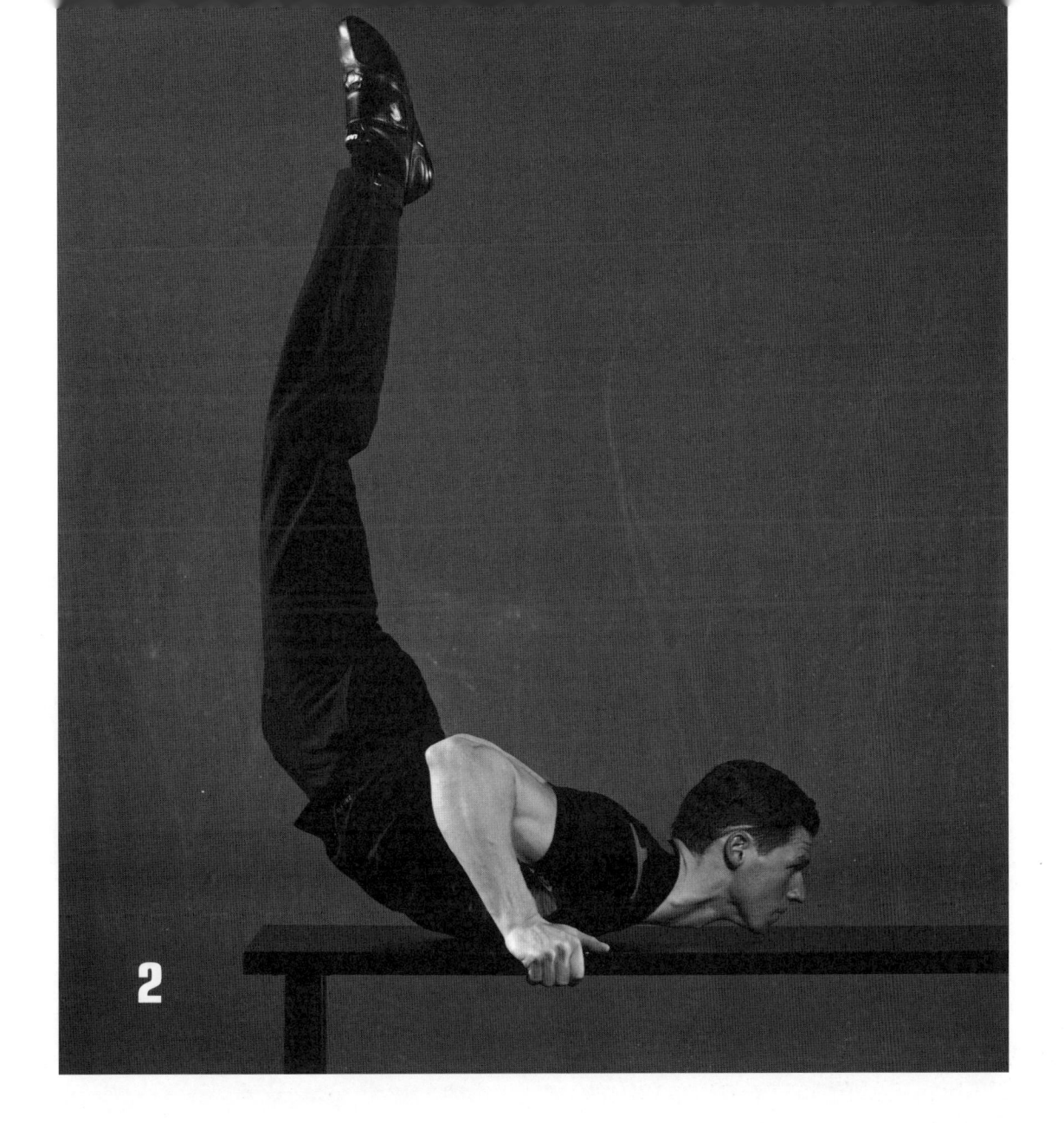

Vollendung

Bedenken Sie, dass ein untrainierter, verzogener und vorbelasteter Rücken anfällig für Überlastungen sein kann. Also gehen Sie diese Übung langsam an, erlernen Sie die saubere Technik, arbeiten Sie ohne Schwung und erweitern Sie den Bewegungsumfang Schritt für Schritt. Es kommt nicht darauf an, möglichst hoch zu kommen, sondern darauf, so hoch zu kommen, dass Sie die Spannung durchgehend aufrechterhalten und an der höchsten Stelle kurz verharren können. Sollten Sie an die Grenze Ihrer Bewegungsfähigkeit stoßen, lohnt es sich, das Senken aus der Routine (Seite 76) zu üben.

Einsteigervariante

Beinheben in die Waagerechte: Sollte die Kraft fehlen oder ein medizinischer Grund vorliegen, um den Rücken nicht zu überlasten, dann ist diese Variante die richtige Wahl für Sie: Legen Sie sich wie bei der Grundbewegung auf den Tisch und heben Sie die Beine – aber nur bis in die Waagerechte. Gehen Sie zusätzlich ins Hohlkreuz, soweit es Ihnen möglich ist, und spannen Sie den gesamten Rücken sowie den Po maximal an. Verharren Sie kurz und kehren Sie dann in die Ausgangsposition zurück. Sollte Ihnen der Tisch zu hart sein, legen Sie eine Decke oder ein Handtuch darauf.

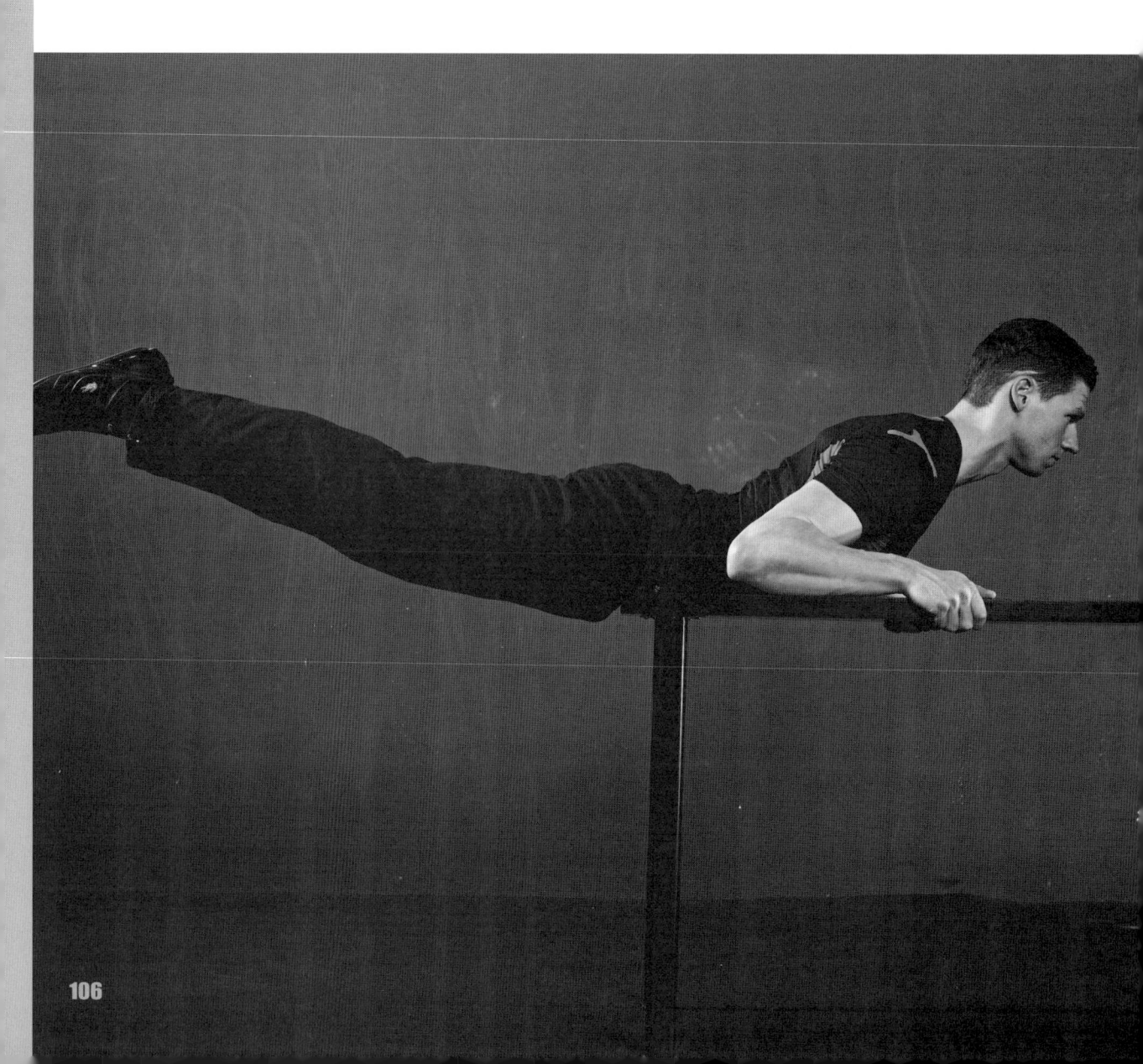

Bonusübung

Oberkörperheben mit Partner: Legen Sie sich in Bauchlage auf den Tisch und ziehen Sie sich mit dem Kopf voraus über das Tischende hinaus. Der Partner fixiert Ihre Beine auf dem Tisch. Heben und senken Sie nun den Oberkörper über den größtmöglichen Bewegungsumfang bis ins Hohlkreuz. Ihre Hände können Sie am Hinterkopf anlegen oder vor der Brust kreuzen. Wichtig ist dabei, dass Sie sich Wirbel für Wirbel nach unten beziehungsweise nach oben beugen und nicht den Rücken steif halten und nur in der Lendenwirbelsäule abknicken. Das ist schwieriger als gedacht. Wagen Sie sich anfangs nur mit einem Teil des Oberkörpers über die Tischkante hinaus. Sobald Sie die Bewegung beherrschen, rutschen Sie mit dem Körper weiter nach vorn, bis sich schlussendlich der gesamte Oberkörper frei bewegt.

Checkliste

- ✓ Den Brustkorb fest fixieren.
- ✓ Den Kopf heben und möglichst ins Hohlkreuz gehen.
- ✓ Zwischen den Auf-und-ab-Bewegungen kurz pausieren, um Schwung zu minimieren.
- ✓ Die Po- und Rückenmuskulatur maximal anspannen – besonders am höchsten Punkt.
- ✓ In der Ausgangsposition einatmen, beim Anheben aus-, beim Absenken wieder einatmen.

Ausfallschritt

Was ist natürlicher, als zu gehen beziehungsweise zu schreiten? Nichts hat mehr Hebelwirkung auf die Entwicklung des Unterkörpers als tiefe, kontrollierte Ausfallschritte über den vollen Bewegungsumfang – asymmetrische Belastung inklusive. Auf den ersten Blick scheint das kaum fordernd. Tatsächlich stoßen hier viele an ihre Grenzen. Probieren Sie es selbst.

Beteiligte Muskulatur

Beim tiefen Ausfallschritt wird der gesamte Unterkörper trainiert. Vor allem die Beinstrecker, Beinbeuger und Gesäßmuskeln, aber ebenso die Unterschenkelmuskeln sowie die Muskeln der Oberschenkelinnen- und -außenseite. Stabilisierend wirkt der Rumpf.

Ausführung Grundbewegung

1. Stellen Sie sich aufrecht hin, der Blick ist geradeaus gerichtet. Die Hände können Sie locker hängend hinter dem Po verschränken.

2. Führen Sie mit einem Bein einen großen Ausfallschritt nach vorn aus. Lassen Sie den Fuß dabei kontrolliert über den Boden gleiten. Sobald der vordere Fuß aufsetzt, senken Sie Ihren Körper weiter ab, und zwar so tief, dass Ihr hinteres Knie fast den Boden berührt. Verharren Sie kurz in dieser Position.

3. Stoßen Sie sich mit dem vorderen Bein wieder ab und ziehen Sie sich gleichzeitig mit dem hinteren Bein zurück in die Ausgangsposition.

TEIL 2: FREIE ÜBUNGEN

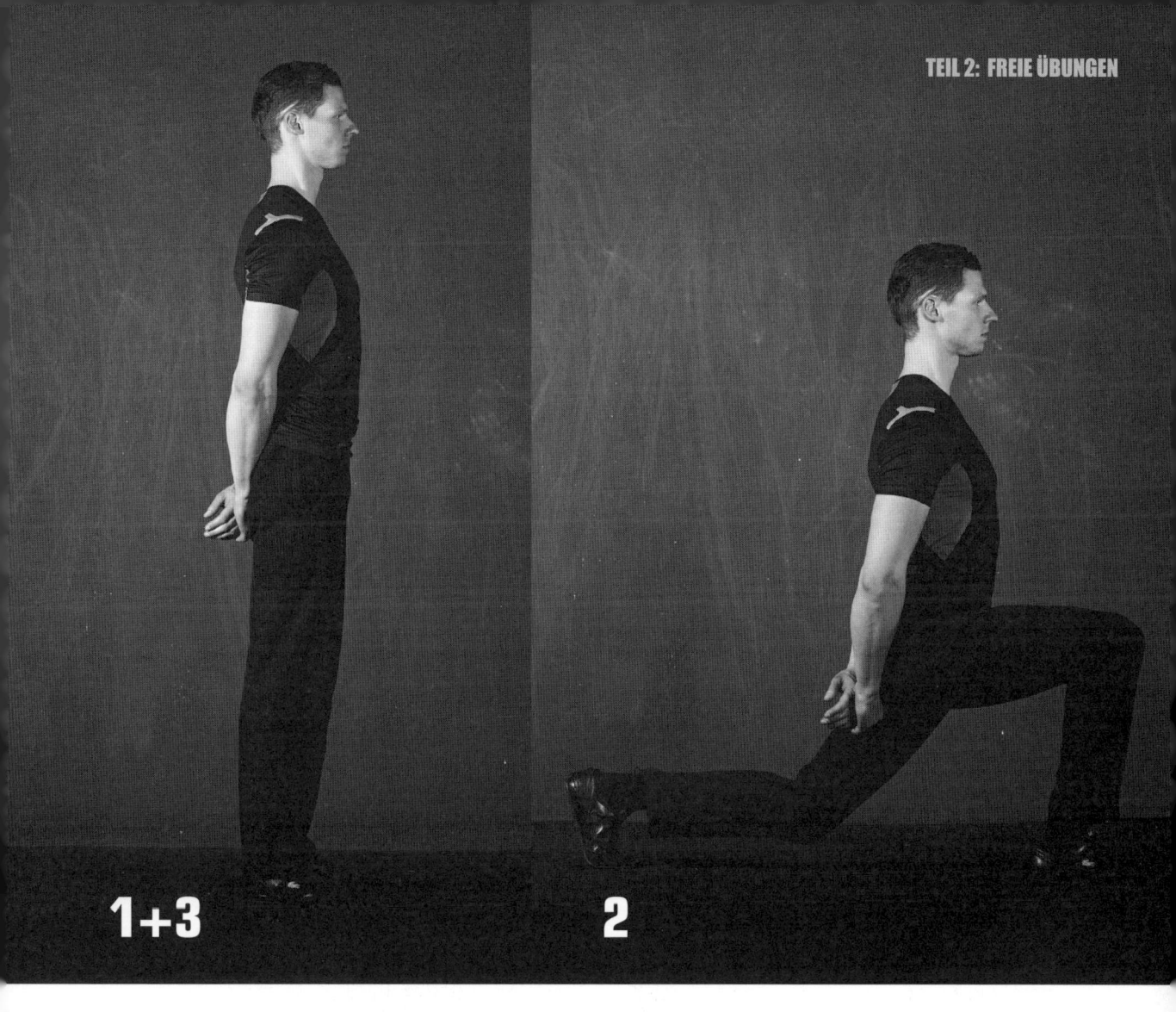

1+3   **2**

Vollendung

Vermeiden Sie es, mit dem vorderen Knie nach innen zu knicken. Korrigieren Sie seine Position bei Bedarf nach außen, sodass Oberschenkel, Knie und Fuß sich stets auf einer Linie bewegen. Arbeiten Sie nicht nur mit den Beinen. Ihr Po birgt großes Kraftpotenzial. Aktivieren Sie es bei allen Unterkörperübungen.

Viele machen den Fehler, dass sie den Oberkörper erst nach vorn verlagern und sich dann hochdrücken. Das erleichtert die Übung – und ist somit kontraproduktiv. Wir wollen es dem Körper schwer machen, damit er daran wächst. Also halten Sie den Oberkörper stets aufrecht, direkt über dem Becken. Um dies zu erlernen, können Sie auch mit nach oben gestreckten Armen üben. Dann merken Sie sofort, wenn Sie sich nach vorn neigen.

V1   **V2**

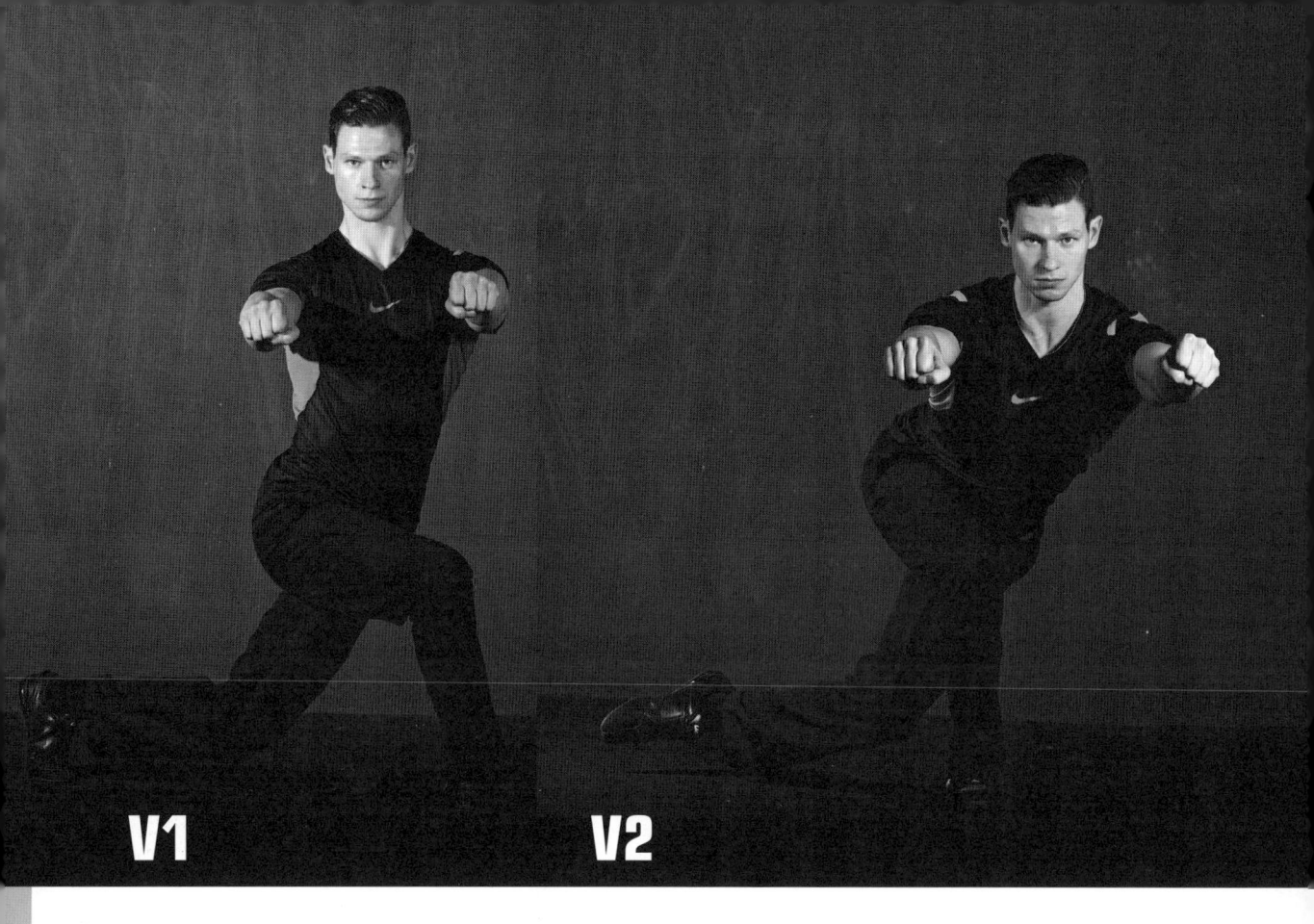

Variante 1

Ausfallschritt über Kreuz: Aus dem aufrechten Stand führen Sie einen Ausfallschritt nach hinten aus, wobei Sie das hintere Bein über Kreuz und möglichst weit auf die andere Seite bewegen. Ballen Sie dabei die Fäuste und strecken Sie die Arme nach vorn aus. Das erhöht die Körperspannung und schafft Stabilität. Achten Sie auch hier darauf, tief nach unten zu gehen, das Knie- über dem Fußgelenk zu belassen und den Oberkörper aufrecht zu halten. Durch die Art der Ausführung wird die ohnehin schon asymmetrische Belastung der Ausfallschritte verstärkt und somit auch der Trainingseffekt.

Variante 2

Einbeiniger Ausfallschritt über Kreuz: Sobald Ihnen Variante 1 gelingt, belasten Sie das hintere Bein immer weniger, bis Sie es frei in der Luft halten können. Dann schaffen Sie den einbeinigen Ausfallschritt. Tief ausgeführt, fordert er den Unterkörper stark.

Einsteigervariante

Ausfallschritt an der Tür: Falls Sie für alle Ausfallschrittvarianten zu wackelig auf den Beinen sein sollten, können Sie sich an einem Türrahmen oder einer Türklinke festhalten und üben, indem Sie einen großen Schritt nach hinten machen und den Körper absenken. Kehren Sie dann in die Ausgangsposition zurück und führen Sie die Bewegung auf der anderen Seite aus. Auch Treppen hinaufzusteigen ist eine wunderbare Möglichkeit, um weite Ausfallschritte auszuführen. Große Schritte, große Hebelwirkung – aufwärts!

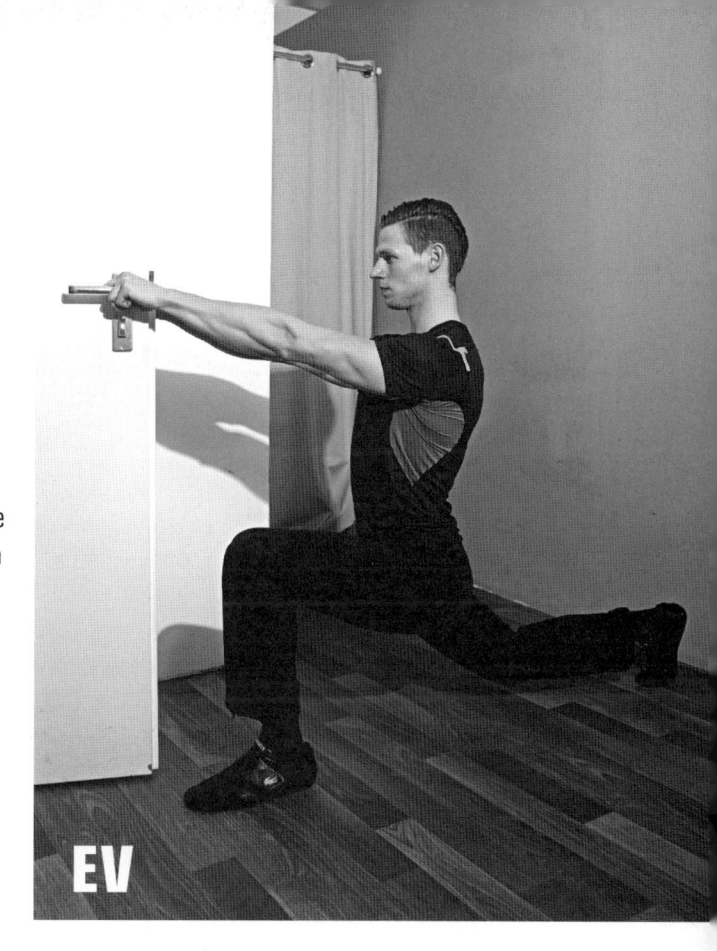

Bonusübung

Ausfallschreiten: Die natürlichste Variante sind Ausfallschritte auf lange Strecke. Dabei gehen Sie vorwärts und werden ausfallend. Zur Eingewöhnung können Sie den hinteren Fuß immer erst zum vorderen aufschließen, kurz durchatmen und dann in den nächsten Schritt starten. Sie sollten aber möglichst schnell zum durchgehenden Schreiten übergehen. Zur Abwechslung können Sie auch rückwärts schreiten oder gar seitwärts über Kreuz.

Checkliste

- ✓ Möglichst große Schritte machen.
- ✓ Möglichst tief gehen.
- ✓ Darauf achten, dass sich das Knie in die Richtung des Fußes bewegt und nicht nach innen knickt.
- ✓ Den Oberkörper aufrecht halten.
- ✓ Intensiv mit dem Po arbeiten, nicht nur die Beine benutzen.
- ✓ Tief und kraftvoll atmen: beim Tiefgehen ein-, beim Hochgehen ausatmen.

Kniebeuge

Eine tiefe, saubere Kniebeuge ist eine große Herausforderung für den gesamten Körper. Ist irgendetwas aus dem Lot, sind Sie irgendwo verkürzt, unkoordiniert oder zu schwach, dann macht diese Übung Ihnen das bewusst. Streben Sie nach exzellenter Ausführung und arbeiten Sie sich zügig zur einbeinigen Variante vor. Viele scheitern bereits daran, die tiefe Hocke einzunehmen, die wir als Kind vermutlich alle einmal konnten. Schaffen Sie es noch?

Beteiligte Muskulatur

Die beanspruchte Muskulatur ist vergleichbar mit der beim Ausfallschritt. Der Unterkörper ist rundum gefordert. Doch das ist noch nicht alles. Kraftvolle Kniebeugen beanspruchen den gesamten Körper. Sie werden es spüren – spätestens bei der einbeinigen Variante. Saubere, tiefe Kniebeugen gelingen nur mit einem rundum angespannten und geschult koordinierten Körper.

Ausführung Grundbewegung

1. Stellen Sie sich aufrecht hin. Die Füße sind hüftbreit geöffnet, die Fußspitzen leicht nach außen gedreht. Blicken Sie geradeaus. Strecken Sie Ihre Arme nach vorn und ballen Sie die Hände zu Fäusten.

2. Senken Sie Ihren Körper so tief wie möglich ab. Halten Sie den Oberkörper aufrecht und den unteren Rücken gerade. Die Füße bleiben komplett auf dem Boden. Verharren Sie kurz in der tiefen Hocke.

3. Aktivieren Sie Ihre Po- sowie Beinmuskeln und kehren Sie in die Ausgangsposition zurück.

TEIL 2: FREIE ÜBUNGEN

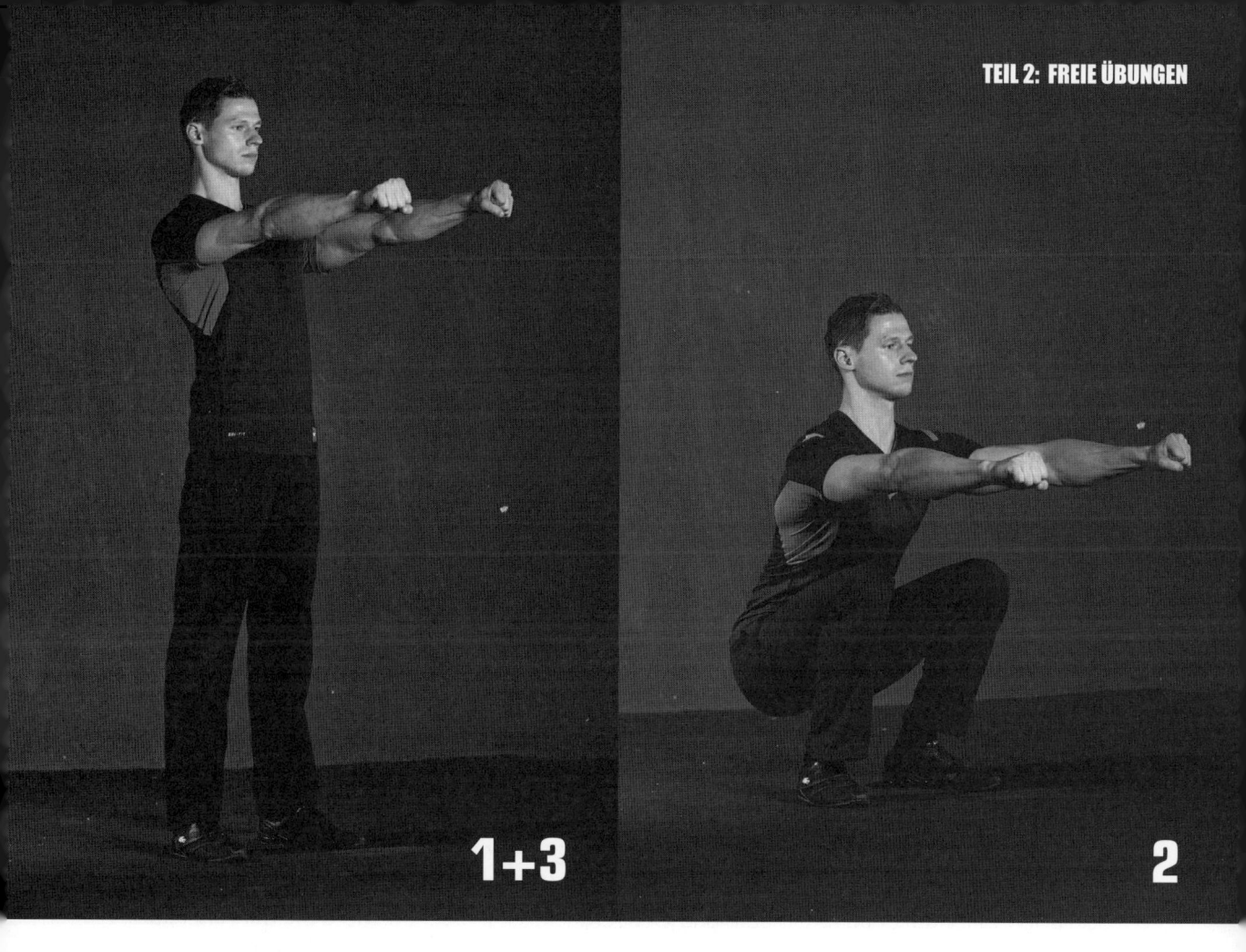

1+3

2

Vollendung

Der Schwerpunkt bei der Kniebeuge liegt zwischen Ferse und Mittelfuß. Achten Sie wie beim Ausfallschritt darauf, dass sich Ihre Knie- und Fußgelenke übereinander befinden und die Knie nicht nach innen knicken.

Beim Tiefgehen schieben Sie Ihren Po nach hinten und neigen das Becken nach vorn, so als wollten Sie eine Schüssel Wasser nach vorn auskippen. Dann bleibt der untere Rücken gerade.

Der Körper folgt dem Kopf. Nutzen Sie diesen Mechanismus und richten Sie sich mit dem Kopf voran auf. So bleibt der Rücken auch hier gerade.

Fällt es Ihnen trotz allem schwer, den Oberkörper gerade zu halten, dann üben Sie mit nach oben ausgestreckten Armen. Zusätzlich können Sie ein Seil oder Handtuch in die Hände nehmen und sich gefühlt daran hochziehen, indem Sie es kräftig auseinanderziehen. So lernen Sie, den Körper aktiv aufzurichten, statt nur die Beine zu strecken und den Oberkörper nach vorn sinken zu lassen.

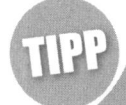

> **TIPP**
>
> ## Bringen Sie wieder Bewegung in Ihr Becken
>
> Viele sind in der Beckenregion etwas eingerostet. Es bedarf einiger Übung, um hier wieder geschmeidig zu werden. Eine kleine Bewegung wartet jedoch mit einer nicht zu verachtenden Hebelwirkung auf. Kippen Sie Ihr Becken dafür einfach vor und zurück – egal, ob im Sitzen, Liegen oder Stehen: Hohlkreuz – einrunden – Hohlkreuz – einrunden und so weiter. Nach und nach wird sich der Bewegungsumfang erweitern. Das verschafft auch Lockerung im Bürostuhl.

Variante 1
Weite Kniebeuge: Diese Variante unterscheidet sich von der Grundbewegung, der engen Kniebeuge, nur darin, dass wir sie mit weitem Fußabstand ausführen. Wie weit Sie diesen wählen, obliegt Ihrer Wahl und Bewegungsfähigkeit. Variieren Sie den Abstand ruhig regelmäßig. Je weiter Sie stehen, desto mehr weisen auch die Fußspitzen nach außen und desto stärker müssen Sie die Knie beim Tiefgehen nach außen drücken, damit sich die Oberschenkel weiterhin auf einer Linie mit den Füßen bewegen können. Diese Konstellation führt dazu, dass die seitliche Gesäßmuskulatur ebenso wie die Oberschenkelinnenseite stärker gefordert werden.

Variante 2
Einbeinige Kniebeuge: Bei dieser Übung strecken Sie ein Bein nach vorn, während Sie das andere beugen. Ansonsten gelten alle Regeln wie bei der beidbeinigen Kniebeuge. Am tiefsten Punkt können Sie die Ferse des freien Beins kurz ablegen. Ziel ist aber, es durchgehend oben zu halten. Halten Sie das Becken stets gerade.

Einsteigervariante
Kniebeuge an der Tür: Eine tiefe, saubere Kniebeuge ist eine große Herausforderung. Zur Erleichterung können Sie sich an einem Türrahmen oder einer Türklinke festhalten und sich etwas von deren Stabilität borgen. So lässt sich auch das Geradehalten des Rückens sowie das saubere Aufrichten besser erlernen. Das gilt ebenso für die einbeinige Variante.

V1 **V2** **EV**

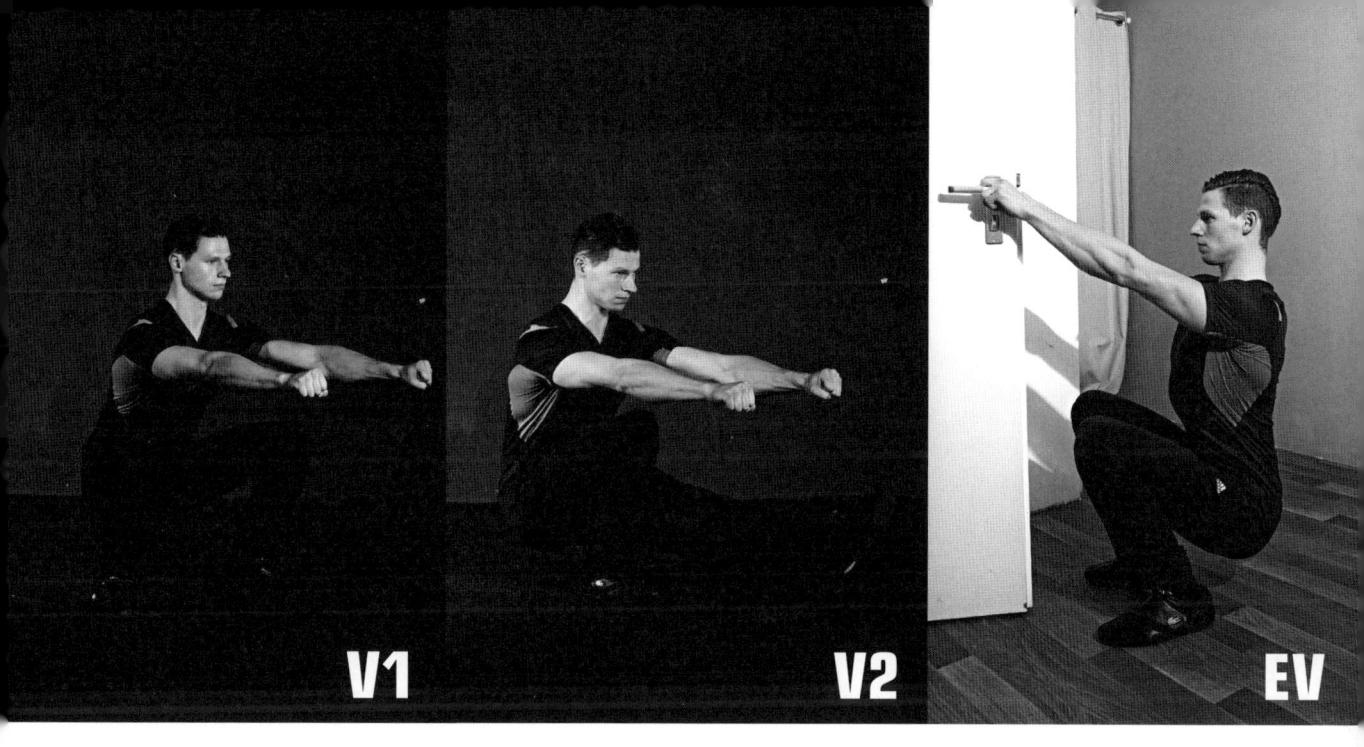

Bonusübung

Einbeinige Kniebeuge mit Abrollen: Als spielerische Variante und zum Erlernen der einbeinigen Kniebeuge können Sie eine einbeinige Kniebeuge ausführen, sich am tiefsten Punkt nach hinten abrollen, zurück nach vorn rollen und auf dem anderen Bein wieder nach oben kommen. Dann gehen Sie mit diesem Bein wieder nach unten, rollen sich ab und wechseln das Bein erneut. Den Schwierigkeitsgrad regeln Sie über den Schwung, mit dem Sie nach vorn rollen. Je weniger Schwung Sie nehmen, desto schwieriger ist das Aufstehen.

Checkliste

- Möglichst tief runtergehen.
- Oberkörper möglichst aufrecht halten.
- Den unteren Rücken gerade halten.
- Mit dem ganzen Körper aufrichten, besonders aus dem Po heraus.
- Der Körper folgt dem Kopf: Mit dem Kopf die Aufwärtsbewegung einleiten.
- Aktive Beckenbewegung trainieren.
- Tief und kraftvoll atmen: beim Tiefgehen ein-, beim Hochgehen ausatmen.

# Teil 3 Ringtraining

Früher besaß ich mein eigenes kleines Fitnessstudio: Kniebeugeständer, Drückbänke, Klimmzugstange, Dipständer, diverse Hantelstangen, über 400 Kilogramm in Scheiben, Kurzhanteln, Bauchgeräte, Boxequipment und allerlei Kleinkram. Viel Aufwand, Kosten, Material … und Abhängigkeit. Was ist nach über 16 Jahren Training geblieben? Mein Körper, die Schwerkraft und zwei Ringe – ein Bund fürs Leben. Müsste ich auf eine einsame Insel und dürfte nur ein Trainingsgerät einpacken, so wären es die Ringe. Einfach, leicht, platzsparend und vielseitig. Ein mobiles, minimalistisches Allzweckgerät mit gewaltiger Hebelwirkung – Pareto in Reinform. Ganz im Sinne von Meister Eckhart: »Je einfacher etwas ist, desto mehr Kraft und Stärke liegt darin.«

Die Vorteile

Ringe sind simpel. Darin steckt ihre Genialität. Sie ersetzen das Fitnessstudio und potenzieren den Effekt des freien Trainings. An den Ringen:

- trainieren Sie natürliche Bewegungsformen – für die Ihr Körper geschaffen ist,
- trainieren Sie mit angemessenem Gewicht – Ihrem Körpergewicht,
- ist der Widerstand stufenlos verstellbar – indem Sie Ringhöhe und Neigung des Körpers variieren,
- werden ZNS und Muskulatur stärker gefordert – weil die Instabilität höher ist,
- wird das Körperzentrum am stärksten – weil es das Fundament aller Ringübungen ist,
- können Sie einen bombastischen Oberkörper ausbilden – wenn Sie trainieren wie ein Turner,
- lohnt es sich, einbeinige Übungen auszuführen – weil Ringe beweglich sind und stabilisieren können.

Das alles führt zu intensiveren und umfassenderen Wachstumsreizen, die freies Training nicht nur ergänzen, sondern auf ein höheres Niveau heben. Jeder ist von den Ringen überzeugt, sobald er sie ausprobiert. Früher habe ich meine Klienten im Fitnessstudio trainiert. Irgendwann habe ich erfahrene Athleten auch Übungen an den Ringen ausführen lassen. Sie waren so begeistert von dem Muskelgefühl und den Ergebnissen, dass sie ihr Training immer mehr auf die Ringe konzentrieren wollten. Andere Athleten folgten und nun trainieren die meisten meiner Klienten schwerpunktmäßig an den Ringen – ob jung oder alt, fit oder schlapp, Frau oder Mann. Dabei habe ich es nie darauf angelegt. Es hat sich so entwickelt, weil es besser ist. Ringe stellen alle anderen Trainingsgeräte in den Schatten, wenn man sie zu nutzen weiß. Sie sind das Holz des Anstoßes für dieses Buch. Geben Sie ihnen eine Chance. Sie werden es nicht bereuen.

> » **Je einfacher etwas ist, desto mehr Kraft und Stärke liegt darin.** «
>
> Meister Eckhart

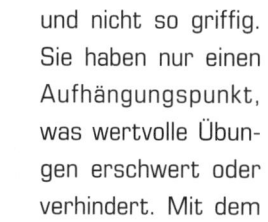

Schlingentrainer vs. Ringe

Es gibt moderne Trainingsgeräte, die dem Konzept der Ringe ähneln. Sie sind ein Schritt in die richtige Richtung, aber mit Ringen können sie nicht mithalten. Schlingentrainer liegen zwar im Trend, sind aber meist teurer, komplizierter, weniger stabil und nicht so griffig. Sie haben nur einen Aufhängungspunkt, was wertvolle Übungen erschwert oder verhindert. Mit dem Schlingentrainer trainiert man Stabilität, mit den Füßen auf dem Boden. An den Ringen lernen Sie fliegen. Sie überwinden die Schwerkraft und trainieren Übungen, bei denen sich Ihr gesamter Körper in der Luft befindet und somit umfassend gefordert wird.

Das einzige Manko: Ringe hängen – irgendwo dran und stabil sollte es auch noch sein. Es gibt aber viele Möglichkeiten. Wenn sich Balken (auf dem Dachboden) oder Stangen nicht finden lassen, können Sie sie auch fachkundig an der Decke montieren. Und wenn es zu Hause partout nicht möglich ist, findet sich bestimmt etwas auf dem Grundstück, zum Beispiel am Carport oder im Wintergarten, im nächsten Park (ein starker Ast) oder auf dem Spielplatz (am Turngerüst oder Schaukelgestell). Auch auf Sportplätzen und sogar mitten in der Stadt lassen sich Möglichkeiten entdecken. Seien Sie kreativ, egal wo. Die Welt ist ein Fitnessstudio!

TIPP

Beintraining an den Ringen

Alle Varianten des Beintrainings aus Teil 2 (ab Seite 108) können Sie auch zur Unterstützung an den Ringen ausführen. Beginnen Sie mit beiden Ringen. Kompensieren Sie fehlende Beinkraft über die Arme. Sobald die Beine stark genug sind, nutzen Sie die Ringe noch zur Sicherheit. Funktioniert das, dann halten Sie sich nur noch mit einer Hand fest. Achten Sie darauf, den Körper, insbesondere das Becken und den Schulterbereich, gerade zu halten. Gelingt Ihnen die Form mit einarmiger Unterstützung, wechseln Sie zu der freien Ausführung der Beinübungen.

Ringstütz

Der Ringstütz ist die Fortführung des Liegestützes. Sie werden merken, dass der Boden erstaunlich stabil ist – im Gegensatz zu zwei hängenden Ringen. Der Boden bleibt, wo er ist. Die Ringe drohen nach vorn, hinten oder zur Seite zu entwischen, wenn Sie sie nicht durch eigene Muskelkraft stabilisieren. Das verschafft neue Wachstumsreize.

Erlernen Sie zuerst die Varianten des Liegestützes an den Ringen, und zwar mit fließenden Übergängen, da die Ringe alle Veränderungen mitmachen. Beherrschen Sie die, dann können Sie zu den Varianten des Ringstützes wechseln. Beim asymmetrischen Liegestütz führen Sie nun nicht den Körper zur Seite, sondern immer einen Arm, während Sie den anderen Arm am Körper halten. Den Schwierigkeitsgrad regeln Sie über die Neigung des Körpers. Je aufrechter Sie stehen, desto leichter wird die Übung (ähnlich dem Liegestütz im Türrahmen), und je mehr Sie in die Horizontale gehen, desto schwieriger wird sie (wie beim Liegestütz auf dem Boden).

Doch das ist nur der Anfang. Beim eigentlichen Ringstütz wird der ganze Körper in der Luft gehalten und nur über die Hände stabilisiert. Diese Übung wird auch als Dip bezeichnet.

Beteiligte Muskulatur

Beim Ringstütz wird der Körper ähnlich gefordert wie beim Liegestütz. Da der Körper in der freien Variante jedoch aufrechter gehalten wird, verteilt sich die Belastung mehr auf den Trizeps und das untere Segment der Brustmuskulatur, unterstützt vom vorderen Schultermuskel. Um die Brustmuskulatur umfassend zu trainieren, sollte stets auch der Liegestütz trainiert werden. Die Hebelwirkung auf das Wachstum ist aber beim Ringstütz höher, da der Körper freier bewegt und weniger stabilisiert wird.

1+3   **2**

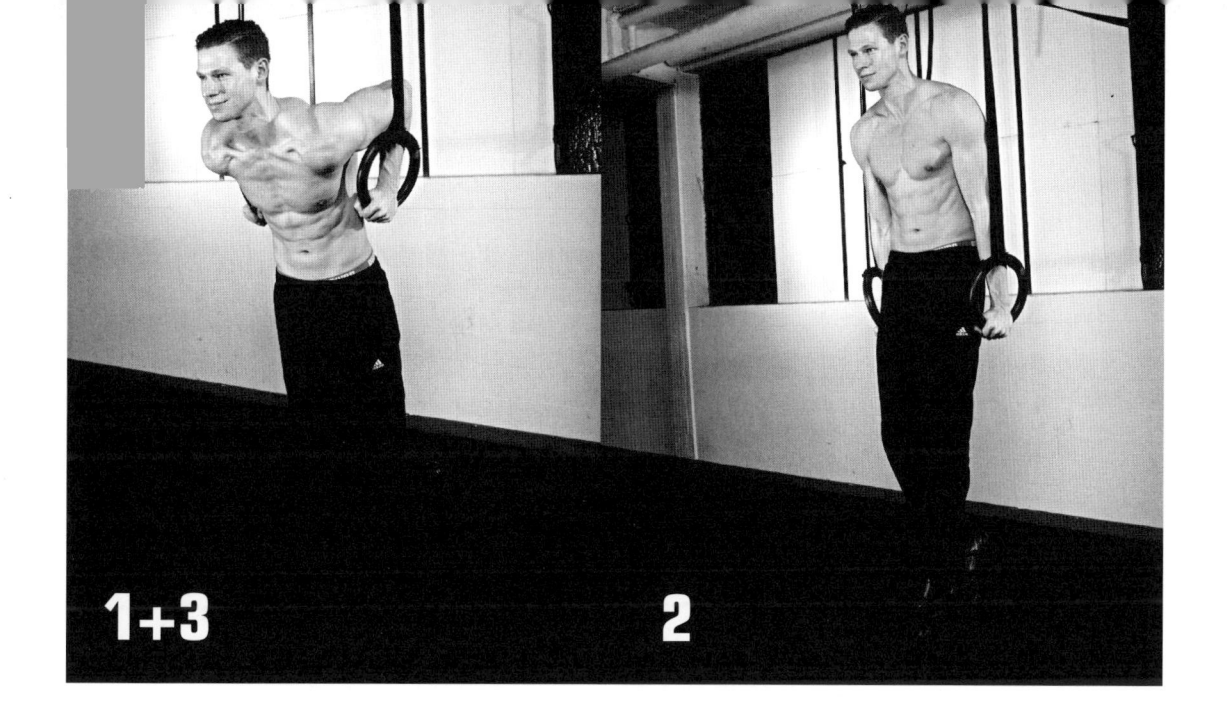

Ausführung Grundbewegung

1. Bringen Sie die Ringe ungefähr auf Brusthöhe an. Stellen Sie sich dazwischen, fassen Sie sie von innen, bauen Sie ausreichend Körperspannung auf und hängen Sie sich mit angewinkelten Armen in die Ringe. Die Ellenbogen bleiben körpernah, der Kopf aufrecht, die Füße heben ab.

2. Drücken Sie sich mit voller Kraft so weit nach oben, bis die Arme gestreckt sind. Konzentrieren Sie sich darauf, die Arme ganz zu strecken und so fest wie möglich am Körper zu fixieren. Verharren Sie kurz in dieser Position.

3. Senken Sie Ihren Körper wieder ab, wobei die Ellenbogen nach hinten geführt werden. Ihr Körper bleibt möglichst gestreckt und sollte keine Pendelbewegung machen, sondern stabil bleiben, sodass sich die Ringe möglichst wenig bewegen.

TIPP

Dips – egal wo

Dips können Sie vielerorts ausführen: zwischen Stangen, Mauervorsprüngen, Ablagen oder Ähnlichem. Selbst zwischen zwei stabilen Rückenlehnen oder zwischen einem Stuhl und einem Tisch können Sie dippen. Zum Einstieg lohnen sich Dips mit hochgelegten Füßen zwischen zwei Stühlen oder ähnlichen Ablagen. Wenn Sie die Füße auf dem Boden lassen, reicht sogar eine Ablage.

Vollendung

Beim Ringstütz können Sie den Bewegungsumfang (und somit die Trainingswirkung) erweitern, indem Sie nicht nur die Arme anwinkeln und durchdrücken, sondern indem Sie auch – wie beim Liegestütz und Liegezug – den Schultergürtel aktiv mitbewegen. Das bedeutet: In der tiefsten Position lösen Sie die Schulterblätter vom Brustkorb und lassen sich noch tiefer sinken und in der höchsten Position ziehen Sie die Schultern nach vorn unten. Wie Sie bereits wissen, können Sie auf diese Art den kleinen Brustmuskel sowie den vorderen Sägemuskel verstärkt miteinbeziehen. Zudem wird Ihr gesamter Schultergürtel beweglicher, kraftvoller und geschmeidiger. Noch kraftvoller wird Ihre Drückbewegung, wenn Sie sich wie beim Liegestütz nach oben schrauben und aus dem Rücken drücken.

Variante 1

Weiter Ringstütz: Bei dieser Variante senken Sie den Körper ab, indem Sie die Ringe nach außen führen und die Ellenbogen möglichst weit vom Körper wegbewegen. Aus dieser Position drücken Sie sich wieder hoch in den gestreckten Ringstütz. Die Brustmuskulatur, die den Arm von der Seite wieder zum Körper heranführt, wird bei dieser Variante stärker trainiert als bei der Grundbewegung.

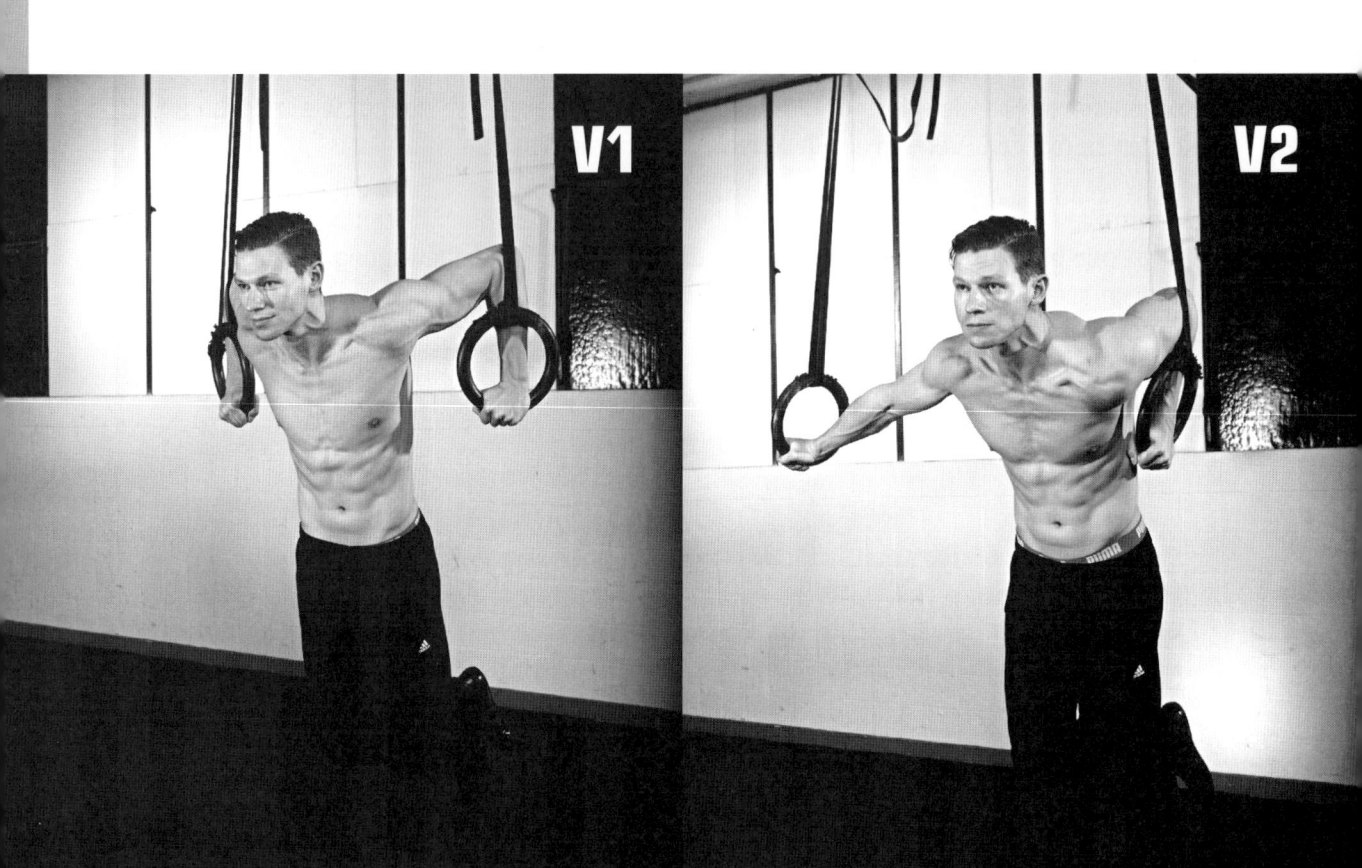

Variante 2

Asymmetrischer Ringstütz: Diese Variante ist eine Kombination und Weiterführung von engem und weitem Ringstütz. Sie senken den Körper ab, indem Sie einen Arm nach hinten anwinkeln und den anderen zur Seite strecken. Nach oben drücken Sie sich, indem Sie den angewinkelten Arm durchstrecken und den stabilisierenden Arm an den Körper heranführen. Wechseln Sie nach jeder Wiederholung die Seite, um den Körper ausgewogen zu trainieren. Die Herausforderung besteht darin, den Körper stabil und gerade zu halten. Zum Erlernen der Übung können Sie den stabilisierenden Arm auch etwas anwinkeln. Das vollständige Zur-Seite-Strecken des Armes ist eine große Herausforderung. (Das könnte auch das Ziel beim weiten Ringstütz sein, doch das bedarf etwas mehr Körperbeherrschung.)

Einsteigervariante

Ringstütz auf dem Boden: Vielen wird der freie Ringstütz zu schwerfallen. Zum Erlernen können Sie die Ringe auch tiefer hängen und die Füße während der gesamten Bewegung auf dem Boden lassen. Das stabilisiert Sie und bei Bedarf können Sie sogar etwas mit den Beinen nachhelfen. Sobald Ihnen technisch einwandfreie Wiederholungen gelingen, hängen Sie die Ringe schrittweise höher, sodass Sie am höchsten Punkt der Bewegung bereits frei im Stütz hängen. Nach und nach werden Sie immer weniger Stabilität vom Boden benötigen, bis Sie schlussendlich nur noch an der tiefsten Stelle mit den Füßen den Boden berühren und ihn dann gar nicht mehr benötigen.

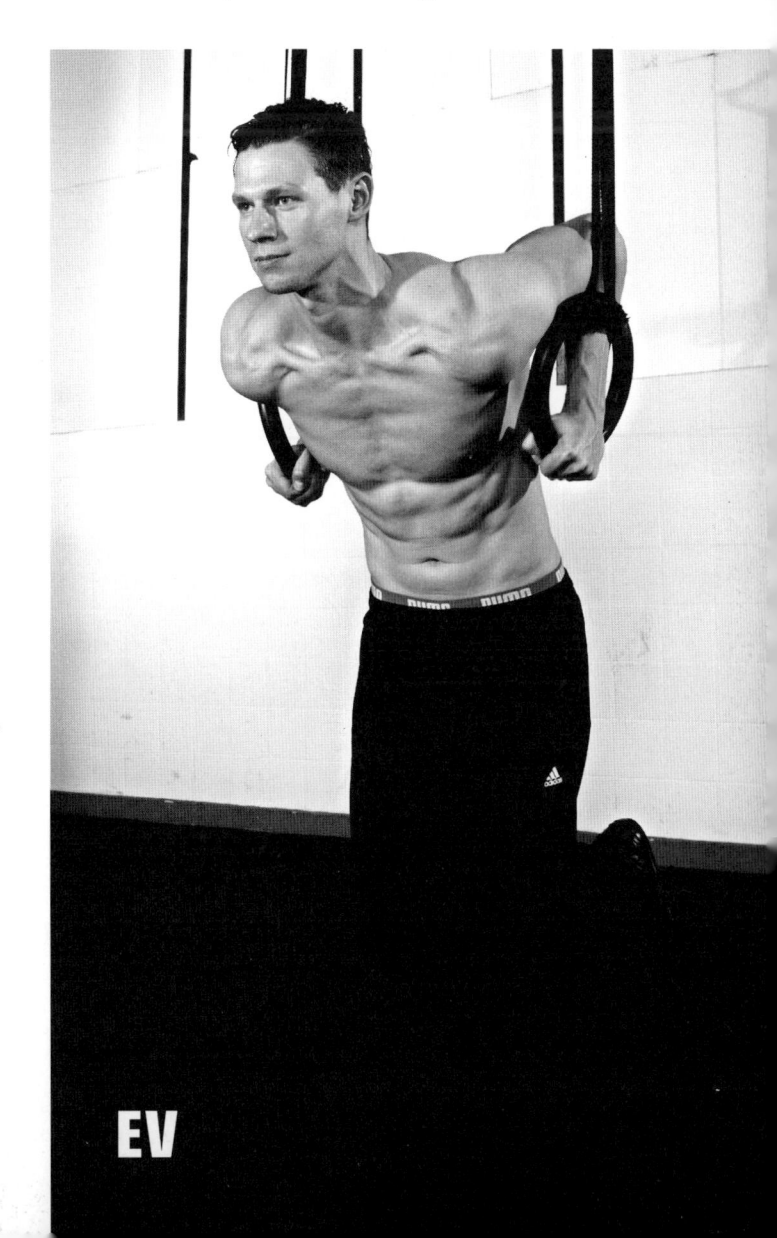

Bonusübung

L-Position: Zur Krönung und Steigerung der Körperspannung können Sie während des Hochdrückens die Beine geschlossen nach vorn führen, in der Waagerechten halten und sie mitsamt dem Rumpf maximal anspannen. Ausreichend Rumpfspannung ist dabei unabdingbar, damit das Becken nicht nach vorn kippt und der untere Rücken nicht ins Hohlkreuz fällt. Das verstärkt den Trainingseffekt, stärkt den Bauch und sieht auch noch gut aus. Einen Blick auf die L-Position können Sie beim Bild zum asymmetrischen Ringzug auf Seite 126 werfen.

Checkliste

- Die Arme im Stütz ganz durchdrücken und am Körper fixieren.
- Nach oben schrauben und aus dem Rücken drücken.
- An der höchsten Stelle die Schulterblätter an den Brustkorb saugen, an der tiefsten Stelle lösen.
- Die Schultern an der höchsten Stelle nach vorn unten ziehen.
- Den Rumpf maximal anspannen.
- Über den vollen Bewegungsumfang trainieren.
- Am höchsten und tiefsten Punkt pausieren, zur vollen Dehnung und maximalen Kontraktion.
- Im Einklang mit der Bewegung atmen: beim Absenken ein-, beim Hochdrücken ausatmen.

TEIL 3: RINGTRAINING

Ringzug

So wie der Liegezug zum Liegestütz ist der Ringzug die Konterbewegung zum Ringstütz. Vom Prinzip her sind es die bekannten Klimmzüge. An den Ringen ist jedoch die Hebelwirkung besser, da diese – im Vergleich zu einer Klimmzugstange – instabiler sind und den Körper somit umfassender stärken.

Alle Varianten des Liegezugs können Sie auch an den Ringen trainieren. Es gelten die gleichen Vorteile wie beim Liegestütz: Die Anforderung (und somit die Wirksamkeit) wächst und die Variationsmöglichkeiten steigen. Sie können spielerisch zwischen den Varianten wechseln. Den Schwierigkeitsgrad regeln Sie über die Neigung des Körpers. Je aufrechter Sie stehen (vergleichbar dem Liegezug an der Tür, Seite 97), desto leichter ist die Ausführung, und je mehr Sie sich in die Waagerechte legen, desto schwieriger wird es (wie beim Liegezug unter dem Tisch, Seite 94–96).

Beteiligte Muskulatur

Der Schwerpunkt der Belastung beim Ringzug verschiebt sich durch die aufrechte Haltung vor allem auf den breiten Rückenmuskel, der die Arme von vorn oben zum Körper heranzieht. Da der Ringzug frei ausgeführt nur über die Hände stabilisiert wird und der restliche Körper frei hängt, werden zudem wirksame Wachstumsreize auf die Beugemuskulatur des Arms, die hintere Schulter- und die gesamte Rumpfmuskulatur ausgeübt. Für die Zugmuskulatur ist es die wirksamste Übung. Dennoch wird der Trapezmuskel, der die Schulterblätter nach hinten und aufeinander zu bewegt, beim Liegezug besser trainiert. Daher sollten Sie nie auf ihn verzichten

1+3

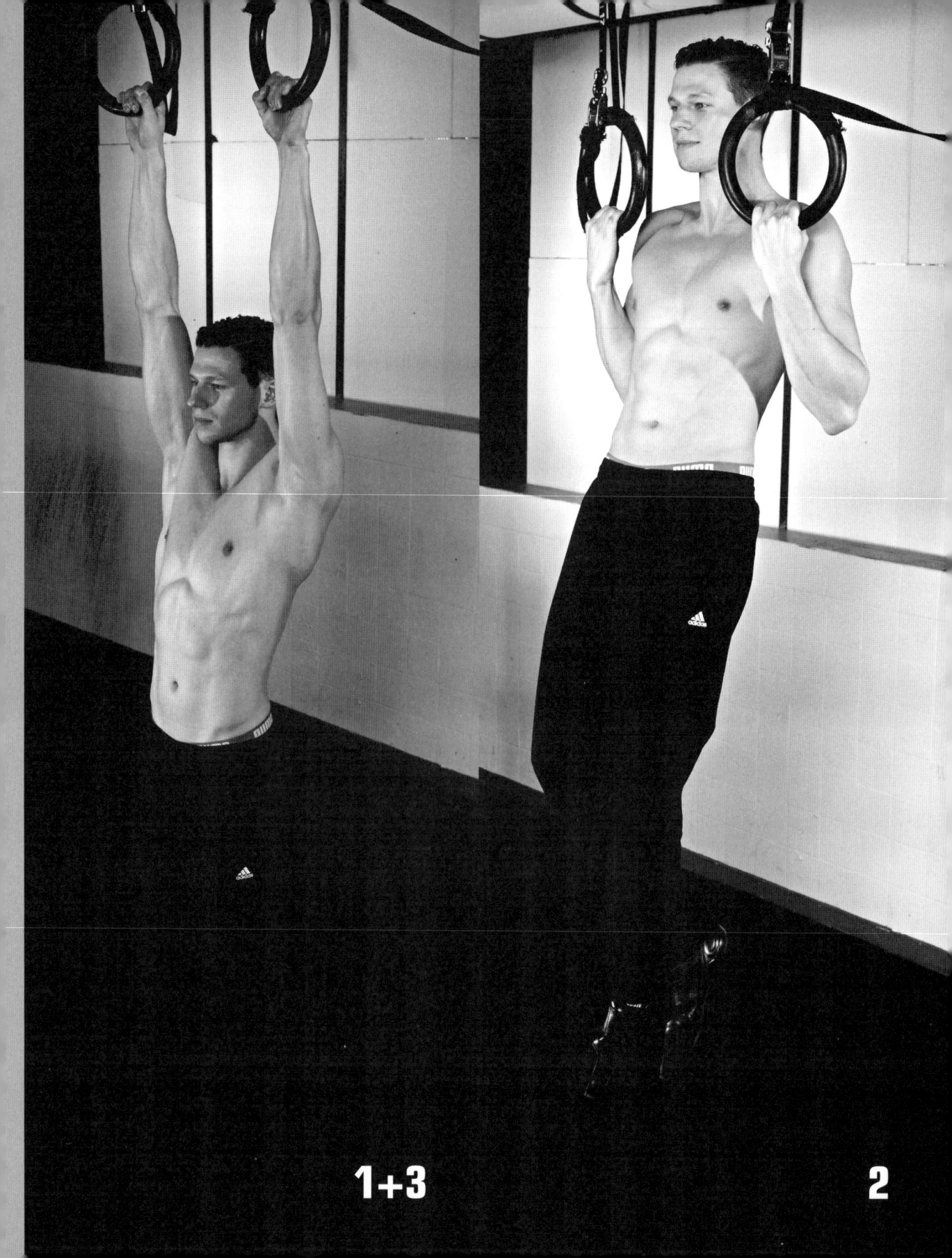

2

Ausführung Grundbewegung

1. Hängen Sie die Ringe so hoch, dass Sie mit gestreckten Armen Ihren Körper frei hängen lassen können. Bauen Sie ausreichend Körperspannung auf, greifen Sie die Ringe proniert, sodass die Daumen zueinander zeigen, und hängen Sie sich hinein. Blicken Sie geradeaus und spannen Sie den Bauch an, damit Sie nicht ins Hohlkreuz fallen.

2. Ziehen Sie sich an den Ringen möglichst hoch, indem Sie die Ellenbogen nach vorn unten zum Körper bewegen. Supinieren Sie dabei die Unterarme, sodass am höchsten Punkt der Bewegung beide Daumen nach außen weisen. Verharren Sie kurz in dieser Position.

3. Beim Absenken kehren Sie die Bewegung um, das heißt, Sie führen die Ellenbogen wieder nach vorn oben und pronieren dabei die Unterarme.

Vollendung

Wie beim Liegezug verstärken Sie die Trainingswirkung beim Ringzug, indem Sie den Schultergürtel aktiv in die Bewegung miteinbeziehen. Das bedeutet: Lassen Sie sich an der tiefsten Stelle voll durchhängen, lösen Sie die Schulterblätter vom Brustkorb und strecken Sie auch die Arme ganz durch. Gehen Sie es langsam an. Wenn Sie das nicht gewohnt sind, ist es eine hohe Belastung, die Ihren gesamten Bewegungsapparat aber zusätzlich stärken wird.

An der höchsten Stelle der Belastung spannen Sie Ihren Körper nicht nur maximal an, Sie versenken auch die Schultern im Körper und ziehen Sie mitsamt den Schulterblättern und Ellenbogen möglichst weit nach hinten unten beziehungsweise aufeinander zu. Wenn Sie mit dem oberen Rücken ins Hohlkreuz gehen, verstärken Sie die Kontraktion. Den unteren Rücken halten Sie gerade, indem Sie die Bauchmuskulatur aktivieren.

Supination und Pronation bei Ringzügen

Für die Ringzüge bedeutet das: Die Supination trainiert vor allem den breiten Rückenmuskel, da sie eine enge Armführung erlaubt, was diesen Muskel am stärksten anspricht. Zudem aktiviert sie den Bizeps, da der Bizeps auch der stärkste Supinator ist. Die Pronation aktiviert den Trapezmuskel, da so die Arme weiter nach außen geführt werden, was eine stärkere Bewegung der Schulterblätter erlaubt. Ebenso fordert sie den Armbeuger und Oberarmspeichenmuskel, die bei der Armbeugung umso aktiver werden, je weniger der Bizeps mitarbeitet.

Variante 1

Weiter Ringzug: Beim weiten Ringzug belassen Sie die Arme proniert und ziehen sich hoch, indem Sie die Ellenbogen möglichst weit nach außen führen. Beim Absenken nähern sich die Arme wieder an, wie bei der Grundbewegung.

Variante 2

Asymmetrischer Ringzug: Ziehen Sie sich nach oben und führen Sie dabei eine Hand nach außen, während die andere supiniert und körpernah bewegt wird. Wechseln Sie nach jeder Wiederholung die Seite.

Zu Beginn müssen Sie den nach außen geführten Arm nicht strecken, er darf ruhig noch mitarbeiten. Langfristig sollte dieser Arm aber durchgehend gestreckt bleiben und nur noch stabilisieren – wie beim asymmetrischen Ringstütz. Das ist die optimale Vorbereitung für den einarmigen Ringzug. Im Foto sehen Sie die Variante in L-Position. Sobald Sie diese beherrschen, sollten Sie alle Ringzugvarianten mit dieser Beinhaltung ausführen, um zusätzlich den Rumpf zu trainieren und die Bewegung noch stärker zu stabilisieren.

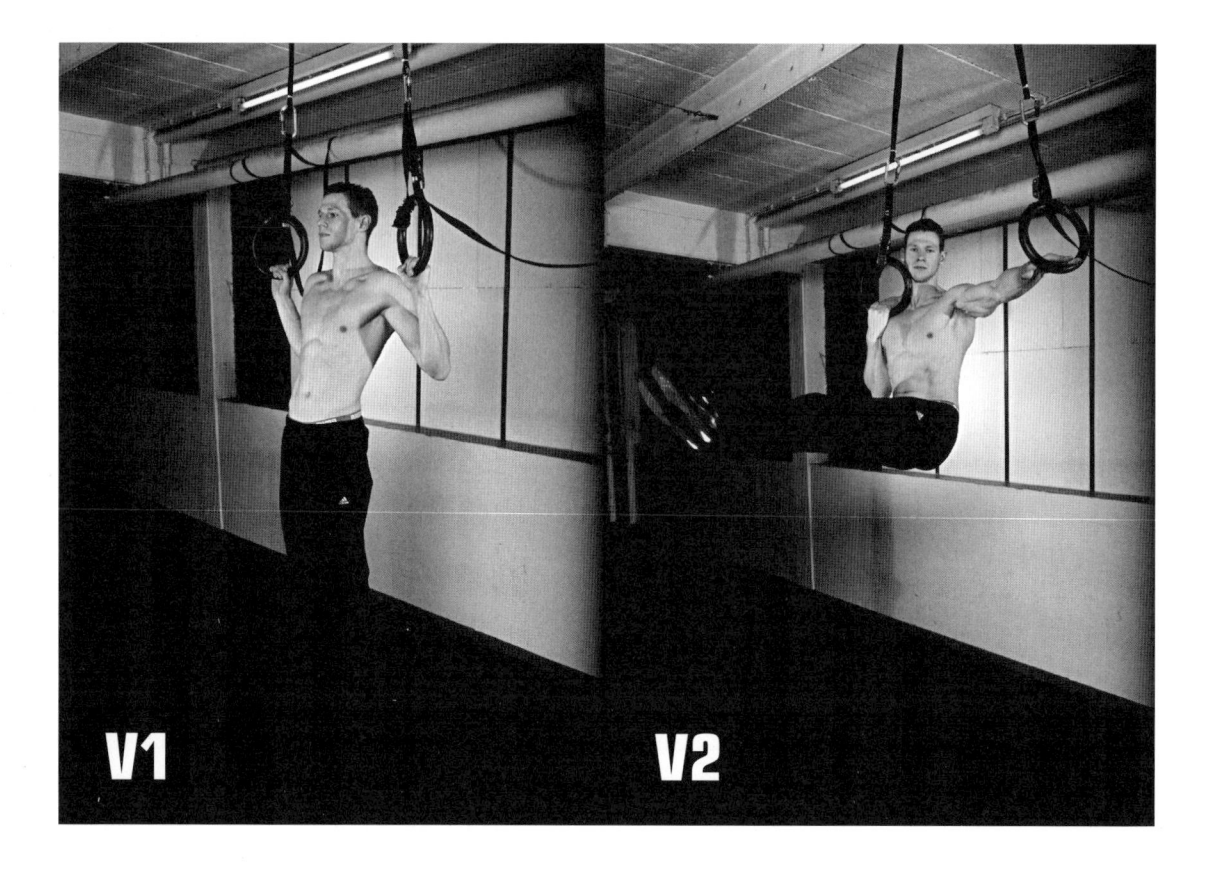

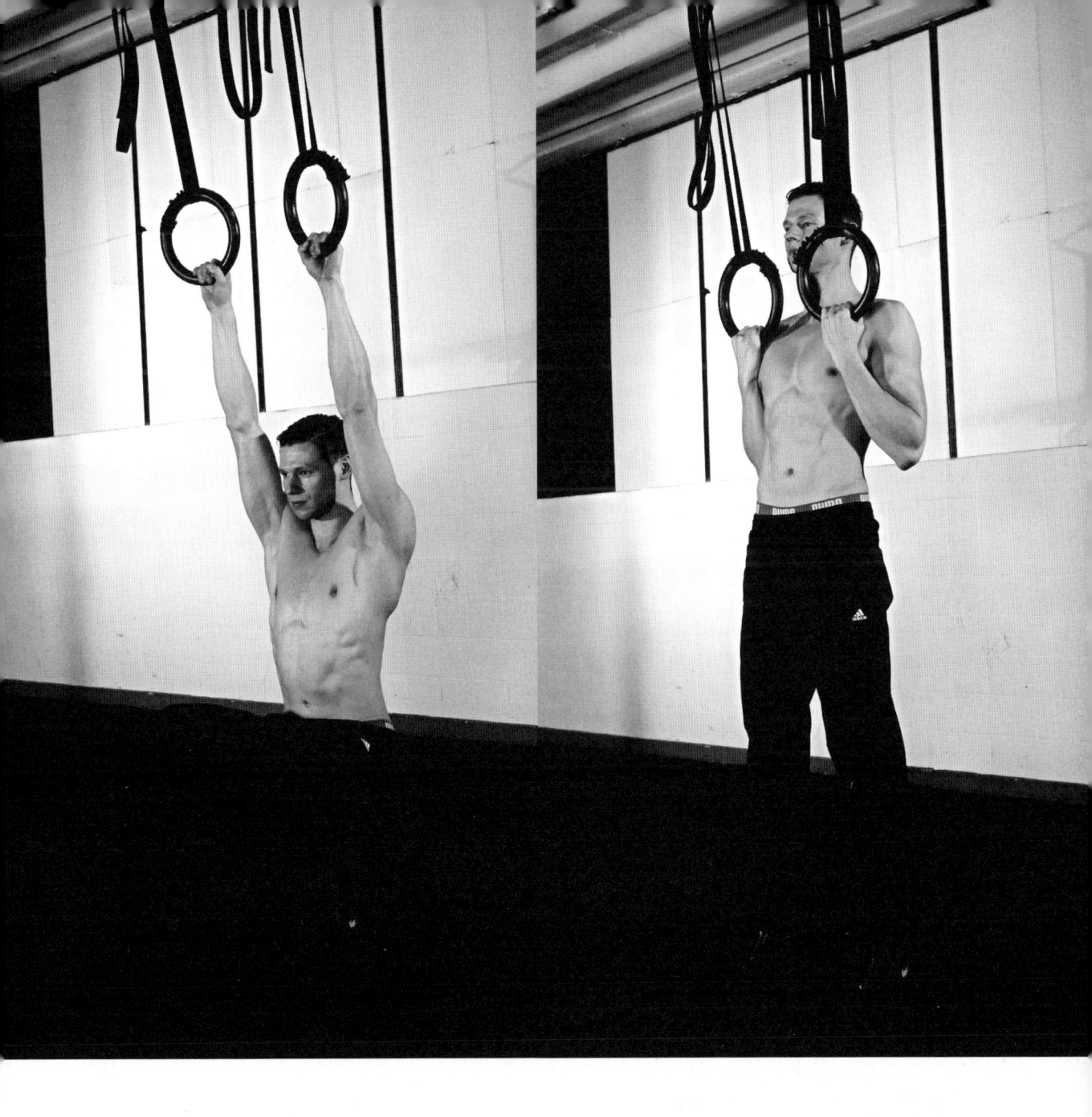

Einsteigervariante

Ringzug auf dem Boden: Zum Erlernen des Ringzugs ist es anfangs einfacher, wenn Sie die Beine nach vorn anwinkeln und den Ringzug mit der Kniebeuge kombinieren. Die Beine nehmen immer nur so viel Last ab, dass die Arme gerade noch ziehen können. Schritt für Schritt hängen Sie die Ringe höher und bewältigen so immer mehr Strecke der Bewegung frei, bis Sie schlussendlich die gesamte Bewegung ohne Boden schaffen.

> **TIPP**
>
> ### Kehren Sie die Atmung um
>
> Einigen liegt es mehr, wenn sie bei Zugübungen die Atmung umkehren, also bei der Entlastung aus- und bei der Belastung einatmen. Der Vorteil ist, dass sich so der Brustkorb besser aufplustern lässt und man dadurch einfacher ins Hohlkreuz kommt, wodurch sich wiederum die Rückenmuskulatur stärker anspannen lässt. Probieren Sie es aus und entscheiden Sie sich für die Ausführung, die Ihnen eine höhere Muskelspannung und Kontrolle ermöglicht. Keine Regel ohne Ausnahme.

Bonusübung

Einarmiger Ringzug in L-Position: Eine wahre Königsdisziplin! Allein den Körper in der Ausgangsposition unten gerade und stabil zu halten, ohne mit dem Becken zur Seite zu kippen oder sich zu verdrehen, stellt höchste Anforderungen an Ihre Körperbeherrschung. Supinieren Sie beim Hochziehen den aktiven Arm und führen Sie ihn möglichst körpernah. Die passive Hand können Sie zur Faust ballen, um die Körperspannung zu steigern, oder lässig zum Gruß schwenken, damit die Menschen um Sie herum völlig vom Glauben abfallen. Das Ganze natürlich in L-Position.

Checkliste

- ✓ Die Ringe nicht nur bis zum Kopf, sondern bis zur Brust ziehen.
- ✓ Mit dem oberen Rücken ins Hohlkreuz gehen, um die Kontraktion zu steigern.
- ✓ Den unteren Rücken gerade halten, indem der Bauch angespannt wird.
- ✓ Den Schultergürtel aktivieren.
- ✓ Am höchsten und tiefsten Punkt kurz innehalten, zur vollen Dehnung und Kontraktion.
- ✓ Über den vollen Bewegungsumfang trainieren.
- ✓ Tief und kraftvoll atmen: beim Absenken ein-, beim Hochziehen ausatmen (oder umgekehrt).

TEIL 3: RINGTRAINING

Zugstütz

Der Zugstütz – auch Muscle-up oder Zugstemme genannt – ist die Kombination aus Ringzug und Ringstütz. Er ist die wirksamste aller Körpergewichtsübungen für den Oberkörper. Seine Hebelwirkung umfasst die gesamte Drück- und Zugmuskulatur, ebenso die Rotatorenmuskulatur. Sie stärkt und stabilisiert den sonst so labilen Schultergürtel. Der Zugstütz ist Ihr Ziel! Er ist der Kern meines Oberkörpertrainings. Wenn die Zeit knapp ist, trainiere ich nur ein paar Minuten Zugstütze und weiß: Mein Oberkörper ist und bleibt fit. Und das nicht nur gerade so. Kaum jemand schafft den Zugstütz ruhig und kontrolliert – selbst viele engagierte Athleten scheitern daran. Wer ihn beherrscht und regelmäßig trainiert, der kann sich einer weit überdurchschnittlichen Fitness erfreuen und sie leicht bewahren. Aber da muss man erst einmal hinkommen. Gehen wir es an!

Beteiligte Muskulatur

Kurz und knapp: der gesamte Oberkörper. Die Drück-, Zug- und Rotatorenmuskulatur arbeitet aktiv. Der Rest wirkt stabilisierend und unterstützend. Wenn Sie die Beine nach vorn gestreckt halten, dann werden auch die Bauch- und Hüftbeugemuskeln gestärkt.

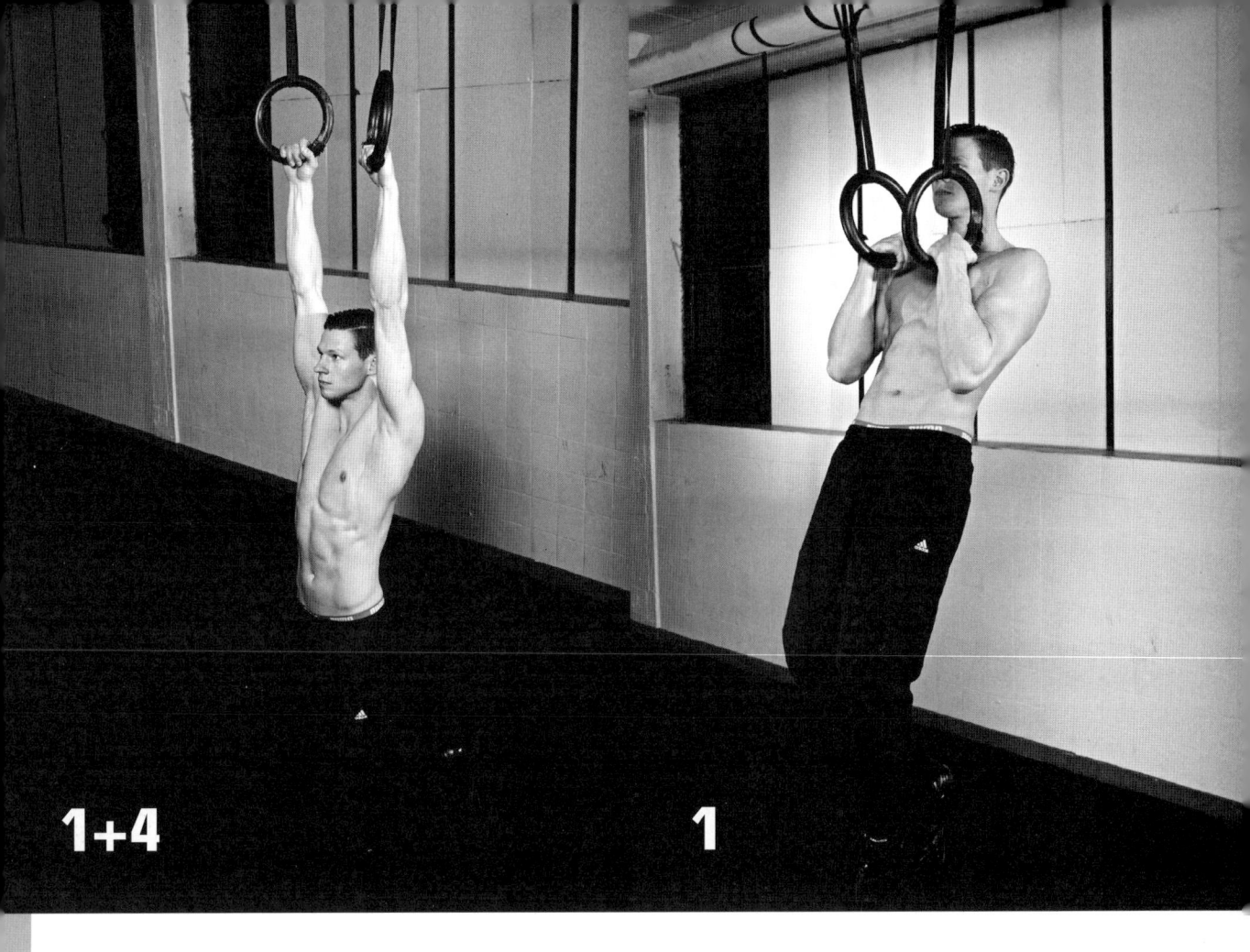

Ausführung Grundbewegung

1. Starten Sie wie beim Ringzug: Hängen Sie sich in die Ringe und ziehen Sie sich mit eng geführten Ellenbogen nach oben, wobei Sie die Unterarme supinieren. Bewegen Sie die Ringe möglichst zur Brust und aufeinander zu.

2. Dann kommt der schwierigste Part: Sie drücken die Ringe vor dem Körper nach unten, sodass Sie in die Ausgangsposition zum Ringstütz kommen. Dabei pronieren Sie die Unterarme. Hier arbeitet die Rotatorenmanschette mit voller Kraft.

3. Sollten Sie dies geschafft haben, wird der nun folgende Ringstütz zum Kinderspiel. Verharren Sie kurz in der höchsten Position.

4. Kehren Sie die Bewegung um, damit Sie wieder zurück in die Ausgangsposition gelangen. Gestalten Sie diese vielseitige negative Phase, also das Absenken, so kontrolliert wie möglich.

2

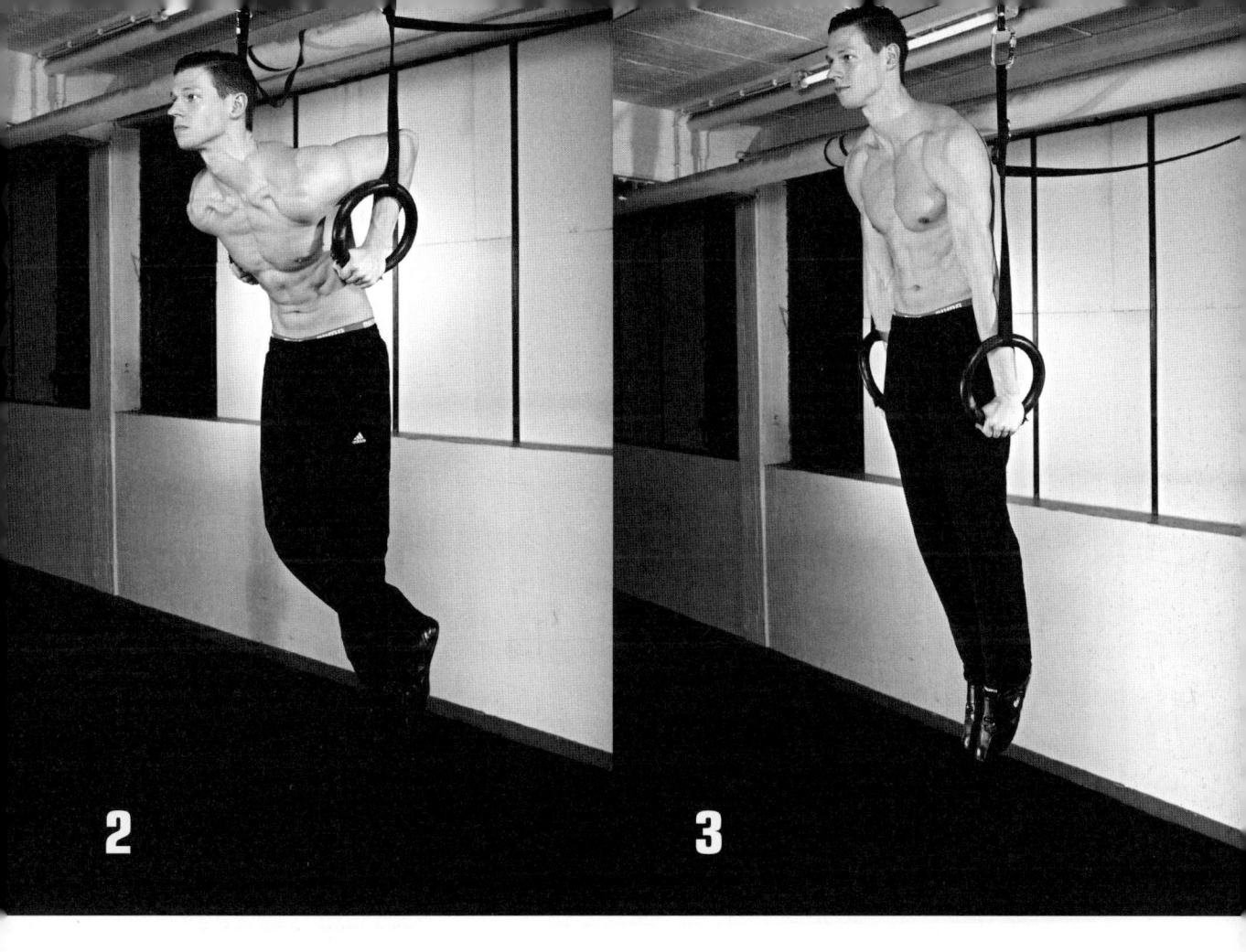

3

Vollendung

Überstürzen Sie es nicht. Diese Bewegung fordert Ihren Schultergürtel enorm. Lange Zeit wird der Ringstütz für Sie aus drei Etappen bestehen: Ringzug – Wechsel – Ringstütz. Besonders der Wechsel vom Zug in den Stütz wird Ihnen Probleme bereiten. Das ist eine Bewegung, die bei normalem Fitnesstraining nicht vorkommt, besonders nicht an Maschinen – umso wertvoller ist sie. Je stabiler Ihre Schultern dabei im Körper versenkt sind, desto kraftvoller werden Sie den Zugstütz schaffen. Wenn Sie die Handgelenke am höchsten Punkt des Ringzugs zusätzlich zum Körper anwinkeln, wird es etwas leichter, da sich der Hebel verkürzt. Sehen Sie sich das zweite Bild dahingehend genauer an und achten Sie auf die Haltung meiner Handgelenke und die Art, wie ich die Ringe greife.

Ziel ist es, den Zugstütz in einer fließenden Bewegung zu schaffen. Kraftvoll, aber ohne Schwung, in einem Atemzug – am besten in L-Position.

Einsteigervariante

Zugstütz auf dem Boden: Hängen Sie die Ringe ausreichend tief, sodass Sie zumindest den Wechsel vom Zug in den Stütz mit den Füßen auf dem Boden bewerkstelligen können. Dabei stellen Sie die Füße nach vorn ab, entweder mit angewinkelten Beinen, wenn Sie noch mit der Kraft der Beine nachhelfen wollen, oder Sie lassen sie gestreckt (eventuell auf einem Stuhl), wenn Sie allein mit dem Oberkörper arbeiten, aber noch etwas Gewicht reduzieren wollen.

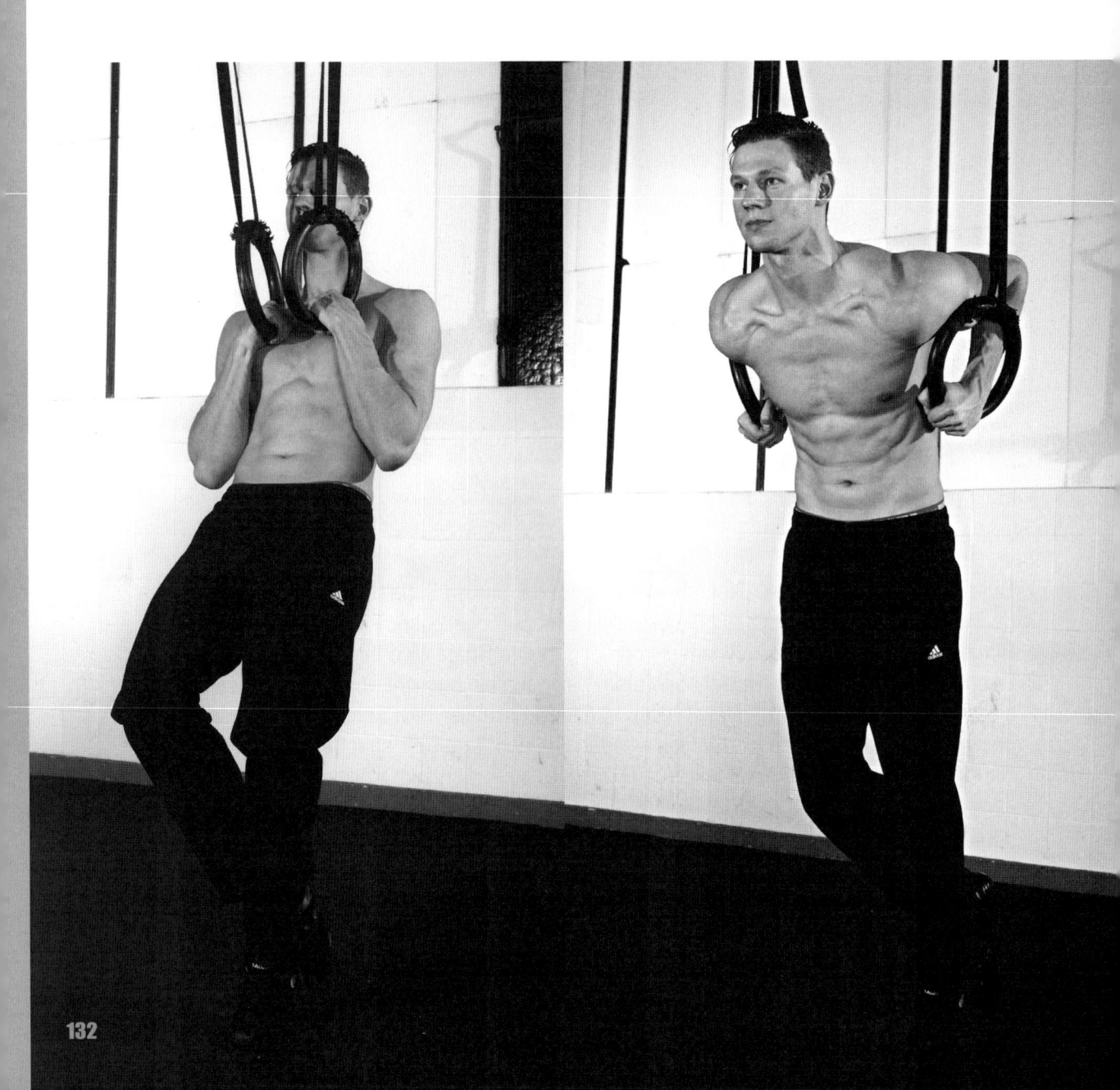

Erhöhen Sie die Ringe Schritt für Schritt und verkürzen Sie die Phase, in der sich die Füße auf dem Boden befinden. In der negativen Phase lassen Sie sich möglichst ohne Bodenkontakt herab. Die hierbei erarbeitete Kraft hilft Ihnen, die positive Phase zu meistern.

Bonusübung

Asymmetrischer Zugstütz in L-Position: Wer die Grundbewegung meistert, kann sich an der asymmetrischen Variante versuchen, bei der Sie sich einarmig nach oben ziehen und drücken, während der andere Arm zur Seite gestreckt wird und stabilisiert. Das schaffe selbst ich noch nicht. Melden Sie sich bei mir, sobald es Ihnen gelingt. Dann lade ich Sie zum Essen ein und Sie können mir erklären, wie man wirklich fit wird.

Checkliste

- ✔ Ringzug und Ringstütz sollten spielerisch beherrscht werden.
- ✔ Zum Wechsel die Hände vor der Brust zusammenführen und die Handgelenke anwinkeln.
- ✔ Die Schultern im Körper versenken.
- ✔ Ohne Schwung und in einer fließenden Bewegung trainieren.
- ✔ Tief und kraftvoll atmen: beim Absenken ein-, beim Hochziehen ausatmen.
- ✔ Die negative Phase, das Absenken, hinauszögern, um Kraft, Kontrolle und Technik zu trainieren.

Vorstrecken

Wie das Beinheben in Rückenlage ist auch das Vorstrecken an den Ringen keine reine Bauchübung. Es trainiert Ihren Körper als Einheit – so wie wir ihn auch im Alltag, bei der Arbeit und beim Sport benötigen.

Beteiligte Muskulatur

Das Vorstrecken an den Ringen trainiert die gesamte Bauch- und Rumpfregion, ebenso die Hüftbeugemuskulatur. Zusätzlich trainiert es die Stabilität des Schultergürtels wie kaum eine andere Bewegung.

Ausführung Grundbewegung

1. Stellen Sie sich vorgebeugt und mit nach unten gestreckten Armen an die tief eingestellten Ringe. Halten Sie die Arme eng am Körper. Blicken Sie nach vorn.

2. Stützen Sie sich auf die Ringe und gleiten Sie mit diesen nach vorn in die volle Streckung, bis Sie aussehen wie Superman im Steigflug. Verharren Sie kurz in dieser Position.

3. Kehren Sie zurück in die Ausgangsposition, indem Sie sich durch die Kraft des Bauches wieder zusammenziehen. Die Arme und Beine bleiben gestreckt, stabilisieren und unterstützen die Bewegung.

1+3 **2**

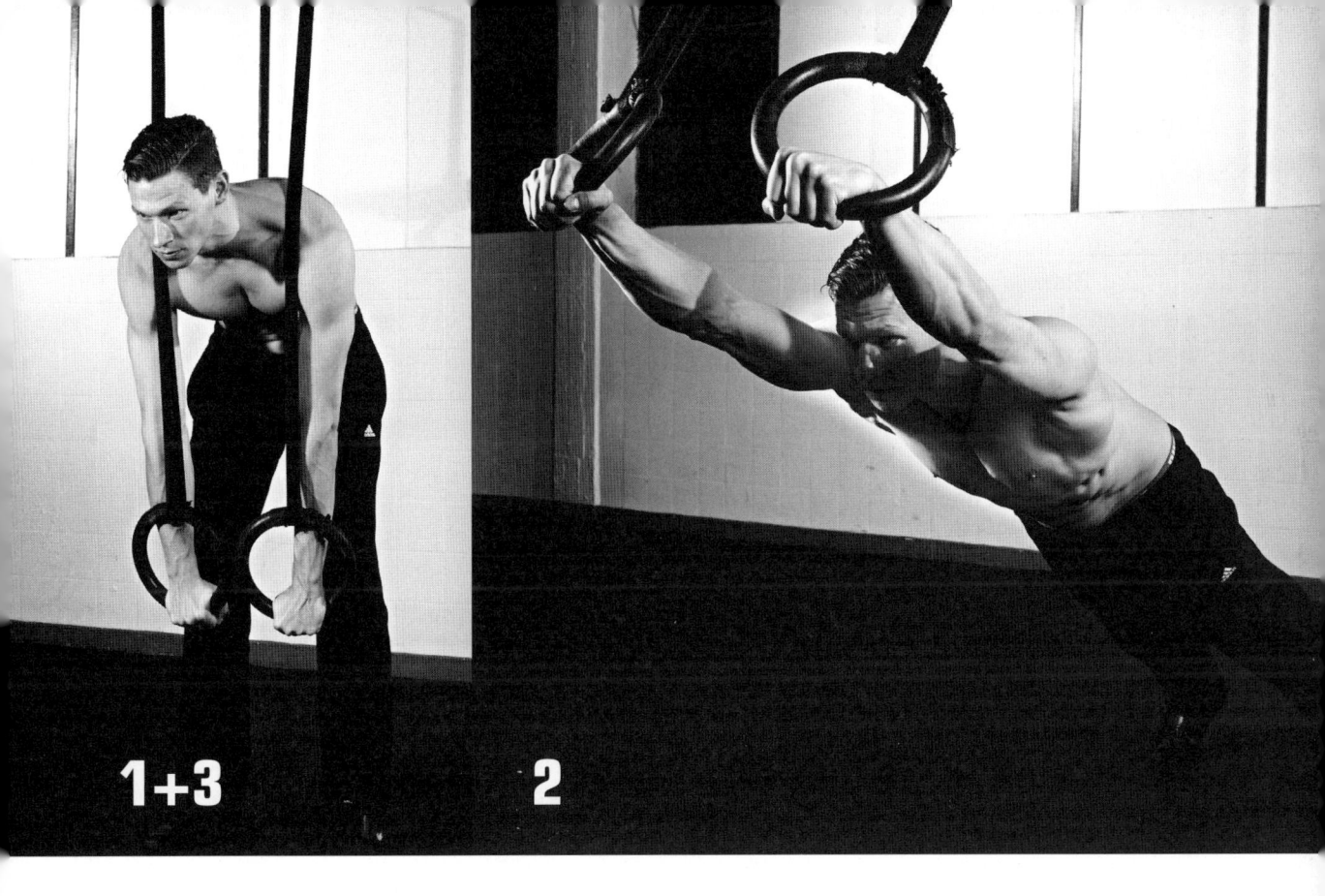

Vollendung

Die drei Schwachstellen beim Vorstrecken sind der Schultergürtel, die Ellenbogen und der untere Rücken. Beachten Sie den Tipp zum Stabilisieren der Arme. Nur so wird Ihnen die volle Streckung gelingen, ohne den Schultergürtel zu überlasten.

Fallen Sie zudem nie ins Hohlkreuz; die Belastung für die Lendenwirbelsäule wäre in der Streckung zu hoch. Bei weniger fordernden Übungen können Sie zwischen Entspannung und Anspannung wechseln. Bei fordernden Übungen wie dem Vorstrecken bleibt Ihnen nur die Abwechslung von viel Anspannung zu noch mehr Anspannung. Also spannen Sie den Bauch immer mindestens so weit an, dass das Becken aufgerichtet und der untere Rücken gerade bleibt.

Wichtig ist auch die kleine Rotationsbewegung beim Stabilisieren der Arme, wie Sie sie bereits vom Liegestütz kennen. So werden die Arme nicht nur verankert, sondern verschraubt. Sicher erkennen Sie den Vorteil: Die Belastung auf das Ellenbogengelenk geschieht nun im Spielraum seiner Beweglichkeit. Der Trizeps kann arbeiten. Falls Sie die Kraft verlässt, beugt sich der Ellenbogen. Nichts Schlimmes geschieht. Wenn der Ellenbogen jedoch nach außen weist, dann ist für eine Beugung nach unten oder oben nicht viel Spielraum. Die Scherkräfte wären hoch, eine Verletzung droht, und da Ihr kluges

Nervensystem das spürt, wird es die Kraftentfaltung ohnehin hemmen, um Sie vor sich selbst zu schützen – was den Trainingseffekt minimiert.

Den Schwierigkeitsgrad regeln Sie darüber, wie sehr Sie sich in die Waagerechte strecken. Je schwerer Ihnen das fällt, desto aufrechter strecken Sie sich nach vorn beziehungsweise oben. Überschätzen Sie sich dabei nicht! Das Ziel ist immer erst die volle Streckung, dann nähern Sie sich Schritt für Schritt der Waagerechten.

Einsteigervariante

Vorstrecken nach oben: Diese Variante ist deutlich leichter und gut geeignet, um eine stabile Körperstreckung zu erlernen. Dabei starten Sie aufrecht mit den Ringen vor der Brust. Strecken Sie nun die Arme und den gesamten Körper nach vorn oben. Kehren Sie zurück, indem Sie sich aus dem Bauch heraus zurückziehen und die Arme ebenfalls wieder zum Körper ziehen und anwinkeln. Bedenken Sie bereits hier die wesentlichen Punkte für das Vorstrecken in die Waagerechte.

TIPP: Die Arme stabilisieren

Das Vorstrecken bringt eine hohe Belastung der Arme mit sich. Wie Sie sie zusätzlich stabilisieren, will ich Ihnen zeigen: Strecken Sie beide Arme nach vorn und ballen Sie die Hände zu Fäusten. Versenken Sie die Schultern im Körper und saugen Sie die Schulterblätter an den Brustkorb. So ergeben Ihr Brustkorb und der Schultergürtel ein stabiles, fest verwachsenes Paket. Nun rotieren Sie beide Arme so, dass die Ellenbogen nach unten weisen – wobei die Hände aber in der pronierten Stellung verbleiben. Jetzt sind Sie fit für das Vorstrecken und vergleichbare Belastungen der Arme.

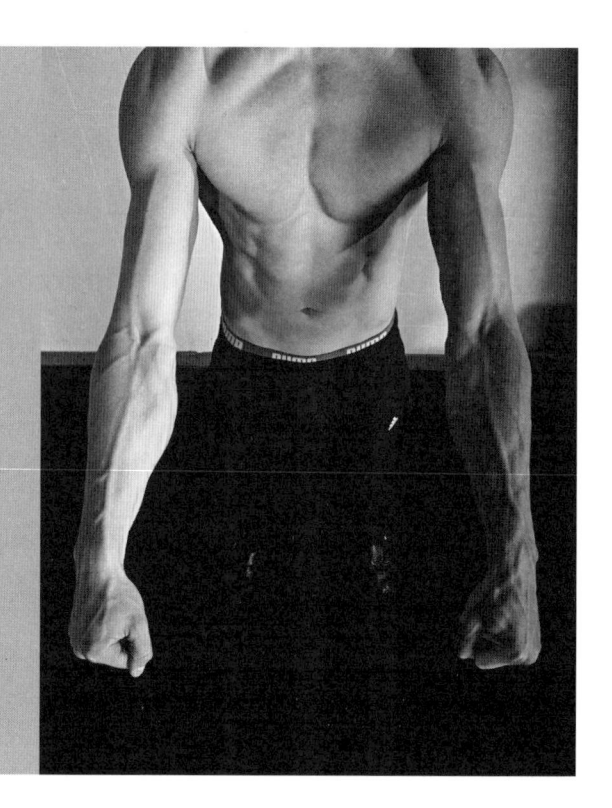

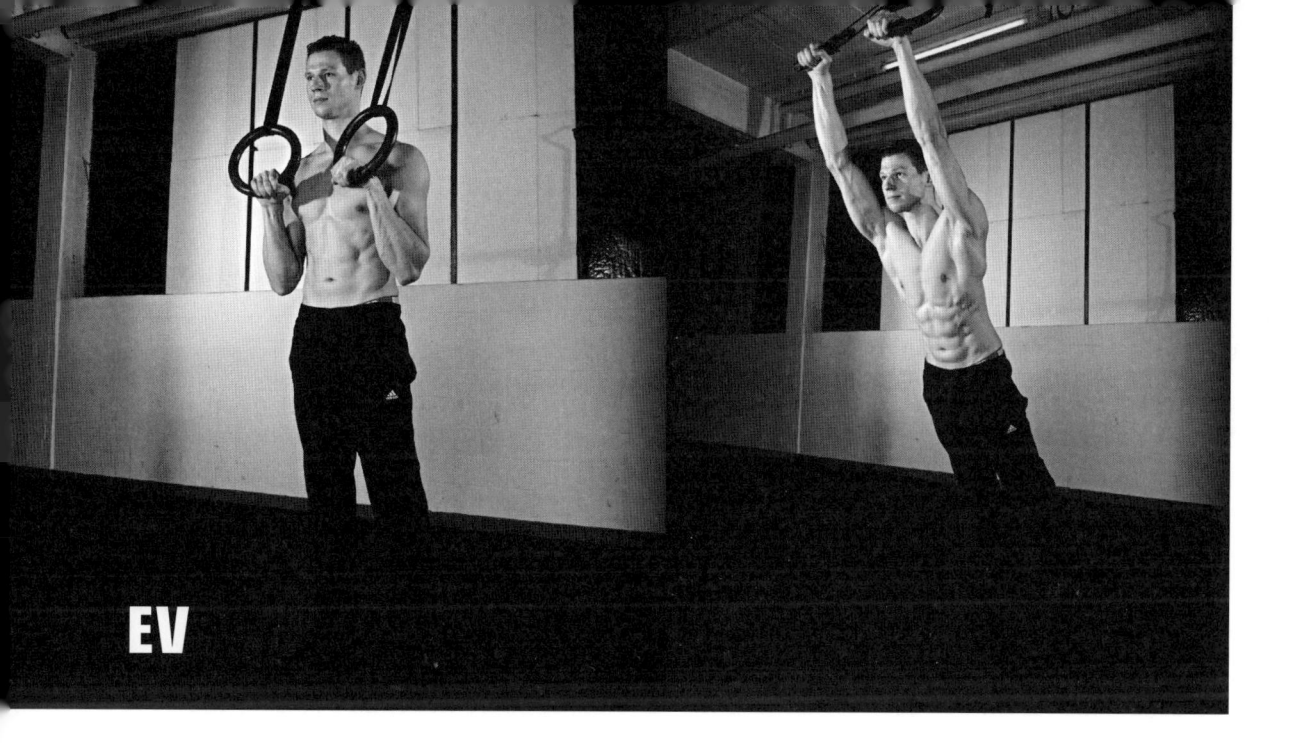

Bonusübung

Einarmiges Vorstrecken: Sollte Ihnen das Vorstrecken keinerlei Probleme mehr bereiten, können Sie beginnen, diese Übung asymmetrisch zu trainieren. Dabei belassen Sie einen Arm mitsamt Ring angewinkelt am Körper und strecken sich nur noch mit einem Arm nach vorn. Sobald auch das stabil gelingt, tasten Sie sich langsam zur einarmigen Variante vor, wobei der passive Arm eng am Körper verbleibt. Beginnen Sie auch hier erst möglichst aufrecht und arbeiten Sie sich dann nach und nach zur Waagerechten vor.

Checkliste

- Die Arme stabilisieren (siehe Tipp).
- Den Körper möglichst ganz strecken.
- Den Bauch maximal anspannen, um nicht ins Hohlkreuz zu fallen.
- Die Streckung kurz halten, dann zurückkehren.
- Aktiv aus dem Bauch heraus zurückziehen.
- Tief und kraftvoll atmen: beim Strecken ein-, beim Zurückziehen ausatmen.

Rückstrecken

Das Rückstrecken ist die Konterbewegung zum Vorstrecken. Viele trainieren nur das Strecken nach vorn. Um aber die Stabilität und Gesundheit der Wirbelsäule (sowie die des Schultergürtels) zu garantieren, sollte die Gegenbewegung, das Strecken nach hinten, ebenso trainiert werden. Dabei nimmt man die Form einer Brücke ein. Sie gleicht der Position des Rads im Yoga, nur mit dem Vorteil, dass die Ringe eine flüssigere Bewegung erlauben und somit umfassender trainieren.

Beteiligte Muskulatur

Das Rückstrecken trainiert, wie das Beinheben in Bauchlage, Po und Rumpf mit Schwerpunkt auf den Rückenstreckern. Der Unterschied zum Beinheben in Bauchlage besteht darin, dass hier auch die Muskulatur des Schultergürtels und oberen Rückens miteinbezogen wird, weil die Arme aktiv mitarbeiten.

Ausführung Grundbewegung

1. Hängen Sie die Ringe so auf, dass Sie sich mit gestreckten Armen waagerecht hineinhängen können, ohne den Boden zu berühren. Das Becken senken Sie ab, die Füße ziehen Sie möglichst nah zum Po.

2. Strecken Sie sich nach hinten in die Brücke. Dies geschieht primär, indem Sie die Arme nach hinten ziehen, dabei ins Hohlkreuz gehen und den Po durchdrücken. Die Beine stabilisieren nur. Verharren Sie kurz in dieser Position.

3. Kehren Sie die Bewegung um und lassen Sie sich zurück in die Ausgangsposition sinken.

1+3 **2**

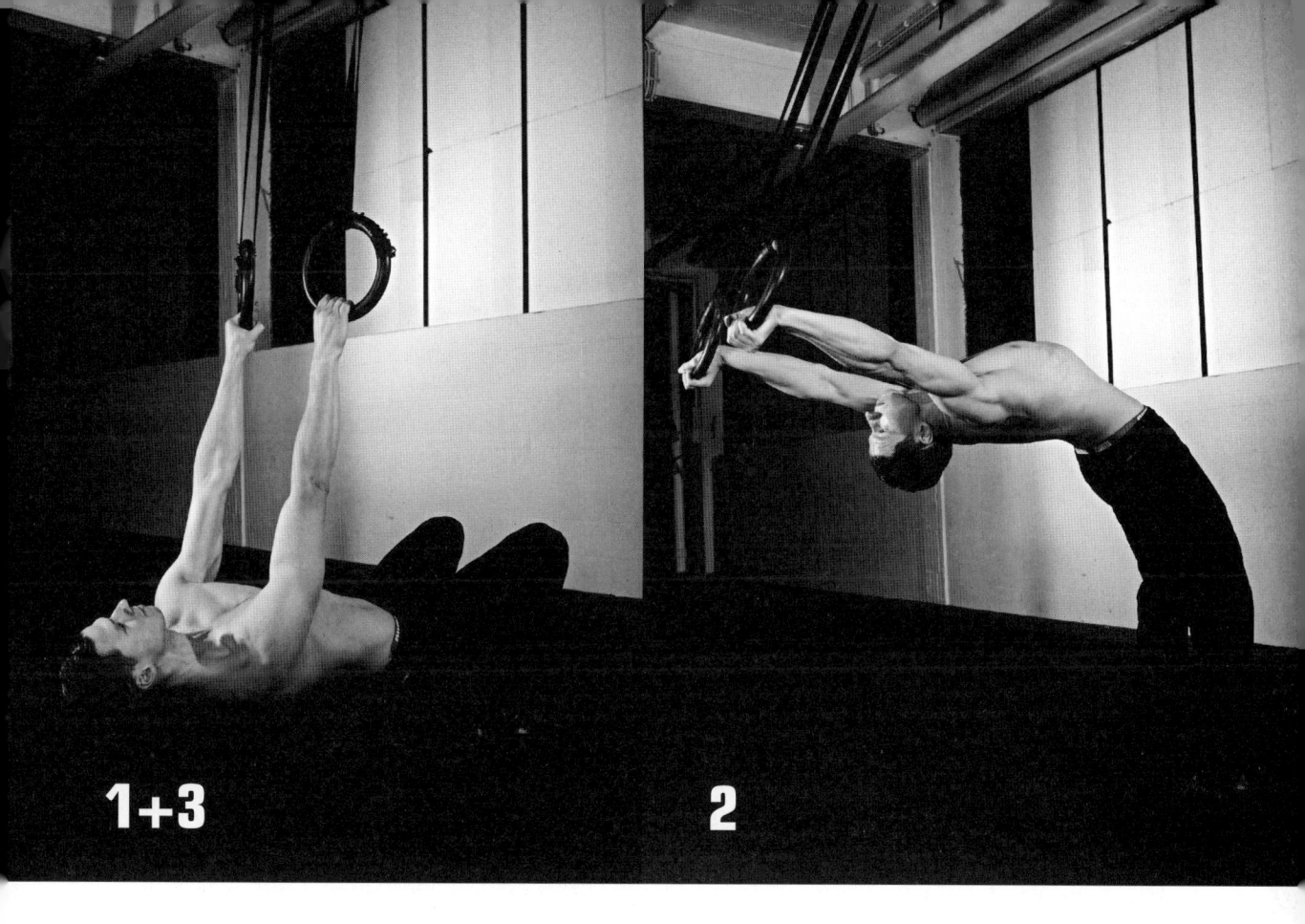

Vollendung

Achten Sie bei derartigen Bewegungen ins Hohlkreuz stets darauf, die Wirbel auseinanderzuziehen. Geben Sie der Wirbelsäule Raum zum Atmen, öffnen Sie die Gelenke, dehnen Sie die Strukturen. Niemals stauchen!

Wie bei allen Übungen gilt es, auch beim Rückstrecken das Prinzip der Höchstkontraktion einzuhalten: Spannen Sie die beteiligte Muskulatur am höchsten Punkt der Bewegung maximal an, vor allem Schultergürtel, Rücken und Po. Strecken Sie die Hüfte ganz durch und die Beine so weit wie möglich. Das Gewicht konzentrieren Sie auf die Fersen. Sie können auch auf die Zehenspitzen gehen. Doch das provoziert den häufigsten Fehler beim Rückstrecken: Die Beine knicken ein, das Kniegelenk wandert vor die Füße und die Spannung geht verloren. Achten Sie darauf, sich mit dem gesamten Körper nach hinten zu strecken. Die Knie befinden sich dann hinter oder über den Fersen – niemals davor.

Wie beim Vorstrecken regeln Sie den Schwierigkeitsgrad über die Neigung. Zu Beginn strecken Sie sich mehr nach hinten oben, je stärker und stabiler Sie werden, desto mehr strecken Sie sich nach hinten in die Waagerechte.

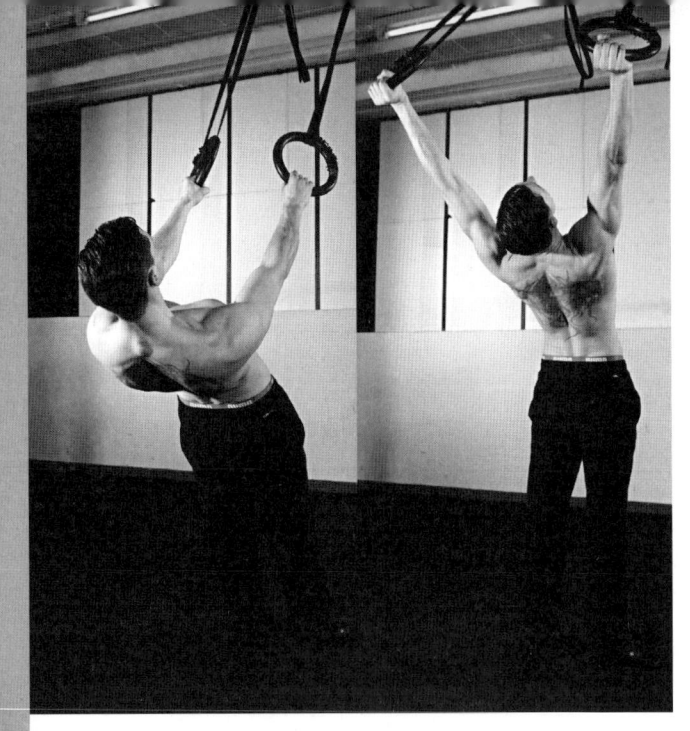

Einsteigervariante

Rückstrecken nach oben: Hängen Sie sich rücklings in die Ringe, wobei die Beine gestreckt bleiben, und ziehen Sie sich an den Ringen nach hinten oben in die Überstreckung beziehungsweise Brücke. Diese Übung erlaubt es, die notwendige Grundspannung im Schultergürtel aufzubauen, die für die Grundbewegung unabdingbar ist. Dabei können Sie mit dem Handabstand variieren und die Arme parallel halten oder auch weiter öffnen.

Bonusübung

Einarmiges Rückstrecken: Ebenso wie das Vorstrecken können Sie das Rückstrecken auch einarmig ausführen. Tasten Sie sich über das asymmetrische Rückstrecken zu dieser Variante, sobald Sie die Grundbewegung vollständig beherrschen. Beim asymmetrischen Rückstrecken arbeiten Sie noch mit beiden Ringen, lassen aber den passiven Arm gestreckt am Körper und ziehen sich nur über einen Arm nach hinten in die Brücke. Sobald das gelingt, wagen Sie sich Schritt für Schritt an die einarmige Variante – solange Sie es schaffen, den Körper dabei gerade zu halten.

Checkliste

- ✔ Den gesamten Körper nach hinten strecken, möglichst überstrecken, wie eine Brücke.

- ✔ In der höchsten Position kurz verharren und die beteiligten Muskeln maximal anspannen.

- ✔ Tief und kraftvoll atmen: beim Strecken aus-, beim Zurückgehen einatmen.

Überzug

TEIL 3: RINGTRAINING

Der Überzug ist die Übung, wenn es darum geht, rundum stark zu werden. Rundum deshalb, weil man sich dabei rund um die eigene Achse dreht und die verschiedensten Muskeln belastet werden. Eigentlich sind es zwei Übungen, von der Wirksamkeit her fast noch mehr. Der Überzug hat eine gewaltige Hebelwirkung auf die Gesundheit, Stärke und Stabilität des Schultergürtels und ist der Garant für eine weit überdurchschnittliche Körperbeherrschung.

Was bedeutet eigentlich Stärke?

Warum sind einige Hänflinge stärker als so manche Muskelprotze? Weil Stärke und dicke Muskeln nicht unbedingt gleichzusetzen sind. Auch (und vor allem) das Zentralnervensystem kann stark machen. Stärke ist Nervensache. Die Nerven entscheiden darüber, wie gut die Muskeln miteinander arbeiten und am gleichen Strang ziehen, statt gegeneinander zu arbeiten – das ist die intermuskuläre Koordination. Und die Nerven entscheiden darüber, wie viele Muskelfasern im Inneren eines Muskels gleichzeitig mit anpacken – das ist die intramuskuläre Koordination.
Die meisten Menschen sind nicht deswegen schwach, weil sie nicht genug Muskelmasse hätten, sondern weil ihre Muskeln nicht gut genug koordiniert sind. Jeder von uns trägt ein gewaltiges Kraftpotenzial mit sich herum, ist dazu fähig, schwere Schränke oder beleibte Geliebte über die Schwelle zu tragen – er »weiß« es nur noch nicht, weil er es versäumt hat, seinen Willen Fleisch werden zu lassen, weil er zu verkopft lebt und nicht verkörpert, was in seinem Potenzial liegt.

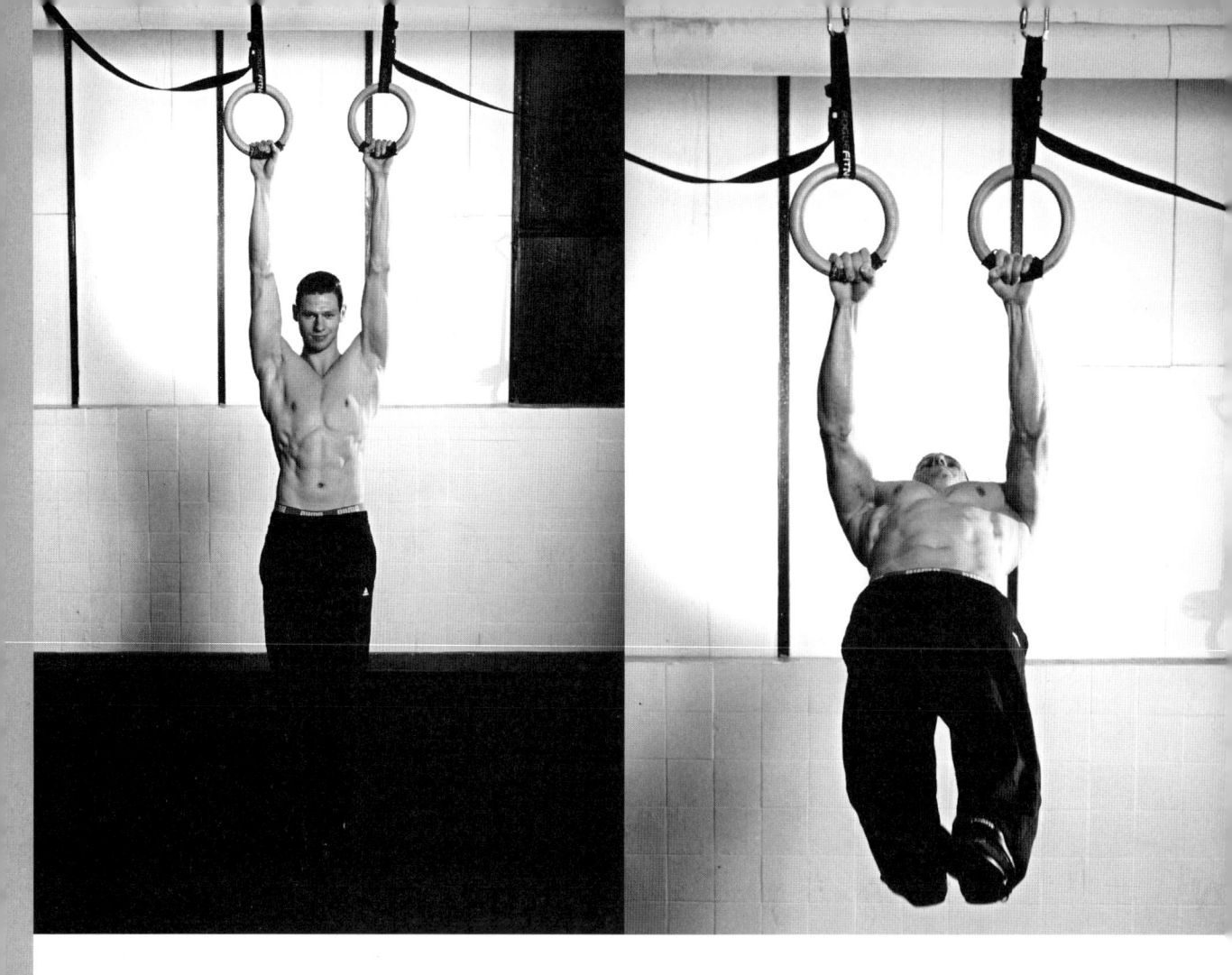

Beteiligte Muskulatur

Der Überzug stärkt den gesamten Schultergürtel, vor allem den vorderen und hinteren Schultermuskel. Zusätzlich werden der breite Rückenmuskel, der vordere Sägemuskel sowie der große Brustmuskel aktiv beansprucht. Insgesamt betrachtet verlangt keine andere Übung aus diesem Buch so viel Körperspannung und harmonierende Muskelarbeit wie der Überzug – vom Scheitel über den Rumpf bis zur Sohle.

Ausführung Grundbewegung

Im Prinzip gibt es kaum eine simplere Bewegung – zudem keine mit einem längeren Hebel. Wir machen sie gemeinsam. Natürlich hat mein Appell für mehr Standfestigkeit im NEAT-Kapitel (ab Seite 43) wunderbar gefruchtet und Sie lesen bereits im Stehen.

Na, dann stellen Sie sich aufrecht hin und nehmen Sie die Arme gestreckt sowie proniert über den Kopf. Nun führen Sie die Arme in einer kreisförmigen Bewegung nach vorn in Richtung Boden und darüber hinaus bis hinter Ihren Rücken. Die Arme bleiben dabei gestreckt, proniert und parallel zueinander. Verharren Sie kurz in dieser Position und kehren Sie zurück in die Ausgangsposition. Das war's schon.

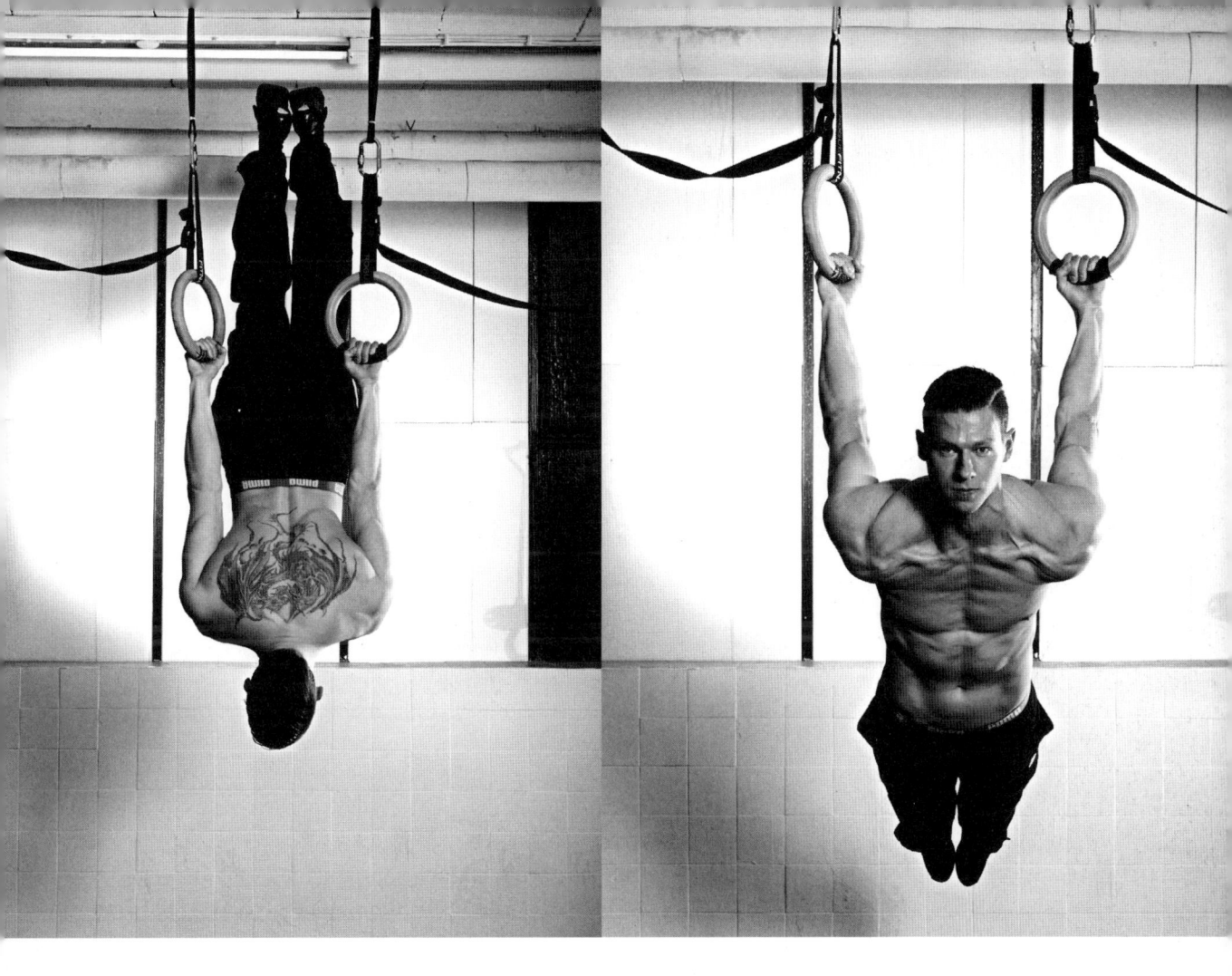

Genau diese Bewegung machen Sie nun an den Ringen – nur mit dem Unterschied, dass Sie vollkommen gestreckt daran hängen, die Arme oben bleiben und Sie dafür den Körper über die Arme bewegen.

Vollendung

Konzentrieren Sie sich darauf, den gesamten Körper stabil und gerade zu halten. Spannen Sie dafür die Rückenstrecker, Bauch- und Gesäßmuskulatur maximal an. Machen Sie sich richtig schön lang – wie ein Baumstamm. Nur die Schultern bleiben fest im Körper verankert. Bereits das Arbeiten mit gestreckten Armen erfordert viel Übung. Erinnern Sie sich an meinen Tipp zum Stabilisieren der Arme beim Vorstrecken (Seite 136)? Nutzen Sie ihn auch beim Überzug.

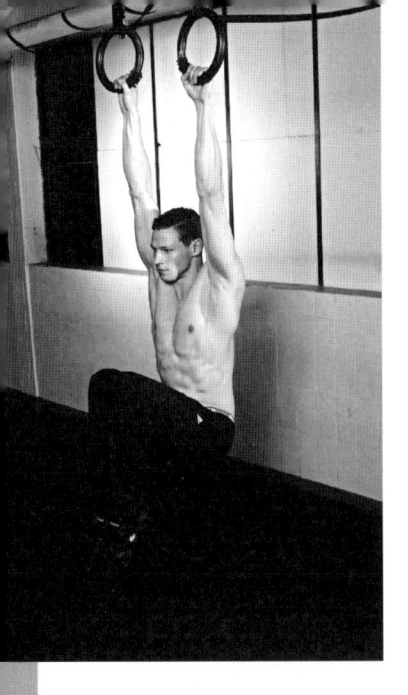

Einsteigervariante

Überzug mit angezogenen Beinen: Hängen Sie sich an die Ringe, winkeln Sie die Beine an und ziehen Sie sie in Richtung Körper. Führen Sie so den Überzug aus. Der verkürzte Hebel erleichtert die Übung enorm. Seien Sie dennoch vorsichtig. Bewegen Sie sich zuerst über einen verkürzten Umfang. Sobald Ihnen dieser gelingt, erweitern Sie den Bewegungsumfang Schritt für Schritt. Bei den meisten Menschen ist der Schultergürtel eine so umfassende Bewegung nicht gewohnt. Führen Sie die Übung deshalb möglichst langsam und kontrolliert aus. Vielleicht hilft Ihnen jemand, der im Notfall bereitsteht und unterstützend eingreift.

Ist der volle Bewegungsumfang erst erlernt, dann wird Sie die Variante mit angezogenen Beinen kaum noch fordern. Also steigern Sie die Schwierigkeit, indem Sie den Hebel verlängern und den Oberkörper sowie ein Bein strecken. Das gestreckte Bein spannen Sie voll an. Hüfte und Knie werden maximal gestreckt, selbst die Fußgelenke (das sieht gleich viel anmutiger aus).

Bonusübung

Hangwaage vorlings und rücklings: Wenn Sie zu Beginn in der Waagerechten pausieren, also mit dem Gesicht nach oben, dann ist das die Hangwaage vorlings. Wenn Sie gegen Ende in der Waagerechten pausieren, mit dem Gesicht zum Boden, ist es die Hangwaage rücklings. Das sind sehr eindrucksvolle Positionen, besonders wenn Ihr Körper gestreckt ist wie ein Baumstamm und Sie dabei auch noch lächeln. Körperbeherrschung par excellence. Viel Spaß beim Üben!

Checkliste

- ✓ Auf den Schultergürtel achten: Nur konzentriert und kontrolliert an die Übung herangehen.
- ✓ Den Körper strecken, aber die Schultern versenken.
- ✓ Jeglichen Schwung vermeiden.
- ✓ Ziel ist es, in der Bewegung jederzeit innehalten zu können.
- ✓ Tief und kraftvoll atmen: im Hang ein-, während der Bewegung ausatmen.

Die Quintessenz des Ringtrainings

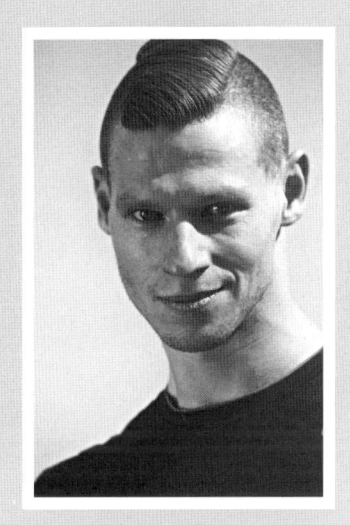

Zugstütz und Überzug vereinen fast alles, was Sie brauchen, um Ihren Oberkörper effizient zu stärken und zu stabilisieren. Wenn Sie diese beiden Übungen meistern, dann verfügen Sie über zwei Werkzeuge mit gewaltiger Hebelwirkung. Der Zugstütz vereint und erweitert den Ringstütz und den Ringzug. Der Überzug vereint wesentliche Aspekte des Vor- und Rückstreckens. Wenn es bei mir schnell gehen soll, konzentriere ich mich auf diese beiden Übungen. Doch die gilt es erst einmal zu meistern. Ist das geschafft, dann wird es leicht, dieses Niveau zu halten.

So erging es auch mir: Es war schwierig und langwierig, Zugstütz und Überzug an den Ringen zu erlernen. Doch nun habe ich diese beiden Werkzeuge für mich erobert. Sie arbeiten erstaunlich stabil für mich. Selbst nach durchzechten Wochenenden und eher fahrlässigen Etappen mit hohen Ausgaben bleiben sie mir treu. Anfangs erstaunte mich diese Tatsache. Sie hat mich dazu bewogen, dieses Buch mit dem Schwerpunkt auf das Pareto-Prinzip und die inverse Logik zu schreiben. Sie hat mir bewusst gemacht, dass das lineare Fitnessgeschwafel überhaupt nicht stimmt. Sich dauernd anstrengen zu müssen, um dauerhaft fit zu bleiben – am Arsch die Räuber.

Anfangs muss man sich anstrengen, ganz klar, um ein gewisses Niveau zu erreichen. Aber wenn die Kiste erst einmal rollt, dann muss sie nur in Fahrt gehalten werden. Das Problem der meisten Menschen ist, dass sie inkonsequent sind und zu früh aufgeben. Mühsam schieben sie ihre Fitness an, aber bevor sie in Fahrt kommt, hängen sie durch, pausieren, werden schwach, geben nach und die Kiste bleibt stehen. Und dann geht es irgendwann an den nächsten, wiederum sehr mühsamen Versuch. Kein Wunder, dass viele den Mut und die Lust verlieren. Das ist so effizient und erheiternd wie der Stop-and-go-Verkehr.

Also starten Sie durch, erwirtschaften Sie sich eine solide Grundfitness und dann leben Sie von den Früchten Ihrer Arbeit!

Teil 4
Intervalltraining

Der moderne Mensch sieht sich in puncto Fitness mit vielen Problemen konfrontiert: Er tankt zu viel Energie und verbraucht zu wenig, weil es überall Essen gibt, er jedoch den ganzen Tag sitzt. Sein Körper verkümmert und verbrennt noch weniger Energie. So wird er beständig fetter und fauler, wodurch er noch fetter wird. Wie kann er diesen Teufelskreis durchbrechen?

Viele beginnen mit Ausdauertraining. Sie laufen stundenlang, schwimmen unzählige Bahnen oder radeln den halben Tag durch die Pampa. Wie wir bereits wissen, verbrennt das zwar zusätzliche Energie, jedoch kaum mehr als sonst eine produktive Aktivität. Leider verbrennt es nicht nur Energie, sondern auch Zeit, und das erinnert uns an das weitere große Problem des modernen Menschen: Zeitmangel. Eingebildeter Zeitmangel, der durch Zeitverschwendung entsteht, weil wir es nicht verstehen, unsere Zeit effizient zu nutzen, durch Tätigkeiten mit großer Hebelwirkung.

Geben Sie Vollgas

Wissen Sie, was weit wirksamer ist als Ausdauertraining und dazu Zeit spart? Intervalltraining. Bereits 20 Minuten intensives Intervalltraining wiegen eine Stunde Ausdauertraining auf und bewirken weit mehr. Vor allem, weil intensives Intervalltraining den Körper ganz anders fordert. Es setzt andere Wachstumsprozesse in Gang und stimuliert das Hormonsystem sehr viel besser.

Ausdauertraining aktiviert die langsam zuckenden Muskelfasern. Die neigen kaum zu Wachstum. Somit haben wir muskulär kaum Ertrag durch Ausdauertraining. Wir werden weder muskulöser noch stärker. Eher ausdauernder und ausgemergelter. Ausgemergelt, weil durch Ausdauertraining katabole, also abbauende Prozesse in Gang gesetzt werden, die leider auch vor der Muskulatur nicht haltmachen. Mit der Muskulatur gehen aber auch unsere Verbrennungsöfen verloren, in denen wir überschüssiges Körperfett verbrennen wollen. Wir sollten also vor allem die Muskulatur und die anabolen, also aufbauenden Prozesse im Körper stimulieren – Flucht oder Kampf simulieren, aus den Puschen kommen und Vollgas geben. So aktivieren wir die schnell zuckenden Muskelfasern, die zu Wachstum neigen, uns stärker werden lassen und – selbst im Ruhezustand – vermehrt Energie verbrennen. Zudem steigern wir den Testosteronspiegel, der bei zu viel Ausdauertraining in den Keller geht.

Auch der passive Bewegungsapparat wird durch die entstehenden hohen Widerstände eher gestärkt als verschlissen. Schließlich gehen wir hier an seine Grenzen. Dann erst wird er sein Potenzial entfalten und daran wachsen.

Stellen Sie sich vor, Sie hätten ein Wunderauto, das an der Belastung wächst. Dann wird es stärker und der Tank wird größer. Das Problem ist nur, dass Sie es bisher kaum nutzen, es aber – aus irgendeinem irrationalen Grund heraus – täglich neu betanken, obwohl es den ganzen Tag nur in der Garage steht. Die Tankgröße ist jedoch begrenzt und damit Ihnen nicht die Bude vollläuft – denn das kann ja gefährlich werden –, wollen Sie den überschüssigen Sprit verbrennen und zugleich den Tank vergrößern, damit mehr hineinpasst. Wie würden Sie Ihr Ziel verwirklichen, besonders wenn Sie eigentlich kaum Zeit dafür haben? Würden Sie stundenlang gemächlich auf der Straße spritschonend herumtuckern? Oder würden Sie auf die Rennpiste fahren und mit maximal hoher Umdrehungszahl Vollgas geben? Was würde am meisten Sprit verheizen und das Auto an seine Grenzen führen?

Weg vom Fettverbrennungspuls

Ausdauertraining verbrennt tatsächlich Körperfett. Nicht sehr viel, aber die dabei verwendete Form der Energiebereitstellung, die sogenannte aerobe Energiegewinnung, wird vornehmlich über Körperfett angetrieben. Da denken sich viele: Ich will Fett verbrennen und Ausdauertraining verbrennt Fett, also muss ich Ausdauertraining betreiben.

Wie wir wissen, ist der Effekt jedoch gering und wird nur bei sehr regelmäßigem und sehr ausdauerndem Ausdauertraining spürbar. Einmal mehr landen wir bei der inversen Logik: Wollen wir spürbar sowie effizient Fett verbrennen, sollten wir uns beim Training möglichst weit von der Zone der aeroben Fettverbrennung fernhalten. Wir sollten im anaeroben Bereich der Energiegewinnung kämpfen – da, wo die Muskeln sich aufpumpen, die Intensität auf die Spitze getrieben und Milchsäure produziert wird. Hier wird nicht Fett verbrannt, sondern Glykogen – Zucker, Kohlenhydrate. Die kann der Körper nur begrenzt speichern, täglich aber schieben wir uns neue in den Rachen. Wenn wir sie regelmäßig verbrennen, lernt der Körper, damit umzugehen. Seine Zellen werden verstärkt Glykogen (die Speicherform der Kohlenhydrate) einlagern und sich auf das nächste Mal vorbereiten. Die Zellen werden sensibler für Insulin und somit wird die Bauchspeicheldrüse entlastet, da sie weniger Insulin produzieren muss.

Glykogen wird aber vorwiegend bei hochintensiven Belastungen verbrannt. Und genau da müssen wir hin. Das Wechselspiel von Glykogenverbrennung und -speicherung hält uns fit und gesund. Wenn das Glykogen oft verbrannt wird, wird der Körper sich hüten, neu aufgenommene Energie in Fett umzuwandeln. Schließlich benötigt er schnell verfügbare Energie für die nächste intensive Belastung, für die die anaerobe Energiegewinnung viel zu träge ist.

Wer hingegen nur gemächliches Ausdauertraining betreibt, der mag zwar etwas von seinem Körperfett verbrennen, aber den Glykogenstoffwechsel heizt er kaum an. Und was gibt er seinem Körper für eine Botschaft? Mein aktives Leben funktioniert hauptsächlich durch Fettverbrennung, also speichere bei jedem Kalorienüberschuss so viel Fett wie möglich, damit ich mein Leben genauso weiterführen kann. Das ist die traurige Wahrheit: Fettverbrennungstraining fördert Fettspeicherung. Der menschliche Körper ist klüger als so mancher menschliche Geist. Er lernt und sorgt vor.

Dabei ist das vorhandene Körperfett gar nicht so sehr das Problem. Wir könnten es zügig weghungern. Es ist nur so, dass wir ständig neues ansetzen, wenn die neue Energie nicht auf einen lodernden Glykogenstoffwechsel trifft.

Diese Zusammenhänge sind der Grund dafür, dass ich sichtbare Bauchmuskeln – also einen sehr geringen Körperfettgehalt – habe, obwohl ich seit Jahren kein bisschen Ausdauertraining betreibe, viele Kohlenhydrate futtere und regelmäßig schlemme, bis sich die Balken biegen. All das schaffe ich, weil ich meine Muskeln fördere und die Glykogenverbrennung am Lodern halte, mit zum Teil sehr kurzen, aber intensiven Trainingseinheiten. Wollen Sie wirksam Fett verbrennen, dann achten Sie auf die Hebelwirkung und lassen Sie sich nicht vom gängigen Fitnessdenken den Tag verplanen. Hüten Sie sich vor dem sogenannten Fettverbrennungspuls und trainieren Sie so, dass die Muskulatur gefordert, der Körper an seine Grenzen geführt und der Stoffwechsel angeheizt wird. Vertrauen Sie auf die inverse Logik.

Aktive Muskulatur brennt nach

Vielleicht fragen Sie sich, wie Sie Ihr bereits angesammeltes Körperfett verbrennen sollen, wenn Sie durch das Training an sich nur Glykogen verbrennen? Das machen Sie über den Rest des Tages, wie wir es bereits im NEAT-Kapitel besprochen haben. Ihre restliche Aktivität während des Alltags ist nicht sehr intensiv – also aerob – und wird somit über Körperfett betrieben. Intensives Intervalltraining heizt den Stoffwechsel zusätzlich für bis zu 48 Stunden an. Sie verbrauchen also auch während des Alltags mehr Energie und verbrennen somit auch mehr Fett, obwohl Sie nicht mehr machen als sonst. Über die Fettverbrennung müssen Sie sich also kaum Sorgen machen. Wir verbrennen täglich genug Energie, um gleichmäßig und zügig Fett zu verbrennen – besonders wenn Sie die Tipps im abschließenden Ernährungskapitel (ab Seite 159) beachten. Machen Sie sich lieber Sorgen über verkümmerte Muskeln, einen eingeschlafenen Glykogenstoffwechsel und täglich neuen Fettaufbau. Weghungern und aktiv wegtrainieren können Sie das Fett kaum – zumindest nicht effizient und in Kombination mit einem genussvollen Leben. Der Erfolg steigt und fällt vor allem mit aktiver, wachsender Muskulatur und Vollgastraining. Das sind die mächtigsten Hebel für Ihre Fitness und einen schlanken Bauch.

Kampf oder Flucht?

Wenn es uns ans Leder geht oder wir jemand anderem ans Leder wollen, dann mobilisiert unser Körper all seine Kräfte. Stößt er an seine Grenzen, wird er darüber hinauswachsen. Je öfter er in so eine Situation gerät, desto erfolgreicher und spielerischer gelingt ihm das. Kulturlich sehen wir uns kaum noch mit derartigen Situationen konfrontiert, aber wir können sie simulieren. Wir können den Tiger in uns entfesseln, den Adler, den Hai – das muskulöse, explosive, griffige Raubtier, das sich keinerlei Fettballast leisten kann und fit bleiben muss, um zu überleben. Simulieren Sie deren Habitus, Lebensstil und Aktivitätsmuster und Sie werden auch deren Fitness ernten, ohne tagelang durch die Steppe traben und sich nur von Körnern ernähren zu müssen. Wie Sie auf der Straße Vollgas geben und das Kampf-Flucht-System aktivieren, zeige ich Ihnen jetzt.

■ Vom Sprinten und Springen

Gehen, Laufen, Sprinten und Springen gehören zu den ursprünglichen Bewegungsformen unseres Körpers. Wenn wir sie wieder erlernen und etablieren, wird unser Körper auch wieder zu seiner ursprünglichen Fitness finden, die wir binnen weniger Generationen gegen Autos und Fernbedienungen eingetauscht haben. Um zu laufen und zu sprinten, müssen Sie deshalb nicht gleich Rekorde aufstellen. Der ehemalige britische Mittelstreckenläufer und Neurologe Sir Roger Bannister bringt es auf den Punkt: »Wir rennen nicht, weil wir glauben, dass es uns guttut, sondern weil es uns Spaß macht und wir gar nicht anders können. Je geregelter unsere Gesellschaft und unsere Arbeit werden, desto notwendiger wird es sein, ein Ventil für diesen Freiheitsdrang zu finden. Niemand kann einem vorschreiben: ›Du darfst nur soundso schnell laufen und nur soundso hoch springen.‹ Der menschliche Geist lässt sich nicht bändigen.« Überwinden Sie die ganzen Konventionen, Regeln, Pulsmesser und Trainingspläne. Gehen Sie mal wieder auf die Straße, in den Wald oder das Bett und lassen Sie es krachen – voller Inbrunst.

Wenn derart Tierisches derzeit nicht zu Ihrem Alltag gehört, sollten Sie es zum Einstieg ruhig angehen. Verletzungen drohen, wenn der Körper das Sitzen mehr gewohnt ist als das Laufen. Und wer springen und sprinten lernen will, sollte zuerst gehen und laufen lernen. Also beginnen Sie Ihr Intervalltraining mit kleinen Schritten, indem Sie mehr zu Fuß erledigen: Schlendern Sie umher, überwinden Sie kurze Strecken nicht mehr mit dem Auto, steigen Sie aus der U-Bahn eine Haltestelle früher aus, setzen Sie Ihre Familie vor die Tür und gehen Sie mit ihr spazieren oder mit Ihrem Hund einen Block weiter. Analysieren Sie Ihren Gang. Optimieren Sie ihn: Gehen Sie aufrecht? Mit geraden Beinen? Erhobenem Haupt? Auf einer Linie? Fließend und geschmeidig? Kommt Ihre linke Schulter nach vorn, wenn Ihr rechter Fuß nach vorn geht – und umgekehrt? Gehen Sie auch kraftvoll – aus dem Po heraus? Ist Ihr Körperzentrum stabil oder eher labil? Befindet sich Ihre Atmung im Einklang mit der Bewegung? Viele Fragen ... Beobachten Sie sich selbst und Ihre Mitmenschen. Kaum jemand vermag sauber, geschmeidig und erhaben zu gehen, geschweige denn zu laufen. Achten Sie auf die Qualität. Steigern Sie dann erst die Quantität.

Als Nächstes beginnen Sie zu laufen. Ohne Hatz und Seitenstechen, unterbrochen von Phasen des Gehens. Wie schnell oder weit, ist egal. Hauptsache, Sie machen es überhaupt! Am besten noch heute. Einen klitzekleinen Lauf durch die Nachbarschaft oder das angrenzende Wäldchen? Was bremst Sie noch? Egal, ob Sie Lust dazu verspüren oder nicht. Werten Sie nicht vorab. Gehen Sie laufen und entscheiden Sie danach, dass es gut war. Und ich kann Ihnen versichern, dass Sie sich danach immer besser fühlen werden. Orientieren Sie sich stets an diesem Gefühl und nicht an der Unlust davor. Eines werden Sie auf jeden Fall lernen, und zwar, welchen Genuss ein Schluck klares Wasser und eine einfache Dusche jenem bereiten, der sie sich verdient hat.

Mit dem Essen ist es nicht anders und das Gleiche gilt für den Schlaf: Dem geforderten Körper wird auch das härteste Nachtlager Entspannung schenken, wohingegen der vernachlässigte Leib selbst im besten Bette keine Ruhe finden wird. Was man sich nicht verdient hat, kann noch so luxuriös sein – genießen kann man es nicht.

Für den lebendigen Menschen bedeutet Luxus nicht, das Beste vom Besten zu haben, sondern das Beste im Einfachsten, Reinsten zu erkennen. So wird jedem, der sich einem Leben voller Herausforderungen widmet, bewusst, dass der Luxus für jeden von uns erschwinglich ist, denn das dafür Notwendige ist im Überfluss vorhanden und das Unerschwingliche, aber nicht Notwendige ist überflüssig.

Wenn ich von meinen Reisen zurückkomme, wird mir umso bewusster, welch luxuriöses Leben wir führen: ein eigenes Bett, ohne Vogelspinnen, Kakerlaken oder Schlangen, ein dichtes Dach, eine Heizung für das Wohlbefinden, einen Kühlschrank für naturbelassene Lebensmittel, klares Trinkwasser direkt aus der Leitung, das Gefühl von Sicherheit in den eigenen vier Wänden und einen eigenen Internetzugang. Weltweit leben nur wenige Prozent der Gesamtbevölkerung in einem derartigen Luxus. Traurig, dass die Deutschen dennoch kaum glücklich sind. Der Bezug ist ihnen verloren gegangen, weil Sie den Bezug zum Wesentlichen und vor allem zu ihrem Körper verloren haben. Das hat nur noch bedingt etwas mit Intervalltraining zu tun, aber da ich von Haus aus Philosoph bin, erlaube ich mir mal einen derartigen Abstecher in die Philosophie der Fitness, wie ich sie ausführlich in meinem letzten, sehr subjektiven Buch *Leider geil, fett und faul. Warum uns der Körper auf den Geist geht und wie wir den Schweinehund zum Schoßhund machen* beschrieben habe. Doch nun zurück zum Kern.

Je schneller, desto besser

Sobald Sie normal laufen können, sollten Sie schnellstmöglich zum Intervalltraining und dem Sprinten übergehen. Sprinten liegt in unserer Natur, doch Trägheit nahm uns die Fähigkeit. Ein Gepard dämmert im Grunde unseres Wesens. Je öfter Sie rennen, desto schneller wird er erwachen und darauf brennen, seine Kraft zu entfesseln. Aber überstürzen Sie es nicht. Konzentrieren Sie sich auf einen sauberen Laufstil. Beachten Sie dabei nicht nur die Beine. Sprinten ist eine Ganzkörperübung. Explosivität und Stärke in den Beinen setzt sie auch im Oberkörper voraus –

TIPP

Laufen Sie mehr barfuß

Moderne Laufschuhe stabilisieren das Fußgelenk, dämpfen die Belastung und nehmen uns das Abrollen ab – nur die Beine müssen wir noch selbst bewegen. Die Industrie macht es uns leicht … uns zu verletzen. Je besser Schuhe (und Einlagen) werden, desto schlechter geht es den Füßen. Sie verkümmern an der Schonung. Das Missverständnis unserer Zeit: Wir schonen, was wir schützen wollen, und beschleunigen damit den Verfall, statt es zu stärken, indem wir es fordern. Seien Sie intelligenter. Laufen Sie barfuß, wo immer es Ihnen möglich ist. Auf unsicherem Untergrund lohnen sich sogenannte Zehen- beziehungsweise Fünffingerschuhe. Diese legen sich wie eine zweite Haut um Ihren Fuß, bieten ihm Schutz und fordern seine Stärke. Ansonsten achten Sie auf Schuhe mit möglichst dünner Sohle und einem flachen Fußbett.

und umgekehrt. Spannen Sie jede einzelne Faser an – dann werden Sie auch jede einzelne Faser trainieren und vor allem deren Fähigkeit zusammenzuarbeiten.

Beginnen Sie locker und gehen oder laufen Sie sich warm. Nach einigen Minuten starten Sie in die erste Sprintphase. Tempo und Dauer bestimmen Sie. Wenn Sie die Geschwindigkeit oder einen sauberen Laufstil nicht mehr aufrechterhalten können, wechseln Sie wieder zu lockerem Gehen oder Laufen. Fühlen Sie sich bereit für den nächsten Sprint? Dann geben Sie wieder Vollgas.

Wie intensiv und oft Sie das Spielchen wiederholen, entscheiden Sie. Es geht nicht um minutiöse Trainingspläne, sondern darum, dass Sie Spaß haben und Vollgas geben. Zu Beginn schaffen Sie vielleicht keine hohe Geschwindigkeit und auch nur eine intensive Sprintphase. Doch irgendwann werden Sie Ihre ganze Power binnen weniger Sekunden entfesseln können, und zwar viele Male hintereinander. Wenn Sie so weit sind, haben Sie sich einen ebenso mächtigen Hebel wie bei den Zugstützen und Überzügen erarbeitet. Der Erfolg kommt mit der Zeit. Boden zum Laufen gibt es überall – egal, ob Stadt, Stadion oder Strand.

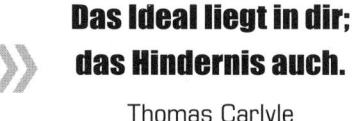

Es geht aufwärts

Noch besser ist es, wenn Sie mit Steigung laufen. Trotzen Sie der Schwerkraft, überwinden Sie die Trägheit – nirgends ist das härter und somit besser als beim Sprinten bergauf. Beschleunigen Sie nicht nur nach vorn, sondern auch hoch, rauf, hinauf. Explosiv und kraftvoll. Ihre Muskeln laufen dabei auf Hochtouren. Hügel und Treppen passen zum Sprinten wie Faust aufs Gretchen: Sprinten Sie hoch. Gehen Sie wieder runter. Sprinten Sie erneut hoch und so weiter. In hohen Gebäuden wie Hotels oder Bürokomplexen sind die Treppenhäuser wie gemacht dafür. Kämpfen Sie sich nach oben – Etage für Etage. Machen Sie auf dem Dach ein paar Übungen, zum Beispiel die Routine (ab Seite 74), und genießen Sie die Aussicht. Um Welten besser, als sich im Keller auf dem Ergometer einen abzustrampeln und kein bisschen voranzukommen.

Hürden überwinden

Die Welt ist voller Hürden. Mauern versperren den Weg. Abgründe tun sich auf. Welch eine Wonne! Lassen Sie sich nicht aufhalten. Überwinden Sie alles, was sich Ihnen in den Weg stellt. Höher, schneller, weiter. Eine große Herausforderung für Ihren Körper. Sowohl das ZNS als auch die Muskulatur müssen präzise und kraftvoll zusammenarbeiten, um die Energie zu sammeln und punktgenau zu entfesseln. Von außen sieht man nur einen simplen Sprung, doch in Ihrem Körper arbeitet eine explosive Präzisionsmaschine aus Fleisch, Geist und Blut. Verkennen Sie nie den Trainingseffekt des Sprintens und Springens! Selbst auf psychologischer Ebene lässt sich so die Zuversicht stärken, Hindernisse spielerisch zu überwinden, anstatt sich von ihnen bremsen zu lassen; um schlussendlich zu erkennen, wo sich die wahren Hindernisse befinden.

Crosstraining

Die Krönung erhält das Intervalltraining, wenn wir unseren Oberkörper stärker miteinbeziehen und die Übungen aus dem Körpergewichtstraining überall dort ausführen, wo es möglich ist: Bänke laden ein, um Dips mit aufliegenden Füßen oder

> » **Das Ideal liegt in dir; das Hindernis auch.** «
> Thomas Carlyle

ℹ Parkour und Freerunning

Diese Trendsportarten entstammen dem Streben, effizient und elegant an ein Ziel zu kommen – ohne sich den Weg vorgeben zu lassen. Man ist frei und kreativ, überwindet Mauern, springt über Gräben und balanciert auf Geländern. Sehr eindrucksvoll. Die Stadt wird zum Spielplatz. Das Ziel wird egal, die Akrobatik tritt in den Vordergrund. Es beginnt mit dem Schlagen von Rädern oder dem Abrollen nach Sprüngen und endet mit Saltos oder dem Hochlaufen an Wänden. Einfach flowtastisch! Daniel Arroyo, einer der Pioniere aus Amerika, sieht das ebenso: »Ich bin mit all meinen Sinnen angepasst an die Umgebung, die mich zurückhalten sollte. Jeden meiner Schritte vorsichtig gesetzt, jedes Überwinden eines Hindernisses eine fließende Bewegung, die keine Spuren hinterlässt. Alles, was ich sehe, ist mein nächstes Hindernis, während ich mir einen Weg bahne, der eigentlich Umwege bedeuten würde. Mühelos treiben mich meine Arme und Beine in einzigartigem Einklang weiter an und ich weiß, dass ich mein ganzes Leben lang hierfür bestimmt war.« Absolut invers und somit erfolgversprechend für Ihre Fitness. Man muss schließlich noch Chaos in sich haben, um einen tanzenden Stern gebären zu können, wie bereits Coach Friedrich wusste.

Liegestütze zu machen. Äste und Vorsprünge, um Klimmzüge zu absolvieren. Sie können auch eine Treppe hinaufkrabbeln und pro Stufe einen Liegestütz mit versetzten Armen/Beinen ausführen. An Schaukeln können Sie sich vorstrecken. Generell bieten Trimm-dich-Pfade und Kinderspielplätze viele Gelegenheiten, um zu trainieren. Machen Sie sich ruhig mal zum Affen. Klettern Sie sich durch die Seile und Gerüste. Trainieren Sie an Reck und Barren. Auf jedem öffentlichen Tisch oder auch einer Tischtennisplatte können Sie das Beinheben in Bauch- oder Rückenlage ausführen, sich darunterlegen und Liegezüge machen oder daraufstützen und Liegestütze absolvieren. Seien Sie schwedisch: Entdecken Sie die Möglichkeiten.

■ Vom Schwimmen und Spielen

Laufen und Klettern ist schön und gut, aber wo kommt alles Leben her? Genau! Aus dem Meer. In jedem von uns steckt ein Fisch – oder zumindest ein gewichtiger Teil seiner Gene. Babys bewegen sich im Wasser noch instinktiv und verschließen reflexartig die Atemwege, sobald ihr Gesicht nass wird. Daher lohnt es sich, den Nachwuchs möglichst früh mit ins Wasser zu nehmen, damit er den Bezug zu einer flüssigen Umwelt – wie er sie aus der Fruchtblase kennt – gar nicht erst verliert. Zudem bereitet es einen Heidenspaß, was wiederum die Eltern-Kind-Bindung stärkt.

Stilsicher schwimmen

Abseits von Kaulquappenbewegungen und Hundepaddeln hat der Mensch vier grundlegende Schwimmstile entwickelt – die es lohnt zu können, wenn man fit sein will: Schmetterling, Kraulen, Brust- und Rückenschwimmen. Schwimmen ist gut für die Gelenke, aber auch lieb zu den Fettpolstern. Der Auftrieb des Wassers raubt uns Widerstand, wodurch unsere Muskeln geringer belastet und weniger Kalorien verbrannt werden als beim Laufen – zumindest bei meditativem Bahnenziehen. Im Schmetterlingsstil oder beim Intervallschwimmen sieht das anders aus. Muskulatur, Stoffwechsel und Kreislauf werden stark gefordert. Ein atemberaubendes Unterfangen.

Zum Einstieg sollten Sie erst einmal regelmäßig reinsteigen – ins Wasser. Erlernen Sie sauberes Brust-, Rücken- und Kraulschwimmen. Sobald das sitzt und Sie sicher Ihre Bahnen ziehen können, sollten Sie sich am Schmetterlingsstil versuchen. Genieren Sie sich nicht, kompetenten Rat zu suchen. Ein guter Trainer, befreundeter Schwimmer oder die Mitgliedschaft in einem Verein lohnen sich. Nutzen Sie Ihre Kontakte und Möglichkeiten! Fast jeder kann schwimmen, aber richtig schwimmen können nur wenige. Das trifft auf alle vier Stile zu.

Intervallschwimmen

Konzentrieren Sie sich auf intensives Schwimmen, sobald die Stile sitzen. Sprinten Sie im Wasser: zum Einstieg über einzelne Bahnen, unterbrochen von kurzen Pausen am Beckenrand. Bewältigen Sie jede Bahn so schnell und sauber wie möglich. Atmen Sie tief und kraftvoll im Einklang mit der Bewegung. Je besser Sie werden, desto mehr können Sie die Atmung vertiefen und die Pausen verkürzen. Irgendwann verlängern Sie die Strecke und kämpfen sich durch zwei oder mehr Bahnen am Stück. Fühlen Sie sich im Schwimmbad ausreichend sicher, dann wechseln Sie in natürliche Gewässer und konzentrieren Sie sich dort auf den Schmetterlingsstil. Wenn Sie fit sind, ersetzen Sie die vorherigen Pausen am Beckenrand durch ruhigere Schwimmphasen in einem der drei anderen Stile. Also: Breiten Sie die Schwingen aus!

Spielsportarten und darüber hinaus

Je mehr Spaß Sie beim Training haben, desto öfter werden Sie es ausführen wollen. Abseits des Effizienzgedankens sollten Sie Ihren Horizont öffnen und jeder Betätigung zumindest eine Chance geben. Sie werden kaum etwas verlieren, können aber viel gewinnen – umso weniger Sie sich schenken. Auch hier punkten Aktivitäten mit Intervallcharakter. Gut geeignet sind Spielsportarten und alles, was Sie darunter verstehen. Auch morgendliches Extremkuscheln hält fit.

Der Möglichkeiten gibt es viele: vom klassischen Tennis über Volleyball bis hin zu modernen Sportarten wie Breakdance oder Extrembügeln (gibt es wirklich – ist aber nicht ernst gemeint). Auch Kampf- und Tanzsportarten lassen sich spielerisch angehen und können sehr intensiv sein. Darüber hinaus alles, was Ihr Leben bereichert: Radeln, Wandern, Fliegenfischen – es gibt Hunderte von Spielen, Disziplinen und Passionen, bei denen Sie aktiv sind und Spaß haben können. Am besten in der Natur. Probieren Sie möglichst viele davon aus. Fragen Sie befreundete Sportler, ob Sie bei ihnen reinschnuppern können, und wenn Sie auf Reisen sind, informieren Sie sich, was man vor Ort macht – zum Beispiel Surfen,

> » **Ich wollte immer Peter Pan sein, der Junge, der nie erwachsen wird. Ich kann zwar nicht fliegen, aber Schwimmen kommt dem Fliegen ziemlich nahe. Es ist Harmonie und Balance. Das Wasser ist mein Himmel.** «
>
> Clayton Jones

Tangotanzen, Thaiboxen oder Bocciaspielen – und dann machen Sie es auch. Jede dieser Beschäftigungen vermittelt ein besonderes Lebensgefühl. Hier geht es nicht nur um verbrannte Kalorien oder geforderte Muskeln. Es geht vor allem darum, mit Freude aktiv zu sein, sich lebendig zu fühlen in der Gemeinschaft mit anderen und im Einklang mit der Natur – stets bereit, Vollgas zu geben, zu kämpfen und zu flüchten. Das ist Fitness!

Das Training in der Praxis und in Kombination mit Intervallen

Wie wirksam Ihr Fitnesstraining ist, hängt von einem guten Trainingsplan ab, und zwar davon, wie viele wirksame Übungen darin enthalten sind. Oft sind es nicht sehr viele. In unserem Fall haben wir jedoch alle nebensächlichen Übungen gestrichen. Alle Übungen in diesem Buch sind im Rahmen ihrer Bewegung maximal wirksam. Das bedeutet im Umkehrschluss: Wenn wir uns an sie – und die bereits besprochenen Prinzipien – halten, können wir uns alle weiteren Planungen sparen. Dann sieht jede Trainingseinheit ungefähr so aus:

Ohne Ringe
- 4 Minuten Liegestütze
- 4 Minuten Liegezüge
- 4 Minuten Beinheben in Bauchlage
- 4 Minuten Beinheben in Rückenlage
- 4 Minuten Kniebeugen oder Ausfallschritte

Mit Ringen
- 4 Minuten Liege- oder Ringstütze
- 4 Minuten Liege- oder Ringzüge oder insgesamt 4 Minuten Zugstütze
- 4 Minuten Beinheben in Bauchlage oder Rückstrecken
- 4 Minuten Beinheben in Rückenlage oder Vorstrecken oder insgesamt 4 Minuten Überzüge
- 4 Minuten Kniebeugen oder Ausfallschritte

Sie sehen, dass Sie mit Zugstützen und Überzügen acht Minuten sparen können. Je mächtiger Ihre Hebel werden, desto weniger Hebel müssen Sie umlegen. Darum geht es hier in diesem Buch. Sie könnten zusätzlich noch 30, 60 oder mehr Minuten auf dem Stepper herumhampeln oder an Fitnessgeräten Isolationsübungen ausführen, aber das wird die Gesamtwirksamkeit kaum stei-

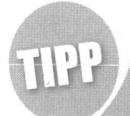

TIPP

Animieren Sie Freunde und Familie

»Animus« kommt aus dem Lateinischen und heißt so viel wie Geist oder Seele. »Animieren« kann man also mit »begeistern« übersetzen. Und genau das sollten Sie mit Ihren Mitmenschen tun. Binden Sie sie in Ihr Fitnesstraining ein. Ohne Zwang, aber mit viel Spaß und einer Prise Herausforderung. Seien Sie Vorbild, zeigen Sie, wie gut es Ihnen tut, reden Sie darüber: Reißen Sie mit!

gern. Ich möchte Ihnen jetzt noch einige Grundregeln für Ihr Training an die Hand geben.

1. Es ist egal, in welcher Reihenfolge Sie die Übungen trainieren und ob Sie sie alle hintereinander oder über den Tag verteilt ausführen. Hauptsache, Sie machen sie mit aller Kraft, hoher Qualität und voller Hingabe. Konzentrieren Sie sich auf die wesentlichen 20 Prozent und geben Sie dort 100 Prozent. Keine Kompromisse, große Erfolge.
2. Achten Sie darauf, die möglichen Varianten abwechselnd zu trainieren, damit Ihr Körper umfassend beansprucht wird.
3. Konzentrieren Sie sich auf die Übungen und Varianten, die Sie am meisten fordern, und integrieren Sie die Routine (ab Seite 76) in Ihren Alltag.
4. Arbeiten Sie an den Ringen immer und immer wieder an Ihren Zugstützen und Überzügen. Sobald Sie diese beiden mächtigen Hebel in Ihr Repertoire aufgenommen haben und die Grundbewegung beherrschen, sitzen Sie fest im Sattel. Dann müssen Sie sich immer weniger an die oben empfohlenen Vierminutenpläne halten.

Ich trainiere zum Beispiel komplett planlos, oft während der *Tagesschau*: Dann absolviere ich 15 Minuten lang allerlei Übungen und Varianten auf dem Boden, am Tisch und an den Ringen – ohne Pause und möglichst fordernd, aber nicht überfordernd. Dabei verlasse ich mich auf meine Intuition, die mich aufgrund meiner jahrelangen Trainingserfahrung spüren lässt, welche Übung jetzt sinnvoll ist, wo ich bereits erschöpft bin und wo noch etwas geht. Eine kleine Trainingseinheit lege ich morgens nach dem Aufstehen ein sowie einige lockere Übungen abends vor dem Zubettgehen und immer wieder über den Tag verteilt,

sollte sich die Möglichkeit ergeben. Hinzu kommen spontane Trainingseinheiten sowie die geplanten mit Klienten. Das Training ist der Rahmen meines Lebens – es sorgt dafür, dass ausschweifende, emotionale Pinselstriche im Geiste von Genuss, Selbstzerstörung und Überdruss das Bild bereichern statt zerstören. Viele Menschen versäumen das Training, wenn sie sich besonders gehen lassen. Bei mir ist es genau andersherum: Je mehr ich mich gehen lasse, desto mehr trainiere ich. Feuer muss man löschen, solange es brennt.

Das ist die Kunst des Lebens, die Kunst der Kontoführung: Sind die Ausgaben hoch, sorge ich für noch höhere Einnahmen und alles ist paletti. Dann kann man spielerisch mit der eigenen Fitness umgehen, Party und Genuss aus der Verdammung befreien und als bereichernde Aspekte des Lebens erkennen. Gerade die Abwechslung zwischen diesen beiden Polen – zwischen Askese und Ekstase – macht das Leben bunt und schön. Wer zwingt uns dazu, uns für eine Seite zu entscheiden? Warum schnappen wir uns nicht das Beste aus beiden Welten und leben – solange wir noch leben?

Intervalltraining als Ergänzung

Sprinten, Springen, Schwimmen und Spielen sind mehr oder minder mächtige Ergänzungen für Ihr Training. Sie können es ab und an statt des Krafttrainings ausführen – wenn Sie es schaffen, auch wirklich Vollgas zu geben und den gesamten Körper maximal zu fordern. Bis Sie das schaffen, sollten Sie das Intervalltraining so oft wie möglich zusätzlich in Ihre Trainingswoche integrieren. Bereits zehn Minuten können sehr wirksam sein.

Ich sprinte zum Beispiel oft für zehn Minuten um den Block, um mich auf meine Körpergewichtsübungen vorzubereiten. Wenn das Wetter gut ist, sprinte ich über einen längeren Zeitraum und betreibe dabei Crosstraining – mache Liegestütze an einer Bank, Liegezüge an einer stabilen Schranke oder Klimmzüge auf dem Spielplatz und Beinheben in Bauch- sowie Rückenlage auf einer öffentlichen Tischtennisplatte. Die Beine brauche ich in diesem Fall nicht zu trainieren. Das Sprinten ersetzt das Beintraining wunderbar – besonders wenn ich noch eine öffentliche Treppe oder Tribüne mit vielen Stufen finde und mich hinaufkämpfe. Zudem nutze ich jede Möglichkeit, um über Hürden zu springen oder auf Hügel zu sprinten. Schön spielerisch, intensiv und abwechslungsreich.

Findet sich in der Nähe ein sauberes Gewässer, dann sprinte ich in Badehose und ergänze das Crosstraining mit ein paar Runden Intervallschwimmen. Zudem nutze ich jede Möglichkeit, um mit Freunden Fußball zu spielen, Gruppentrainings zu absolvieren oder Sparrings auszuführen – wobei das eher selten geschieht. Meist beschränken wir uns in der Gemeinschaft auf das Essen und Feiern. Umso mehr sehe ich mich in der Eigenverantwortung für meine Fitness, vergleichbar mit meinen Finanzen.

Nun habe ich Ihnen zahlreiche Möglichkeiten gezeigt, wie Ihr Training auch aussehen könnte. Gestalten Sie es so frei und spielerisch wie möglich. Die wichtigsten Prinzipien für das Wie kennen Sie jetzt, ein paar Vorschläge inklusive. Jetzt liegt es an Ihnen, das Beste daraus zu machen und in eine fitte Zukunft zu starten.

» Ich werfe jeden Tag mehr
auf den Scheiterhaufen
des Unwesentlichen –
das Schöne bei diesem Tun ist,
dass das Wesentliche
dabei nicht kleiner, enger wird,
sondern gerade
mächtiger und großartiger. «

Franz Marc

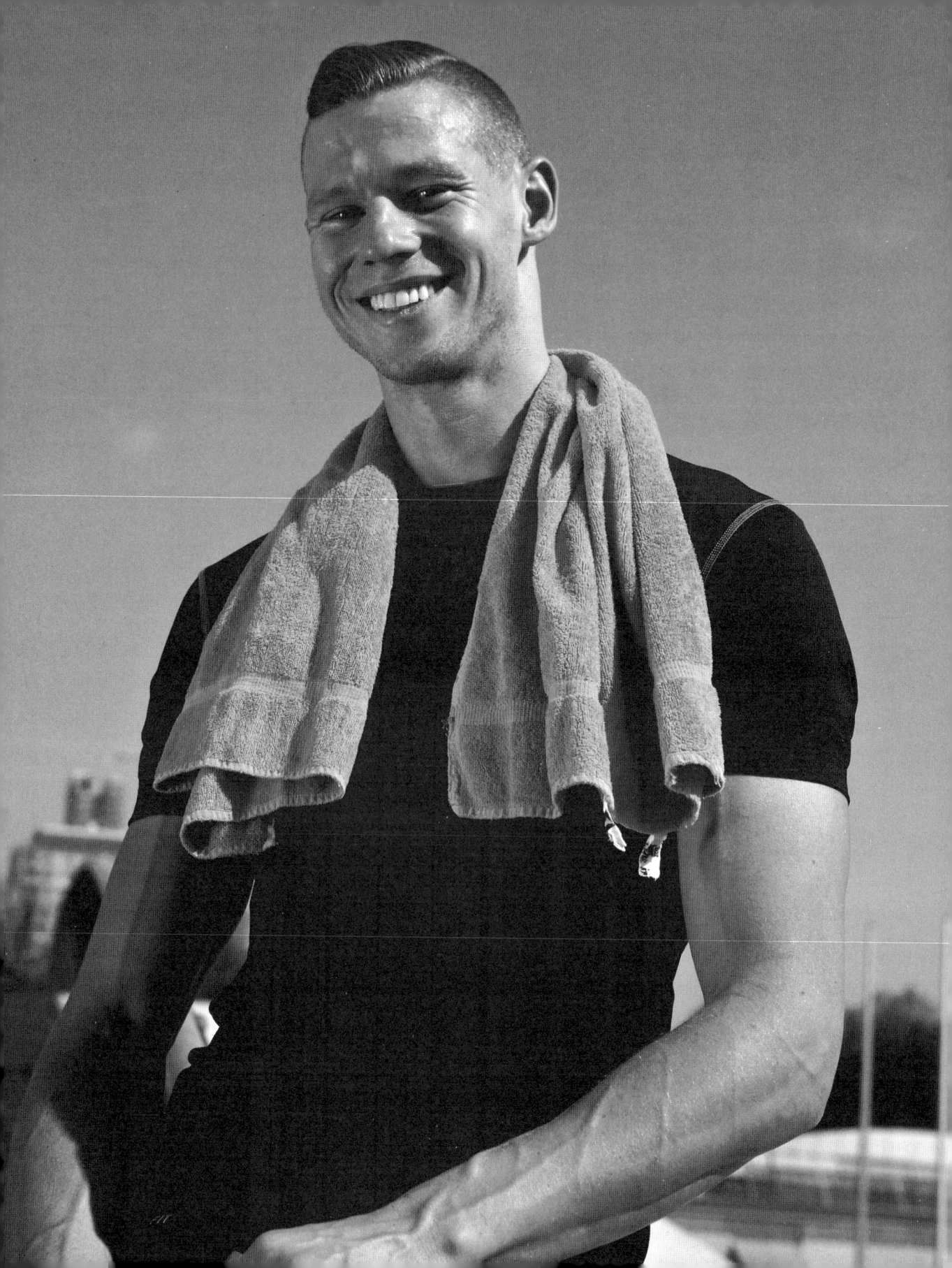

5 Jedes Pfund geht durch den Mund

Die richtige Ernährungsweise zu finden ist nicht leicht – wenn man es künstlich verkompliziert. Unzählige, widersprüchliche Wunderdiäten werden feilgeboten. Welche wirken, welche nicht und warum darf ich nur Kohlsuppe essen? Tatsächlich sind viele dieser Diäten nicht deswegen so speziell, weil der Körper auf genau diese Weise besser abnehmen würde, sondern weil der Geist des Menschen sich so besser einlullen und überzeugen lässt. Er glaubt sich im Besitz eines Geheimrezepts, mit dem er locker leicht abnehmen wird – besser und schneller als alle anderen.
Vergessen Sie's.

Abnehmen ist simpel

Es gibt keine Wunderdiäten und Geheimrezepte. Abnehmen ist simpel. Jeder kann es und jeder weiß, wie es geht. Es ist nur verdammt schwer, simpel zu sein. Deswegen neigen Menschen zu komplizierteren Ansätzen, weil sie sich nicht eingestehen wollen, dass so gewichtige Probleme wie Fettleibigkeit eigentlich ganz banal sind. Verzwickt wird es dann, wenn man nur Diät hält — ohne NEAT und Training. Dann ist es unmöglich, langfristig gesund und fit abzunehmen. Muskulatur, Knochensubstanz, Schönheit, Immunsystem und Geist werden dann ebenso weggehungert wie das Fett.

Wir aber wollen nur das Fett loswerden und alles andere pflegen — und das funktioniert wiederum nur über eine vollmundige, abwechslungsreiche und hochkalorische Ernährung sowie intensive, fordernde Bewegung. Nährstoffe und Widerstand sind lebenswichtig. NEAT und Training sind die beste Diät. Und solange Sie die Muskulatur aktiv halten, zum Wachstum anregen und regelmäßig Vollgas geben, wird die Ernährung zum Kinderspiel. Dann können Sie sich den ganzen Diätenkindergarten sparen.

Millionen von Menschen quälen sich unnötig, verzichten auf wesentliche Lebensmittel oder neigen zu asozialem Verhalten — weil sie eine Extratofuwurst haben wollen, allen ihre Ernährungsrichtlinien auf die Nase binden und sich jedem Genuss verweigern, der oft als wertvoller Sozialkitt fungiert.

Wenn ich mit Freunden, Bekannten oder der Familie unterwegs bin, betrachte ich das Essen nicht unter gesundheitlichen und fitnesstechnischen Gesichtspunkten. Dann wird gezecht und geschlemmt, weil es Spaß macht, verbindet und das Leben bereichert. Gemeinschaftlich irrationales Verhalten zu pflegen ist etwas Feines. Einfach mal über den ganzen Konventionen und Regeln stehen. Einfach mal den Rahmen sprengen und das Leben auskosten. Einfach mal sagen: »Heute könnt ihr mich alle mal gern haben. Heute wird gefeiert — denn wer weiß, ob es ein Morgen gibt.«

Meist gibt es ein Morgen und das gestrige »Heute« schlägt zu Buche: Man wird fett, schwemmt auf und fühlt sich hundeelend. Das ist kein Grund, um Spaß und Genuss zu verdammen. Gleichen Sie es einfach aus! Behalten Sie Ihr Fitnesskonto im Blick und treiben Sie den Kontostand nach oben. Ernährung lässt sich wunderbar steuern. Dafür benötigen Sie kein Geheimwissen. Sie wissen bereits alles. Jedes Kleinkind weiß, wie man sich richtig ernährt, und zwar mit gesundem, abwechslungsreichem und naturbelassenem Essen aus Mutter Naturs Vorratskammer: Gemüse, Hülsenfrüchte, Obst, Nüsse, Eier, Fisch, Fleisch, Meeresfrüchte, Milch und natürlich Wasser. Getreu Friedrich von Schiller: »Nichts führt zum Guten, was nicht natürlich ist.« Und das Gewicht steuern Sie ganz simpel im Rahmen einer uralten Diätweisheit: Jedes Pfund geht durch den Mund. Wenn Sie abnehmen wollen, essen Sie weniger. Wenn Sie zunehmen wollen, essen Sie mehr. Das ist alles.

Vom Fasten

Was bedeutet Hunger? Es ist ein Gefühl des Körpers, das unser Bewusstsein dazu auffordert, Nahrung zu beschaffen. Der Körper kommuniziert also mit seinem Bewusstsein über Gefühle. Es sind instinktive Forderungen, die sich bewährt haben und genetisch verankert wurden. In den letzten Jahrhunderten hat sich kulturell viel verändert. Unsere Gene sind jedoch fast die gleichen wie noch vor vielen Tausend Jahren. Sie sind veraltet.

Daher kommt es zu Kommunikationsproblemen. Manches Bauchgefühl passt nicht mehr in unser modernes Leben. Dafür haben sich Bewusstsein und Intelligenz entwickelt – mit diesen können wir unter anderem die Gefühle erkennen und beherrschen, die nicht mehr zeitgemäß sind. Sie geben uns die Macht, veraltete und fast schon automatisierte Verhaltensweisen den gegebenen Umständen anzupassen.

Wer also intelligent ist, sollte in einer Zeit des Nahrungsüberflusses seinem Hungergefühl kritisch gegenüberstehen. Es stammt aus einer Zeit, in der Überfluss so spärlich gesät war wie heute athletische Körper. Ziehen Sie mal Ihr Hemd hoch. Sehen Sie einen Waschbrettbauch? Nein? Ist Ihnen bewusst, warum?

Heute sind nicht mehr die Menschen »optimal angepasst« – also fit –, die sich vollständig von ihren Instinkten leiten lassen, sondern die, die auch mal Nein sagen können. Hunger ist nur ein Gefühl. Tatsächlich kann unser Körper sogar wunderbar damit umgehen. Er ist es gewohnt zu hungern, denn früher gehörte Hunger zum Alltag wie heute der prall gefüllte Kühlschrank (deswegen hat sich das Bedürfnis nach Essen auch so stark in unseren Genen festgesetzt).

Ab und an zu fasten – also bewusst zu hungern – gleicht für Ihren Körper einem Ausflug in gute alte Zeiten. Gut nicht deshalb, weil die Umstände besser waren, nein, das waren sie keineswegs. Aber gut, weil der Körper daran angepasst ist. Bewusst zu verzichten ist gesund. Es soll gar das Leben verlängern. Wenn wir immer nur essen und essen, mästen wir uns hoch, ohne dass der Körper zur Ruhe kommen und sich um sich selbst kümmern kann: Ungesundes Fettgewebe häuft sich an, die Arterien verstopfen, Herz- und Hirnschlag drohen, Entzündungen entstehen, die Krebsgefahr steigt und Diabetes klopft an die Tür. Zudem nehmen wir viele Schadstoffe mit unserer Nahrung auf, die sich in unserem Fettgewebe festsetzen. Regelmäßiges Fasten sorgt dafür, dass sich der Körper selbst verzehrt. Und was wird als Erstes daran glauben dürfen? All das Gewebe, das schädlich, schwach und krank ist. Fasten ist eine Entgiftungskur für den Körper, der wie jedes biologische System evolutionären Prinzipien folgt: Was dem Überleben nicht dienlich ist, wird aussortiert – wenn es die Umstände erfordern.

Das klingt vielleicht merkwürdig, aber all das Fett, die Entzündungs-, Krebs- sowie Diabetesgefahr und noch viel mehr … All das lässt sich durch bewussten Verzicht verringern! Das wusste bereits Hippokrates von Kos: »Wer stark, gesund und jung bleiben will, sei mäßig, übe den Körper, atme reine Luft und heile sein Weh eher durch Fasten als durch Medikamente.« Dafür müssen Sie nicht wochenlang fasten. Lernen Sie nur zu verzichten – mal auf die Nachspeise, mal auf das Frühstück, Mittag- oder Abendessen, am besten auch mal einen ganzen Tag lang oder gar zwei. Je länger es her ist, dass Sie sich in Verzicht geübt haben, desto mehr werden Sie sich wundern, wie viel Giftstoffe Ihr Körper absondern wird: über Ihren Atem, die Haut und andere Pforten. Sie wer-

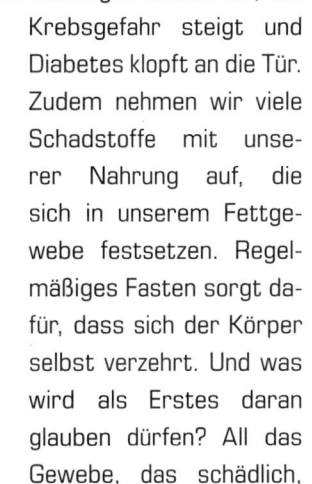

> **Die Regeln der Kirche in Bezug auf das Fasten und Feiern werden recht gut eingehalten. Die Reichen halten das Feiern und die Armen das Fasten ein.**
>
> Sir Philip Sidney

> **Über den Genen stehen oder früher gehen**
>
> Die Launen Ihres Körpers würden Sie erfolgreich leben lassen – in einer Welt vor 10 000 Jahren, denn auf diese Welt ist Ihr Körper eingestellt. Fett und Zucker waren seltene, aber wertvolle Energielieferanten für das Leben in der Wildnis. Heiß begehrt. Das hat sich eingebrannt. Irgendwann hat die kulturelle Entwicklung des Menschen derart Fahrt aufgenommen, dass die Gene in der Anpassung nicht mehr hinterhergekommen sind. Heute machen einige von ihnen hässlich und krank, weil uns die Hendl an jeder Ecke in den Mund fliegen und unsere Nahrung dermaßen überzuckert ist, dass man schon vom Hinsehen Karies bekommt. Die Gene haben ganze Arbeit geleistet: Sie schufen eine Welt voll Fett und Zucker – genau das wollten sie. Doch jetzt bräuchten wir den Salat.
>
> Nun liegt es in der Verantwortung Ihrer Intelligenz, diesen Zusammenhang zu erkennen und zu verstehen, dass diese Launen schädlich für Sie sind. Sind Sie ausreichend diszipliniert, um den Launen Ihres Körpers zu widerstehen? Willensstark genug, um mehr zu sein als nur eine Marionette Ihrer Gene? Ein starker und freier Mensch, der auch mal fasten kann, wenn er andauernd isst, und auch mal fressen kann, wenn er immer nur hungert? Sie kennen das Motto der Evolution: Wer nicht mit der Zeit geht, muss mit der Zeit gehen.

den stinken, die Zähne werden pelzig und die Zunge kann sich verfärben. Ist das nicht widerlich?

Wissen Sie, was noch widerlicher ist? Wenn man diese Giftstoffe im Körper mit sich herumträgt – mit allen Konsequenzen. Wollen Sie sie loswerden? Wollen Sie erleben, wie der Körper wirklich aktiv wird, anstatt nach dem Mittagessen einfach nur träge im Bürostuhl zu versacken? Dann fasten Sie! Probieren Sie es aus – ganz spielerisch.

Vom Fressen

Bewusstes Fasten ist eine Seite der Medaille. Ebenso lohnend ist regelmäßiges Fressen – verzeihen Sie mir den Ausdruck, aber er passt genau. Unser Stoffwechsel, Immun- und Hormonsystem kommen dadurch auf Touren. Das gilt jedoch nicht für jene, deren Leben bereits zum Großteil aus Fressen besteht. Die sollten lieber den Abschnitt über das Fasten noch einmal lesen.

Wer sich hingegen zu sehr in Verzicht übt, und das dauerhaft – körperbewusste Frauen sind Meister darin –, der sorgt dafür, dass Erscheinung, Stoffwechsel, Leistungsfähigkeit, Immun- und Hormonsystem verkümmern. Der wird anfälliger für Infekte, fühlt sich schlapp, das Haar wird stumpf, jeder Bissen landet auf der Hüfte und im Extremfall setzt die Periode aus. Also lassen Sie es sich an mindestens einem Tag in der Woche richtig gut gehen. Ach was, mehr als nur gut. Schlagen Sie über die Stränge! Völliger Überfluss ist ebenso bereichernd und aktivierend wie völliger Verzicht – solange man beides nicht übertreibt.

So ein Schlemmertag ist keine reine Belohnung. Selbst während einer Diät (wenn man sie denn unbedingt machen will) sollte er nicht übergangen werden. Er ist notwendig, um besser in Form zu bleiben – so widersprüchlich das auch klingen mag. Sie sollten es (selten) tun: Fressen macht fit! Das ist ein positiver Jo-Jo-Effekt, der Ihren Körper wieder in Schwung bringt, wenn er schon am Boden liegt.

Ich habe bei einigen Klienten erlebt, wie trotz wochenlanger Diät nur noch beim Telefonieren abgenommen wurde. Erst das Fressen – in besonderen Fällen über mehrere Tage – brachte Schwung in die Sache und ließ die Pfunde wieder purzeln. Der perfekte Zeitpunkt für einen genussvollen Urlaub und ein weiterer Beleg für den Nutzen der inversen Logik.

Wahrscheinlich wissen Sie bereits, warum das gut für Sie ist: Es liegt in der Natur Ihres Körpers! Wenn in der Steinzeit ein großer Fisch oder ein Mammut erlegt wurde, konnten die Reste davon nicht einfach in der Tiefkühltruhe aufbewahrt werden. So wurde eben gefressen, als ob es kein Morgen gäbe – so wie es Löwen noch heute machen.

Bleibt die Beute jedoch langfristig aus, kann der Körper nichts anderes tun, als in eine Art Dämmerzustand zu verfallen, wie ein verkümmerter Pflanzenkeim, der im trockenen Wüstenboden auf den nächsten Regen wartet. Dann wird alles träge, selbst die Fettverbrennung. Also öffnen Sie ab und an die Schleusen und lassen Sie hinein, wonach es Ihren Körper dürstet. Das zahlt sich aus – wenn es die Ausnahme bleibt!

Gewöhnen Sie sich an Entlastungstage

Ich gehe mal davon aus, dass Sie mit dem Schlemmen weniger Probleme haben. Sie können von mir aus schlemmen, so viel Sie wollen. Sie sollten nur so vernünftig sein und ausreichend Anspruch an sich selbst haben, dass Sie immer nur so viel schlemmen, wie es Ihr Fitnesskonto verträgt. Je mehr Sie das Leben genießen wollen, desto mehr müssen Sie dafür auch leiden – entweder durch Training, Aktivität, Fasten, Wachstum und Wiedergutmachung oder durch Verfall, Krankheit, Schwäche, Fettleibigkeit und soziale Kälte.

Dabei kann leiden auch Spaß machen, wenn Sie sich für die produktive Seite des Leidens entscheiden und es spielerisch angehen. Zudem wird der Genuss umso größer, je härter Sie ihn sich verdienen. Wer mit dem Lift auf den Gipfel fährt, wird den Ausblick nur halb so viel genießen.

Sollten Sie es mit dem Schlemmen übertreiben oder die Fettverbrennung ankurbeln wollen, dann gibt es einen mächtigen Hebel in der Ernährungsplanung, der jede Diät ersetzt: Entlastungstage. Das bedeutet, dass Sie an zwei Tagen pro Woche möglichst auf jede Form von Nahrung verzichten. Fasten Sie! Diese beiden Tage reichen aus, um langfristig, ohne viel Planung oder komplizierte Vorgehensweisen und Berechnungen abzunehmen. Falls Sie nicht täglich trainieren, dann legen Sie das Fasten auf zwei voneinander getrennte Tage, an denen Sie nicht trainieren oder auch sonst nicht sonderlich gefordert oder großartig zum Schlemmen verabredet sind. Zelebrieren Sie das Fasten. Einfach mal richtig schön hungern. Genießen Sie es. Erfahren Sie, was es bedeutet, auf Nahrung zu verzichten. Mit dem guten Gefühl im Hinterkopf, dass der Kühlschrank nicht weit ist, dass es bewusst gewählter Verzicht ist: für Ihre Gesundheit, Reinheit und Schönheit – für Ihre Fitness. Sogar darüber hinaus.

Fasten beinhaltet auch eine spirituelle Komponente. Es ist meditativ. Eine Reise ins Innere, ins eigene Gefühlserleben. Die Ergründung der Bedeutung von Aspekten wie Hunger, Sattheit, Überfluss, Armut, Verzicht, Genügsamkeit und mehr. Fasten reinigt nicht nur den Körper, sondern auch den Geist. Am nächsten Tag wird selbst ein einfacher Apfel oder ein Stück frisches Brot zum Hoch-

> **TIPP: Koppeln Sie Anstrengung und Essen**
>
> Früher, als Thunfisch noch nicht in Dosen lebte und Pizzen im Tiefkühlfach wuchsen, war Essen an Anstrengung gekoppelt. Erst musste das Mammut gefunden, gejagt, erlegt, zerlegt und zubereitet werden, dann wurde gegessen. Heutzutage ist das Essen eher an Lust und Routine gekoppelt. Das Anstrengendste daran ist das Zählen des Wechselgeldes an der Kasse und das Aufreißen der Chipstüte. Diese Entkoppelung von Anstrengung und Essen ist unser Körper nicht gewohnt. Sie ist unnatürlich und macht krank. Umgehen Sie das Problem: Koppeln Sie Anstrengung und Essen. Wenn Sie sich den Magen vollschlagen wollen, dann verdienen Sie es sich! Wenn Sie sich zudem direkt nach dem Essen bewegen, dann wird die aufgenommene Nahrung verstärkt dem Muskelstoffwechsel zugeführt statt als Fett eingelagert. Wie heißt es doch so schön: Nach dem Essen kannst du ruh'n (und fett werden) oder tausend Schritte tun (und fit werden).

genuss und es wird einem bewusst: Hunger ist der beste Koch.

Die beiden Entlastungstage halten Sie fit und gesund, wie auch das Wochenende in puncto Arbeit. Falls Sie doch etwas essen, dann möglichst wenig, vor allem naturbelassen und leicht, etwa Bouillon mit Ei, Obst oder Gemüse. Vielleicht ein paar Meeresfrüchte oder etwas fettarmen Fisch wie Kabeljau, Seelachs oder Zander. Nehmen Sie möglichst nur eine Mahlzeit zu sich.

Wenn Sie so unter 500 Kilokalorien verzehren und normalerweise 2500 Kilokalorien pro Tag verdrücken, dann spart Ihnen das 4000 Kilokalorien pro Woche. Rein rechnerisch bedeutet das einen wöchentlichen Gewichtsverlust von über einem Pfund Fett.

Doch mit dem Körper lässt sich schwer rechnen. Er passt sich an, wird träger, wenn man weniger isst, und aktiver, wenn man mehr isst. Die meisten essen generell zu wenig, um aktiv Fett zu verbrennen. Deshalb sind einige wenige Entlastungstage viel wirksamer als andauerndes Hungern. Durch die ungezügelte Nahrungszufuhr an den meisten Tagen der Woche bleibt der Stoffwechsel aktiv, vor allem in Kombination mit NEAT und Training. So schaffen Sie es, aktiv Fett abzubauen. Spätestens jetzt sollte Ihnen klar sein, was ich zu Beginn des Buches meinte, als ich schrieb, dass die meisten zu wenig essen, um richtig fit zu werden.

Langfristiges Hungern, wie es bei fast allen Diäten der Fall ist, hilft nie und sollte auch nie Dauerzustand sein. Die negativen Auswirkungen auf Körper, Geist und soziale Bindungen wurden bereits erwähnt. Solche Diäten sind unnatürlich und führen nur kurzfristig zum Erfolg, langfristig aber zu nichts Gutem und im schlimmsten Fall zum Jo-Jo-Effekt. Freunden Sie sich lieber mit den Entlastungstagen an, essen und trinken Sie sonst vollmundig, aber naturbelassen, und behalten Sie diese Vorgehensweise bei – ein Leben lang.

Wenn Sie die Fettverbrennung weiter steigern wollen, dann denken Sie über einen weiteren Entlastungstag nach oder verzichten Sie mal hier und mal dort auf eine Speise. Mehr als drei Entlastungstage pro Woche sollten es selbst für kürzere Zeiträume nicht werden und langfristig sollten es nicht mehr als zwei Entlastungstage sein. An erster Stelle steht ein aktives, sozialverträgliches und nährstoffreiches Leben. Verzicht soll eine bewusste Abwechslung sein und nicht die Norm. Steigern Sie die Fettverbrennung lieber durch mehr NEAT und intensiveres sowie häufigeres Training. Das sind DIE Hebel für ein fitnessreiches Leben – ohne Laufbänder, Fitnessgeräte, Nahrungsergänzungsmittel und Diäten. Simpel, schmackhaft und wirksam. Pareto lässt grüßen und ich geh dann mal feiern. Schließlich ist es gerade mal Mitternacht und mein Fitnesskonto ist proppenvoll.

Wie steht es mit Ihrem? Heute schon gesündigt? Mit gutem Gewissen? Oder leben Sie immer noch auf kleinem Fuß? Sie wissen ja, was dann geschieht: Ihr Stoffwechsel schläft ein und jeder kulinarische Genuss schlägt sofort zu Bauche. Haben Sie es nicht satt, chronisch unsatt zu sein?

Dann brechen Sie aus. Flüchten Sie Vollgas voraus. Mit dem Kopf durch die Wand in ein Leben voll Streben. Sitzenbleiben ist nicht nur der falsche Weg, es ist gar kein Weg. Stehen Sie auf, werden Sie aktiv und leben Sie Ihr Leben, ein einmaliges Leben – Sie sollten es in Ihrem Sinne prägen.

Finden Sie Freude am Training, an der Herausforderung, am Widerstand, denn hier beginnt die Reise. Ihr Körper wird es Ihnen mit einem lodernden Stoffwechsel danken, dann können Sie an Nährstoffen tanken, was unter keine Kuhhaut geht und sich Ihnen dennoch nicht auf die Rippen legt. Das ist der schönste, stärkste und erfüllendste Weg, um fit und schlank zu werden: im Rausch der Entwicklung, wo alle Laster sterben und der Erfolg alle Argumente ersetzt. Orientieren Sie sich dabei stets an zwei Regeln, die über allen anderen stehen und wahre Fitness definieren:

1. Niemals von Banalitäten aufhalten lassen.
2. Alles sind Banalitäten.

Genug Gerede, auf zur Tat.
Wir sehen uns an der Bar!

Übungsverzeichnis

Teil 1 – Routine

1. Strecken	74
2. Neigen	75
3. Stützen	76
4. Senken	76
5. Heben	77
6. Wechsel	78
Variante 1: Einarmiger Wechsel	78
Variante 2: Durchtauchen	79
7. Ausfallschritt	79
Variante: Gesprungene Ausfallschritte	79
8. Hocke	80
9. Aufrichten	81

Teil 2 – Freie Übungen

Liegestütz	88
Variante 1: Enger Liegestütz	90
Variante 2: Asymmetrischer Liegestütz	90
Variante 3: Liegestütz am Tisch	91
Bonusübung: Einarmiger Liegestütz	92
Liegezug	93
Variante 1: Enger Liegezug	96
Variante 2: Asymmetrischer Liegezug	96
Einsteigervariante: Liegezug an der Tür	97
Bonusübung: Einarmiger Liegezug	98
Beinheben in Rückenlage	99
Einsteigervariante: Einrollen	101
Bonusübung: Körperheben	102
Beinheben in Bauchlage	103
Einsteigervariante: Beinheben in die Waagerechte	106
Bonusübung: Oberkörperheben mit Partner	107

Ausfallschritt 108
    Variante 1: Ausfallschritt über Kreuz 110
    Variante 2: Einbeiniger Ausfallschritt über Kreuz 110
    Einsteigervariante: Ausfallschritt an der Tür 111
    Bonusübung: Ausfallschreiten 111
Kniebeuge 112
    Variante 1: Weite Kniebeuge 114
    Variante 2: Einbeinige Kniebeuge 114
    Einsteigervariante: Kniebeuge an der Tür 114
    Bonusübung: Einbeinige Kniebeuge mit Abrollen 115

Teil 3 – Ringtraining

Ringstütz 118
    Variante 1: Weiter Ringstütz 120
    Variante 2: Asymmetrischer Ringstütz 121
    Einsteigervariante: Ringstütz auf dem Boden 121
    Bonusübung: L-Position 122
Ringzug 123
    Variante 1: Weiter Ringzug 126
    Variante 2: Asymmetrischer Ringzug 126
    Einsteigervariante: Ringzug auf dem Boden 127
    Bonusübung: Einarmiger Ringzug in L-Position 128
Zugstütz 129
    Einsteigervariante: Zugstütz auf dem Boden 132
    Bonusübung: Asymmetrischer Zugstütz in L-Position 133
Vorstrecken 134
    Einsteigervariante: Vorstrecken nach oben 136
    Bonusübung: Einarmiges Vorstrecken 137
Rückstrecken 138
    Einsteigervariante: Rückstrecken nach oben 140
    Bonusübung: Einarmiges Rückstrecken 140
Überzug 141
    Einsteigervariante: Überzug mit angezogenen Beinen 144
    Hangwaage vorlings und rücklings 144

Quellenverzeichnis

Kapitel 2
80/20-Fitness und was Pareto damit zu tun hat
Seite 36: Paturi, Felix R.: *Der Rolltreppeneffekt oder Wie man mühelos nach oben kommt.* Rowohlt, Reinbek bei Hamburg, 1. Auflage 1972, Taschenbuchausgabe 1975, S. 23
Seite 41: Zitat von Herbert von Karajan; auf: http://www.karajan.org/jart/prj3/karajan/main.jart

Kapitel 3
Mit NEAT gegen die Sitzkrankheit
Seite 43: Levine, James A.: *Move a Little, Lose a Lot.* Three Rivers Press, New York, 2009, S. 9
Seite 52: Raether, Till: »Rührt euch!« aus: *Süddeutsche Zeitung Magazin*, Heft 39/2013, München, 2013, S. 62–64

Kapitel 4
80/20-Fitness – jetzt wird investiert
Seite 152: Daniel Arroyo in: Witfeld, Jan; Gerling, Ilona E.; Pach, Alexander: *Parkour und Freerunning. Entdecke deine Möglichkeiten*, Meyer & Meyer, Aachen, 2012, S. 11
Seite 153: Clayton Jones in: Mullen, P. H.: *Gold in the Water. The True Story of Ordinary Men and Their Extraordinary Dream of Olympic Glory*, Griffin, New York, 2003, S. 110

FUNCTIONAL AND BODYWEIGHT TRAINING

» Auswahl an über 1000 funktionellen Trainingsgeräten
» Kompetente Beratung
» Schnelle Lieferung

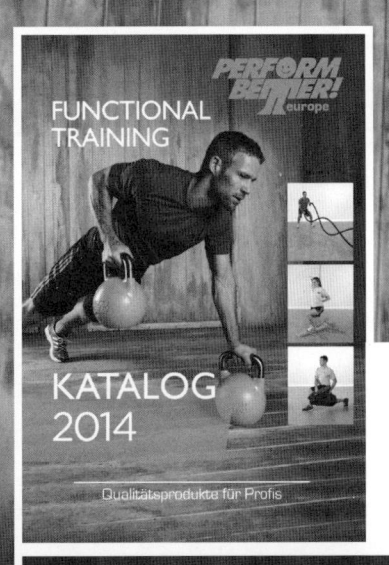

Jetzt kostenlos und unverbindlich den neuen Katalog bestellen:
unter www.perform-better.de/katalog
oder +49 (0) 5521 855 350

FUNCTIONAL TRAINING MAGAZIN

Fachartikel und Expertenmeinungen finden Sie in unserem kostenlosen Webmagazin unter
www.functional-training-magazin.de

Informationen zu unseren Produkten, Trainingsanleitungen und Videos unter:

www.perform-better.de

300 000 verkaufte Exemplare

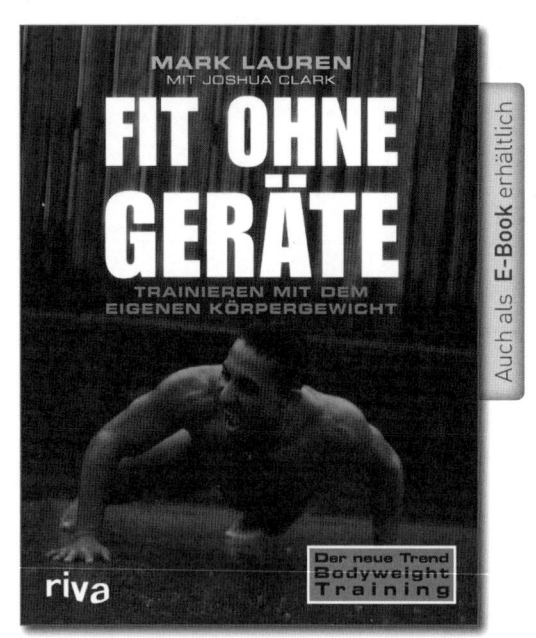

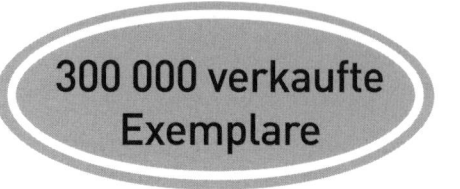

208 Seiten
Preis: 16,99 €
ISBN 978-3-86883-166-5

Mark Lauren
Joshua Clark

Fit ohne Geräte
Trainieren mit dem eigenen Körpergewicht

Seit Jahren bereitet Mark Lauren Elitesoldaten physisch auf ihren Einsatz bei Special Operations vor. Dabei hat er ein einfaches und extrem effizientes Trainingskonzept entwickelt, das ganz ohne Hilfsmittel auskommt und nur das eigene Körpergewicht als Widerstand nutzt. Die Übungen sind auch auf kleinstem Raum durchführbar und erfordern ein Minimum an Zeit. Diese Fitnessformel ist auch für den modernen Arbeitsmenschen ideal, denn sie lässt sich in jeden Lebensplan integrieren.

Mit den 125 Übungen in diesem Buch trainiert jeder auf seinem eigenen Level, ob Anfänger oder Profi. Dazu gibt es Motivations- und Ernährungstipps vom Experten.

riva

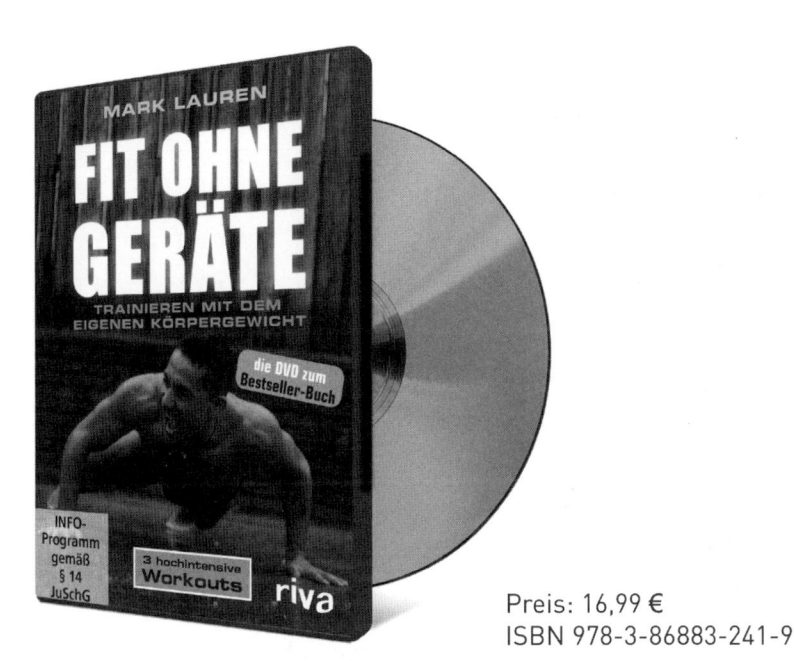

Preis: 16,99 €
ISBN 978-3-86883-241-9

Mark Lauren
Fit ohne Geräte
Trainieren mit dem eigenen Körpergewicht

Mit seinem erfolgreichen Fitnesskonzept *Fit ohne Geräte* hat Mark Lauren einen riesigen Trend ausgelöst: das Bodyweight-Training. Diese Trainingsform nutzt nur das eigene Körpergewicht als Widerstand, baut aber effizienter Muskulatur auf als Gewichtheben und verbrennt mehr Fett als Aerobic.

Auf dieser DVD präsentiert der Sportausbilder der U.S. Special Operations drei hochintensive Bodyweight-Workouts mit vielen verschiedenen Übungen. Die Trainingseinheiten dauern mit Warm-up und Cool-down jeweils um die 30 Minuten und sind nach der Intervallmethode aufgebaut. So werden Kraft und Ausdauer gleichzeitig trainiert. Viele Übungen lassen sich durch integrierte Varianten an das eigene Fitnesslevel anpassen.

Ob Einsteiger oder Profi, zu Hause oder unterwegs – diese DVD ermöglicht es allen Anhängern des gerätefreien Trainings, mit dem Bodyweight-Experten und Bestsellerautor Mark Lauren zu trainieren.

riva

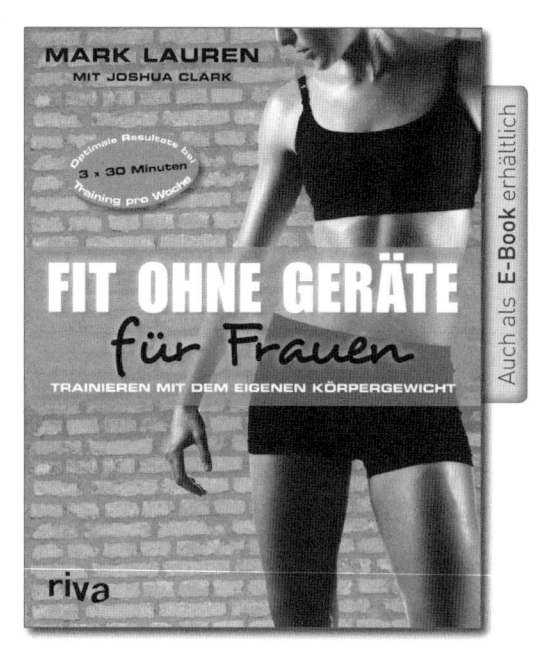

160 Seiten
Preis: 16,99 €
ISBN 978-3-86883-250-1

Mark Lauren
Joshua Clark

Fit ohne Geräte für Frauen
Trainieren mit dem eigenen Körpergewicht

Mit seinem Buch *Fit ohne Geräte* hat der Fitnessexperte Mark Lauren eindrucksvoll bewiesen, dass wir keinerlei neumodisches Trainingsequipment benötigen, um in kürzester Zeit topfit zu werden. Seine Methode des Bodyweight-Trainings kommt ohne Hilfsmittel aus, ist aber deutlich effizienter als Gerätetraining oder Aerobic. Die Übungen sind auf kleinstem Raum durchführbar und erfordern ein Minimum an Zeit – eine Fitnessformel, die für den modernen Arbeitsmenschen ideal ist.

Für dieses Buch hat der Autor das Konzept an die besonderen Bedürfnisse und Trainingsziele von Frauen angepasst. Im Unterschied zu den Männern wünschen sie sich meist keine großen Muskeln, sondern straffe Arme, schlanke Schenkel und einen flachen Bauch. Mit Laurens Workouts lässt sich all das schnell und einfach erreichen: Drei- bis viermal pro Woche 30 Minuten trainieren genügt, um in Rekordzeit schlank, stark und topfit zu werden.

riva

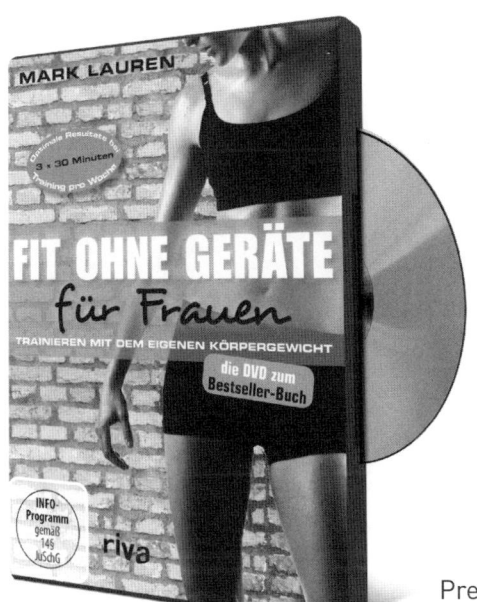

Preis: 16,99 €
ISBN 978-3-86883-301-0

Mark Lauren
Fit ohne Geräte für Frauen
Trainieren mit dem eigenen Körpergewicht

In seinem Buch *Fit ohne Geräte für Frauen* hat der Militärausbilder und Bestsellerautor Mark Lauren sein erfolgreiches Trainingskonzept an die besonderen Bedürfnisse von Frauen angepasst.

Diese DVD präsentiert drei hochintensive Bodyweight-Workouts mit speziell für Frauen ausgesuchten gerätefreien Übungen, zusammengestellt von Bestsellerautor Mark Lauren. Die Trainingseinheiten dauern zwischen 15 und 30 Minuten und sind nach der Intervallmethode aufgebaut, sodass Kraft und Ausdauer gleichzeitig trainiert werden. Viele Übungen lassen sich durch integrierte Varianten an das eigene Fitnesslevel anpassen.

Mit dieser DVD kann jede Frau ohne Geräte zu Hause trainieren. Dreimal pro Woche 20 Minuten Training genügen, um straffe Arme, schlanke Schenkel und einen flachen Bauch zu bekommen.

riva

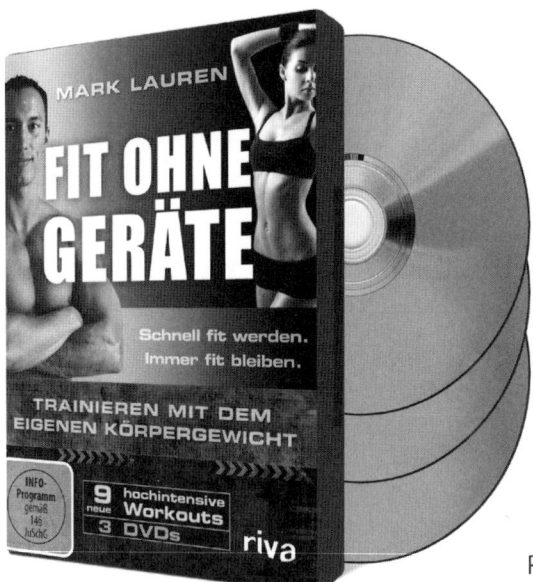

Preis: 24,99 €
ISBN 978-3-86883-342-3

Mark Lauren
Fit ohne Geräte
Trainieren mit dem eigenen Körpergewicht – 9 neue hochintensive Workouts – 3 DVDs

Für dieses DVD-Set hat der Militärausbilder und Bestsellerautor Mark Lauren neun Ganzkörperworkouts entwickelt, die ohne jegliche Ausrüstung nur mit dem eigenen Körpergewicht im heimischen Wohnzimmer ausgeführt werden können. Sie sind kurz, aber hochintensiv, trainieren gleichzeitig Kraft und Ausdauer und setzen einen Fettverbrennungseffekt in Gang, der noch lange nach Trainingsende anhält.

Die DVDs sind nach ihrem Schwierigkeitsgrad eingeteilt: Jeweils drei Workouts richten sich an Einsteiger, Geübte und gut Trainierte und dauern zwischen 12 und 26 Minuten. Der Trainierende arbeitet sich langsam von der einfachsten bis zur schwierigsten DVD vor, wobei Intensität und Umfang der Übungen kontinuierlich zunehmen. So bleibt er stets im richtigen Maße gefordert, vermeidet Verletzungen und erlangt mit minimalem Aufwand die beste Form seines Lebens. Mark Lauren führt alle Übungen persönlich vor und zeigt, wie man das intelligenteste und komplexeste Fitnessgerät nutzt, das je erfunden wurde: den eigenen Körper!

riva

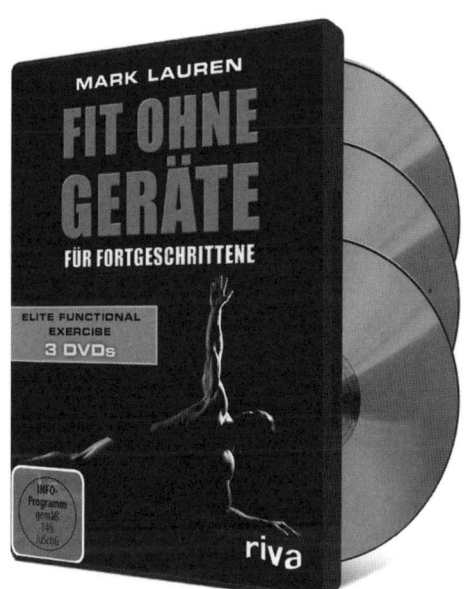

Preis: 24,99 €
ISBN 978-3-86883-407-9

Mark Lauren
Fit ohne Geräte für Fortgeschrittene
Elite Functional Exercise
3 DVDs

Allzu oft macht Fitnesstraining die Menschen lediglich besser im Fitnesstraining, hat aber kaum spürbare Auswirkungen auf die Leistung in anderen Bereichen des Lebens. Es gibt allerdings eine trainierbare Fitnesskomponente, die sich enorm positiv auf jede alltägliche und sportliche Aktivität auswirkt: nämlich die Fähigkeit, den Körper in der richtigen Haltung zu stabilisieren, während er sich bewegt und Kräfte aus allen Bewegungsebenen auf ihn einwirken.

Diese Fähigkeit gezielt zu entwickeln ist das Ziel von Mark Laurens Elite Functional Training (EFX), einem Konzept des Bodyweight-Trainings für fortgeschrittene Anwender. Dieses 3-DVD-Set bietet 27 völlig neue Übungen in drei verschiedenen Workouts, die an verschiedenen Tagen der Woche mit Pausentagen dazwischen ausgeführt werden sollten.

Die Workouts sind hochintensiv und verlangen dem Trainierenden einiges ab. Wer durchhält, wird jedoch mit schnellen Fortschritten belohnt und entwickelt hocheffiziente Bewegungsmuster sowie die Leistungsfähigkeit und Eleganz eines Spitzenathleten.

riva

Wenn Sie **Interesse** an **unseren Büchern** haben,

z. B. als Geschenk für Ihre Kundenbindungsprojekte, fordern Sie unsere attraktiven Sonderkonditionen an.

Weitere Informationen erhalten Sie bei unserem Vertriebsteam unter +49 89 651285-154

oder schreiben Sie uns per E-Mail an:

vertrieb@rivaverlag.de

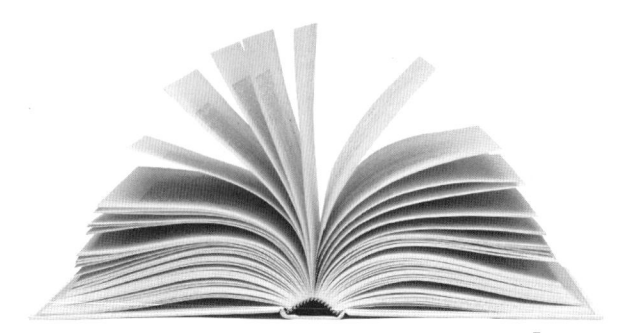

riva